제 6 판 Health Education

신개념 보건교육학

유인영 · 김미혜 · 이선혜 · 이영미 · 이은영
전미영 · 조정민 · 최선하 · 황승숙 공 저

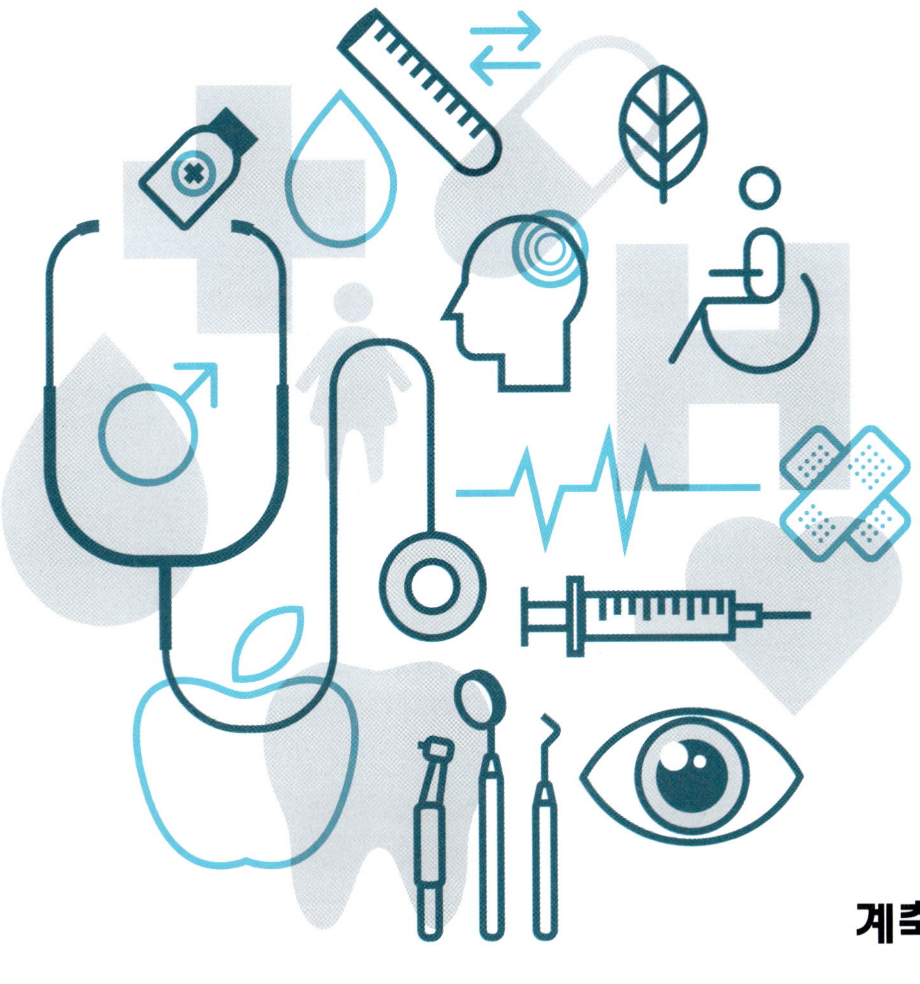

계축문화사

제6판을 발간하며

정부는 1995년 국민건강증진법의 제정을 기점으로, 1997년 국민건강증진기금의 조성, 2002년부터 이어진 국민건강증진종합계획의 수립 등 지속적인 정책 확대를 통해 건강증진의 체계적인 발전을 도모하고 있다. 특히, 국민건강증진법에는 국민건강증진사업을 보건교육, 질병예방, 영양개선, 건강관리 및 건강생활의 실천 등을 통하여 국민의 건강을 증진하는 사업으로 명시함으로써 보건교육을 국민건강증진을 위한 필수적인 수단이자 자원으로 규정하고 있다. 보건교육은 개인, 가족, 집단, 지역사회가 자신의 건강 문제를 인식하고 건강에 유익한 행위를 실천함으로써 건강을 증진하는 데 그 목적이 있다. 이에 따라 보건교육은 단순한 지식 전달을 넘어 건강 관련 행동 변화를 촉진하는 데 중점을 두며, 이를 효과적으로 수행할 수 있는 전문인력의 역할이 더욱 강조되고 있다.

4차 산업혁명과 코로나19 팬데믹을 겪으며 교육 환경은 급격한 변화를 맞이했다. 보건교육 또한 기존의 대면 중심 방식에서 벗어나 온라인 및 디지털 기술을 적극적으로 활용하는 방향으로 발전하고 있다. 이에 따라, 이 책은 건강증진과 보건교육의 최신 동향과 실천적 적용 방안을 반영하였고, 보건교육학을 공부하는 학부생 및 대학원생은 물론, 지역사회, 학교, 산업장, 의료기관 등 다양한 현장에서 활동하는 보건의료인과 보건교육사들에게 유용한 이론적 기반과 실무 역량을 제공하고자 한다. 전체 내용을 총 9장으로 구성하여 건강과 교육, 보건교육의 개념, 건강증진과 보건교육, 보건교육사 제도와 역할, 보건교육 관련이론, 보건교육 계획, 보건교육방법 및 매체, 보건교육 평가, 현장별 보건교육의 실제를 포함하였으며, 학습자가 보다 능동적으로 보건교육을 이해하고 실천할 수 있도록 구성하였다.

앞으로도 보건교육은 국민건강증진을 위한 핵심 요소로 자리 잡을 것이며, 변화하는 사회적 요구와 교육 환경에 대응하여 지속적으로 발전해 나갈 것이다. 모쪼록 이 책이 보건교육의 이론과 실무를 연결하는 중요한 지침서가 되어, 보건교육을 연구하고 실천하는 모든 이들에게 유익한 자료가 되기를 기대하며 궁극적으로는 국민건강향상에 이바지할 수 있기를 바란다.

그동안 6판 발행까지 이어질 수 있도록 벅찬 사랑을 주신 독자 여러분들과 한마음으로 집필에 참여해 주신 동료 교수님들, 제작과 출판에 정성을 다해주신 계축문화사 관계자분들께 깊은 감사의 마음을 전한다. 특히 2002년 초판 발행에 이어 4판까지의 발행을 이끌어주셨던 우리 저자들의 학문적 스승이자 인생의 멘토인 정문희 교수님의 노고와 한없는 제자 사랑에 다시 한번 고개 숙여 감사드린다.

2025년 2월

저자 대표 **유 인 영**

머리말

우리나라는 1995년 국민건강증진법의 제정으로 국가적 차원에서 국민건강증진을 위한 정책 및 사업을 강화할 수 있는 제도적 기틀이 마련되었다. 이는 건강장수와 '삶의 질' 향상에 대한 국민의 욕구에 부응한 적극적인 건강향상법으로 부상하였다. 최적의 건강상태를 향하여 우리의 생활양식을 변화시켜 나가려면 건강지식과 더불어 의지와 실천이 수반되는데, 이에 보건교육은 가장 적절한 수단이다.

보건교육은 학습자에게는 건강과 관련된 행태의 변화가 일어나도록 계획적인 학습경험을 터득하게 하며, 간호실무자에게는 대상자의 행동이 건강에 미치는 영향을 이해하고 건강한 삶을 선택하며, 건강서비스를 적절히 이용하여 건강목표를 달성하도록 돕고자 계획한 교수-학습과정을 적용하는 과정이므로, 학습목표를 달성하기 위해 양자간 교류하는 모든 상호작용을 의미한다고 본다.

이 책은 상술한 의미에 중점을 두고 총 8장으로 구성한 바, 이는 보건교육 개념, 건강증진과 보건교육, 보건교육 실시현황, 보건교육 관련이론, 보건교육 계획, 보건교육방법, 보건교육매체, 보건교육 평가를 포함한다. 이 내용에는 일반적인 보건교육 관련지식과 기술이 소개되어 있어 보건교육자로서의 기본자질과 능력배양에 충실할 수 있다. 또한 보건소, 학교, 산업장과 같이 다양한 간호실무 현장에서 구체적인 보건교육의 실제를 이해할 수 있는 부록을 제시함으로써 보건교육 현장 적용능력을 높일 수 있다.

보건교육자의 역할이 대상자를 학습목표에 쉽게 도달할 수 있도록 도와주는 데 있는 만큼, 이 책의 역할이 간호실무 현장의 여러 선생님들과 간호지식과 기술을 하나씩 쌓아가고 있는 우리 학생들에게 보건교육자로서의 역할을 올바로 이해하고 수행하도록 안내하기를 기대한다.

끝으로, 출판에 성심을 다 해 주신 계축문화사 여러분께 감사의 마음을 전하며, 한마음으로 집필에 임한 동료들이 학문적 열정을 더할 수 있는 또 하나의 출발이 되기를 바란다.

2002. 8. 10

저자 대표 정 문 희

차 례

제1장

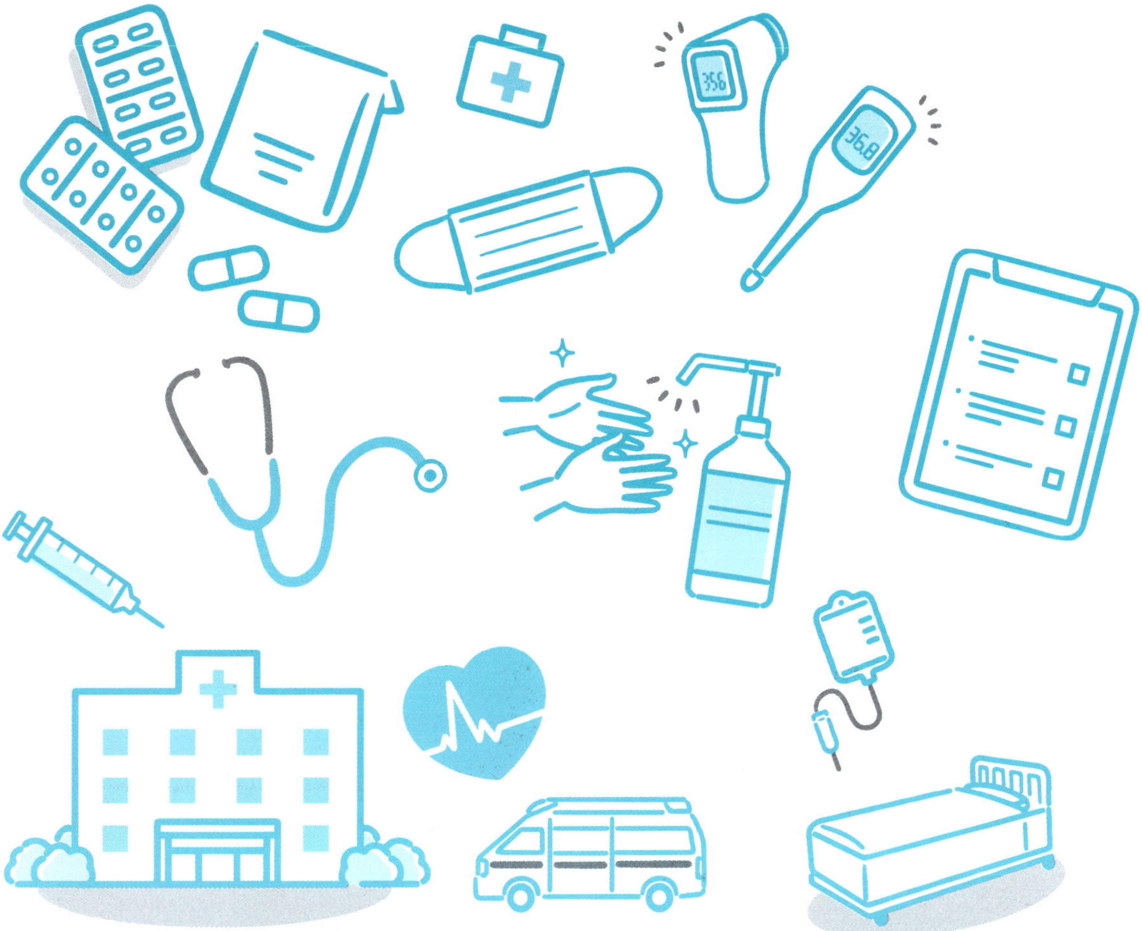

01 건강과 교육

제 1 장

건강과 교육

학습목표

- 건강의 개념을 정의한다.
- 교육의 일반 개념을 정의한다.
- 보건교육적 관점에서 교육의 속성을 고려한다.

보건교육은 건강과 관련된 지식, 태도, 행위를 긍정적으로 변화시키는 것을 목적으로 한다. 이와 같은 목적을 위해 보건교육의 기본이 되는 건강과 교육에 대한 기본개념을 이해하는 것이 필수적이다. 이 장은 보건교육의 기본이 되는 건강의 개념과 건강에 영향을 미치는 건강 결정요인, 집단의 건강수준을 측정하는 방법과 지표, 교육의 정의, 교육의 기본요소, 교수와 학습, 보건교육을 위한 교육적 관점으로 구성되어 있다.

1 건강의 개념

1) 건강, 질병, 상병의 정의

과거에는 건강이 "질병이 없고 허약하지 않은 상태"라고 흔히 생각하여 왔지만 현대의 보편적 인식은 임상적으로 질병이 발견되지 않거나 허약하지 않다고 해서 건강하다고는 할 수 없으며 그 사람이 어떠한 위험요소를 가지고 있느냐에 대한 잠재적 건강위험 요소들의 보유도 건강하지 않은 상태로 받아들여지고 있기 때문에 현대적 개념의 건강이란 어느

한 가지의 의미의 정의보다는 보다 포괄적이고 광범위하게 적용되고 있다고 할 수 있다.

또한 건강을 논할 때 신체적인 면뿐만 아니라 정신적인 면까지도 생각하여야 하며, "건전한 정신은 신체에 수반된다."는 격언과 같이 정신과 신체는 분리해서 생각할 수 없다. 또한 건강한 인간은 사회에서 사회적 역할을 다하면서 생활하는 것인 만큼 생활개념으로서의 건강현상을 중시하여 건강의 사회적 측면이 강조되고 있다.

건강에 대한 좁은 의미는 '질병이나 상병이 없는 상태'이며, 넓은 의미의 정의는 '신체적, 정신적, 사회적 안녕상태로서 단순히 질병이 없거나 허약하지 않은 상태를 의미하지는 않는다(WHO, 1946).'고 할 수 있다.

세계보건기구(WHO)는 1957년에 건강에 대한 보다 현실적이고 실용적인 정의를 내리고 있는데, 즉 건강을 "유전적으로나 환경적으로 주어진 조건하에서 적절한 생체 기능을 나타내고 있는 상태"라고 하였다. 연령, 성, 지역사회 및 지리적 조건 등 기본적인 특성에 따라 정해진 기준 가치의 정상범위 내에서 정상적으로 기능을 영위하고 있는 사람을 건강하다고 말하고 있는 것이 아니라고 할 수 있다. 이러한 WHO의 정의는 건강이 하나의 현상이 아니라 생체의 유기적 작용에 의하여 이루어지는 것이라는 보다 적극적인 해석이라는 점에서 건강개념이 보다 실체적이고 구체화되는 계기를 만들었다고 볼 수 있으나 WHO의 정의는 광범위하고 모호하다는 단점도 제시되고 있다.

건강에 대한 개념은 시대와 학자에 따라 다양하게 정의하고 있다. 그중에서도 상대적 관점으로의 건강을 정의한 스미스(Smith, 1981)는 건강을 행복론, 적응론, 역할수행론, 임상적 모형의 네 유형으로 분류하여 정의하였다. 행복론은 건강은 개인의 내적인 잠재력이 실현된 상태의 풍족한 안녕상태로 정의하고 있으며, 적응론은 유기체가 주변 환경과 상호 융통성 있게 적응을 지속하는 것을 의미하고, 역할 수행론은 개인의 사회적 역할을 최대 성과와 함께 성공적으로 수행하는 것을 의미하고, 임상적 모형론은 유기체가 질병의 증상이나 증후가 없는 상태를 의미한다(김춘미 외, 2022).

표 1-1 Smith(1981)의 건강모형에 따른 건강-질병의 의미

모형	건강의 의미	질병의 의미
행복론	풍족한 안녕과 자아실현	무기력
적응론	유기체가 환경과 융통성 있게 적응을 지속	환경으로부터 유기체의 소외
역할수행론	최고의 성과와 함께 사회적 역할의 수행	역할수행의 실패
임상적 모형	불구, 질병의 증상, 증후가 없을 때	질병의 증상, 증후가 있을 때

자료원 : 김춘미 외(2022).

상대적 의미의 건강을 정의한 프레쉬만(Freshman, 1979)은 유기체의 주어진 시점에서 건강은 기능의 연속선상인 적정기능수준과 기능장애 사이에 있다고 정의하였다. 적정기능수준이란 기능연속선상의 가장 긍정적으로 최대로 도달할 수 있는 시점을 의미한다.

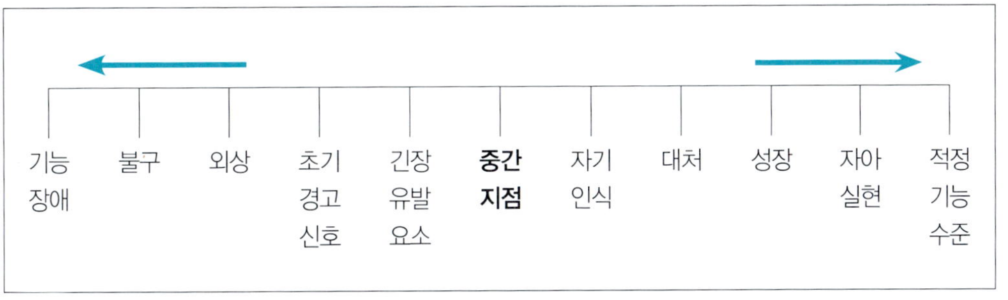

그림 1-1 Freshman(1979)의 기능연속지표

자료원 : 최선하 외(2021).

건강의 정의들에서 나타나는 현대적 건강의 의미는 다변적이고 다양하다는 것이다. 따라서 건강은 하나의 개념적 정의에 의해 좌우되는 것이 아니라 상당히 추상적이며 주관적으로 나타나고 있다. 단순하게 병의 유무나 신체적 손상 등 구분이 명확한 하나의 개념들로 정의되어지는 과거의 건강관과는 달리 현대의 건강은 그 사람이 스스로 처해있는 문화적 사회적 환경과, 동시에 그 사람의 주관적인 건강 이미지가 연결되어 표현된다.

이런 현상은 결국 건강의 개념도 다양한 문화적 변동의 조류에 깊은 영향을 받고 있다는 것을 의미한다. 현대에 있어서 건강은 하나의 객관적 사실에 근거한 정해진 현상이 아니라 현대인들의 심리상태나 교육수준, 문화적 수준, 생활습관과 환경과의 상호작용 등에서 본인 스스로가 주관적으로 느끼는 문제들을 망라하고 있는 심층적 표현이라고 할 수 있다.

한편 질병(disease)과 상병(illness)은 서로 다른 의미를 가졌으므로 구별하여 사용할 필요가 있다. 질병은 용인되는 객관적 증거들로 증명되는 불건강의 객관적 상태를 말한다.

상병이란 건강상실의 주관적인 경험으로서 증상으로 표현되는데 두통이나 통증의 호소 혹은 기능상실을 예로 들 수 있다(Jennie Naidoo & Jane Wills, 2019).

2) 건강의 결정요인

건강결정요인이란 개인이나 인구집단의 건강상태에 영향을 미치는 건강의 변화를 나타낼 수 있는 지표를 의미한다(환경영향평가정보지원시스템, 2024). 건강결정요인은 위험요인 또는 보호요인이 될 수 있으며 이들은 상호작용하여 개인과 지역사회의 건강에 영향을 미친다.

WHO는 건강의 결정요인을 크게 사회 경제적 환경, 물리적 환경, 개인적 특성과 행동으로 분류하였고 각각의 세부적 요소로 수입과 사회적 지위, 교육수준, 물리적 환경, 직업과 작업조건, 사회적 지지망, 문화, 유전적 특질, 개인 생활양식, 건강서비스, 성별로 제시하였다.

높은 수입과 사회적 지위, 교육수준과 안전한 물, 깨끗한 공기와 같은 물리적 환경은 건강에 긍정적으로 기여하는 것으로 알려져 있고 문화, 개인의 유전적 특질, 식이와 신체활동, 흡연, 음주와 같은 개인적 특성도 건강에 긍정적, 부정적인 영향을 미치게 된다.

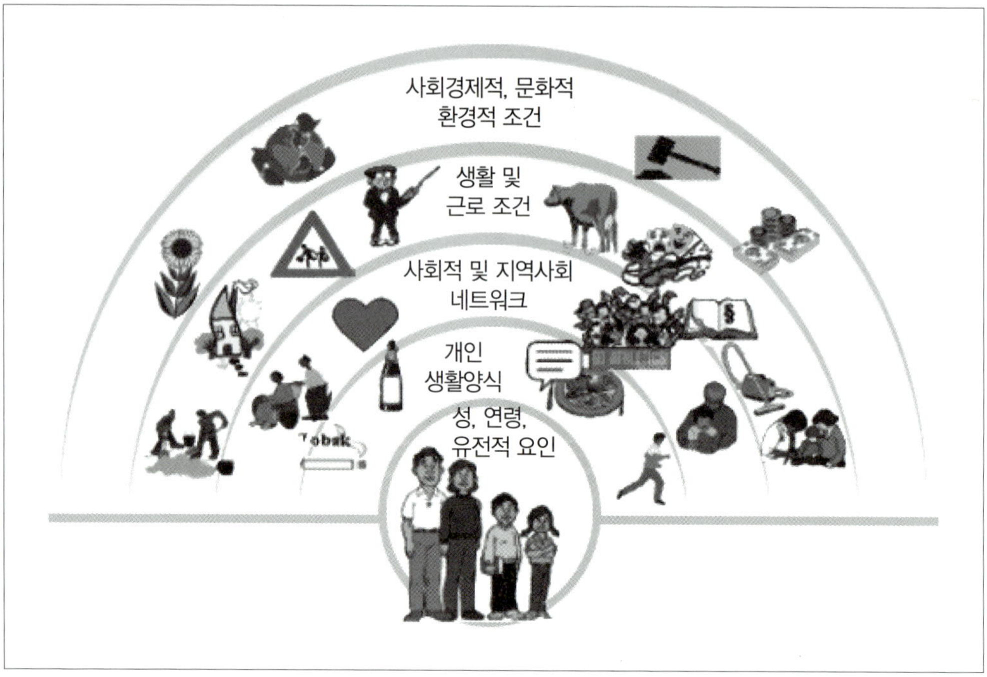

그림 1-2 건강의 주요 결정요인

자료원 : Dahlgren and Whitehead(2021)

[그림 1-2]에서 제시하는 건강의 주요 결정요인에서 중심원은 변화가 불가능한 영역으로 성별, 유전적 요인, 연령 등과 같이 선천적으로 결정된 요소들을 포함한다. 중심원을 둘러싼 첫 번째 층은 개인의 생활양식과 관련된 영역으로 지역사회 규범이나 대인관

계와 같은 요인들이 개인의 건강을 증진하거나 악화를 좌우할 수 있다. 두 번째 층은 사회 및 지역사회 네트워크로 환경적 요인에 의해 지원을 받을 수 있는 가능성을 반영한다. 세 번째 층은 생활 및 근로조건으로 이는 구조적인 요인에 해당하며 보건의료서비스와 시설에 대한 접근성을 포함한다. 마지막으로 가장 바깥층은 사회경제적, 문화적, 환경요인으로 이는 사회와 집단의 문화적 특성이 건강에 미치는 총체적인 영향을 포함하고 있다.

3) 건강수준 측정

여기에서는 건강을 측정하는 이유와 건강을 측정하는 방법에 관하여 제이 나이두와 제인 윌스(Jennie Naidoo & Jane Wills, 2019)의 견해를 중심으로 서술한다.

건강을 측정하는 이유는 다음과 같이 설명할 수 있다.

① **우선순위를 설정하기 위하여** : 한 지역사회의 건강문제와 건강수준에 관한 정보를 수집하고 평가하여 요구를 규명함

② **보건기획을 잘 하기 위하여** : 우선순위를 결정하기 위한 기본자료를 확보하고 건강증진사업을 평가하는 기준을 만드는데 유용함

③ **자원확보를 정당화하기 위하여** : 제한된 자원에서 경쟁 상태에 놓인 다른 활동들에 비해 효과적임을 증명하기 위하여 해당 인구집단의 건강상태에 관한 정보가 필요함

④ **전문직 발전을 위하여** : 건강증진 활동의 효과를 가시적으로 표현하여 자원과 예산을 요구하고 신뢰를 확보함으로써 건강증진사업 관련 전문직 발전에 도움을 줌

건강을 측정하는 방법을 두 가지 측면에서 서술하고자 한다. 우선 건강에 반대되는 상황을 측정하는 방법으로 사망률과 이환율이 대표적인 측정법이다.

① 사망률

㉠ 성별, 연령별, 원인별, 거주지별 사망자 수

㉡ 조사망률(매년 1,000명당 사망자 수)

㉢ 주산기 사망(임신 28주 이상, 출생 후 7일 이내)

㉣ 신생아 사망(출생 후 4주 이내)

㉤ 영아사망(1세 미만의 소아)

② 이환율

㉠ 국민가구조사(연간 건강행태와 질병이환 경험 조사)

㉡ 상담 및 치료에 관한 의무기록

㉢ 등록자료(암, 장애, 실명, 약물중독 위험군)

㉣ 감염성 질환, 선천성 기형, 유산 감시체계

㉤ 국가 이환조사

㉥ 산업장 근로자 대상 질병기록

이상의 접근법은 통계가 이미 수집되어 있으며 일관성이 있고 쉽게 이용할 수 있다. 그러나 질병이 아닌 건강의 정의를 강조하여 건강의 객관적 특성과 주관적 특성을 측정하려는 시도가 있다.

① 객관적인 건강 측정법

㉠ **건강측정** : 생리적 통계 (예) 키, 몸무게, 치아건강, 저체중아 비율

㉡ **건강행태 지표** : 흡연, 음주, 약물사용, 운동, 식습관, 성생활, 계획임신, 예방접종률, 암 검진율

㉢ **환경적 지표** : 대기의 질, 식수 질, 주거 양식, 주거 밀집도

㉣ **사회 · 경제적 지표** : 부(富), 국민건강상태와 건강관련 행태와 환경의 객관적 척도의 결합, 금연구역의 수 증가, 놀이지역이나 스포츠센터의 수, 접근성과 안전성의 증가, 주거시설 및 주거 밀집도의 향상, 건강관련 신념과 태도, 전문가의 신념에 대한 순응 정도

㉤ **빈곤 측정** : 직업군, 고용형태, 자가용을 갖지 않는 가구 수, 전기가 연결되지 않는 상태

② 주관적인 건강 측정법

㉠ **신체적 안녕, 기능적 능력** : Nottingham의 건강조사표(Hunt 등, 1986)(6개 영역 으로 구성됨; 신체적 운동성, 통증, 수면, 사회적 고립, 정서적 반응, 활력 정도), Sickness Impact Profile, General Health Questionnaire, 기능 측정에서는 일상생활의 물리적 활동(개인관리, 기동성 정도, 가사활동)에 대한 자가보고

㉡ **정신적 안녕** : 분노, 우울, 삶에 대한 만족감과 행복, 자아존중감(자신의 삶에 대

한 지각된 통제력이나 일관성)

㉢ **사회적 안녕** : 사회지지망 정도, 사회적 지지, 사회적 자본(사회지지망과 지역사회 자조모임으로 설명됨)

㉣ **삶의 질** : 생활환경의 객관적인 판단과 주관적인 판단을 포함함, 팔로필드(Fallowfield, 1990)의 삶의 질 4가지 분야(정신적인 분야: 우울, 사회적인 분야: 사회활동이나 여가활동 참여, 직업적인 분야: 유급노동과 가사노동의 수행 능력, 신체적인 분야: 통증, 수면, 운동성), 앤드류와 휘트니(Andrew&Withey, 1976)의 삶의 질 판단도구는 얼굴표정의 환하고 찡그린 정도로 측정함

㉤ QALYs(quality-adjusted life years) : '질-보정 수명'으로 연장된 수명의 길이 뿐 아니라 삶의 질을 포함하려는 시도임

2 교육의 일반 개념

1) 교육과 건강행위의 정의

교육이라는 말은 '문화'라는 개념에서 유래하였고, 라틴어의 '흥미를 끌게 하다'라는 말에서 나왔다. 이는 진정한 의미에서 '인간에게 내재하는 숨겨진 신비한 양질의 능력을 개발시키고 끄집어 낸다'는 뜻이다. 이러한 의미를 바탕으로 교육을 정의하자면, 교육이란 '외적인 정보를 얻기 위하여 계측이 불가능한 내적자원을 계속적으로 활용하는 과정'이라고 할 수 있다(이선자, 정문희, 이명숙, 1990).

박노례(2012)는 교육이란 '인간이 가지고 있는 잠재능력을 개발하여 보다 나은 삶을 영위할 수 있는 바람직한 방향으로 변화시키는 인간 행동의 계획된 변화'라고 하였다. 여기에서 행동은 관찰 가능한 명백한 행동뿐만 아니라 보고하고 측정할 수 있는 정신적 사건과 감정상태를 포함하는 개념이라고 할 수 있다.

보건교육에서 중요한 요소인 건강행위는 건강의 유지, 질병예방, 건강개선을 목적으로 개인이 수행하는 행동을 의미하는 것으로 고흐만(Gochman, 1997)은 건강행위를 신념, 기대, 동기, 가치, 지각, 인지요소와 같은 개인적 속성(attributes), 정서적, 감정적 상태와 특징을 포함하는 개인적 특성(personality characteristics), 그리고 건강유지, 건강회복, 건강향상과 관계되는 뚜렷한 행위양식(behavior pattern), 행동(action), 습관

(habit)이라고 하였다.

한편 카슬과 콥(Kasl & Cobb)은 건강행위를 아래의 3가지 범주로 제안하였다(Glanz, Rimer, Viswanath, 2008).

① **예방적 건강행위** : 자신이 건강하다고 믿는 사람이 수행하는 활동으로, 증상이 없는 상태에서 질병예방 혹은 발견의 목적으로 이루어짐

② **질병행위** : 자신이 질병에 걸린 것으로 지각하는 사람이 수행하는 활동으로, 질병상태를 정의하고 적절한 치료를 발견할 목적으로 이루어짐

③ **환자역할행위** : 자신이 질병에 걸렸음을 아는 사람이 회복할 목적으로 취하는 활동으로, 의료진의 치료를 받고 모든 의존적 행위를 수행하며 일상적인 책임을 어느 정도 면제 받음

2) 교육의 기본 요소

교육의 기본 요소는 학습자, 교육자, 교육 내용, 교육 환경의 네 가지 주요 구성 요소로 정의된다. 이들 요소는 상호작용을 통해 교육 활동이 효과적으로 이루어지도록 하는 핵심적인 기반을 형성한다.

① **학습자(Learner)** : 교육의 중심 대상이며, 지식, 기술, 태도를 습득하고 성장하는 주체로, 개인의 발달 수준, 학습 동기, 학습 스타일 등이 교육 과정에 영향을 미친다.

② **교육자(Teacher)** : 학습자에게 지식과 가치를 전달하며, 학습 과정을 지도하고 조정하는 역할을 담당한다. 교육자의 전문성, 지도력, 그리고 학습자와의 상호작용 능력은 교육 효과를 결정짓는 중요한 요인이다.

③ **교육 내용(Educational Content)** : 학습자가 습득해야 할 지식, 기술, 가치, 태도의 체계로, 학문적, 실천적 요구를 반영하며, 교육 목표에 따라 체계적으로 설계되고 조직되어야 한다.

④ **교육 환경(Educational Environment)** : 학습이 이루어지는 물리적, 심리적, 사회적 환경을 포함하며, 긍정적이고 지원적인 환경은 학습자의 참여와 학습 효과를 증진시킨다.

이 네 가지 요소는 교육의 목적 달성을 위해 유기적으로 작용하며, 각 요소 간 균형과 조화는 교육의 질을 결정하는 데 중요한 역할을 한다(최선하 외 2021).

3) 교수와 학습

교수는 '지식이나 통찰을 타인에게 전달하는 행위'를 의미하며, 학습은 '지식이나 기술을 습득하는 과정'으로 정의된다. 교수와 학습은 상호작용 속에서 이루어지며, 서로 떼어놓을 수 없는 관계에 있다고 볼 수 있다. 즉, 타인을 가르치는 과정에서 교육자 역시 새로운 학습이 이루어진다는 점에서 두 과정은 밀접하게 연결되어 있다.

학습은 교육자와 학습자가 일상생활에서 얻는 생각, 태도, 그리고 사실이 내면화되는 과정을 말하며, 이 과정의 결과가 외부로 표출되는 것은 교육으로 볼 수 있다. 특히, 교육이 표면적으로 드러날 경우에는 의식적이고 공식적인 성격을 띠게 되며, 이로 인해 명확성과 정확성을 요구하게 된다.

교육자의 입장에서 효과적으로 가르치기 위해서는 개인의 행동, 집단 간 상호작용, 그리고 학습 과정에 대한 깊은 이해가 필요하고, 학습자는 효과적으로 배우기 위해 학습의 연계성을 파악하고, 적절한 정보를 선택하고 활용할 수 있는 능력을 갖추어야 한다. 이는 곧 학습 방법을 습득하는 것으로, 불필요한 정보를 배제하고 새로운 정보를 융통성 있게 수용하는 역량을 포함한다.

효율적인 교육을 위해서는 교수 방법 측면에서 계획, 선택, 준비, 적응, 활용, 평가의 기술을 발휘해야 하며, 기능적 측면에서는 교육의 주체(누가), 내용(무엇을), 방법(어떻게)에 대한 충분한 이해와 고려가 뒷받침되어야 한다.

4) 보건교육을 위한 교육적 관점

보건교육에 필요한 교육적 속성으로 새로운 지식을 적용하는 창조성, 학습경험, 학습자에 대한 이해, 언어 및 문화를 들 수 있다.

(1) 창조성

보건교육에서 창조성을 발휘한다는 것은 항상 새로운 지식을 적용하라는 말이 아니라 '조직자'로서의 자원을 의미한다. 즉 기본 교육이론에 따르면서 대상자의 상황에 맞추어 필요한 사실을 고려하면서 도울 수 있는 방법을 전문가적 입장에서 창조적인 자세로 노력한다는 뜻이다.

그러므로 창조성이란 기존 정보에 관한 문제나 차이를 지각하는 능력이며, 무엇이 이루어져야 하는지를 생각하거나 가정하는 과정이고, 자신이 생각한 바를 독특한 방법과 정확한 행동으로 간결하게 나타내거나 검사할 줄 아는 능력이라고 할 수 있다.

대상자에게 창조적인 학습기회를 제공하려면 다음에 유의한다.

① 대답을 주기보다는 질문이나 문헌고찰과 같은 독립적인 학습기회를 제공한다.
② 대상자 스스로 독특한 학습방법을 찾도록 한다.
③ 보통수준의 것에 맞추어 지도한다.
④ 비판적이기보다는 객관적인 정보를 건설적으로 활용하도록 돕는다.
⑤ 특히 아동지도에서는 창조적 관계를 이루도록 노력한다.
⑥ 문제가 해결된 후에도 계속적으로 준비함으로써 새로운 개발을 위해 노력하도록 격려한다.

(2) 학습경험

대상자의 행동, 실천, 태도, 성격에 영향을 주는 '유의한 학습경험'이 되기 위해서는 무엇이 문제인지 문제점에 대한 뚜렷한 인식을 갖도록 돕는다.

유의한 학습경험을 제공하기 위하여 교육자는 다음에 유의한다.

① 자신의 선입견을 알고 개인적인 감정을 정리할 줄 안다.
② 사람들이 가지는 정서적 감정을 이해할 줄 아는 능력이 필요하다.
③ 교수에 필요한 가용자원을 많이 제공하거나 활용한다.
④ 교육이 끝난 후 평가과정은 필수적이다.

(3) 학습자에 대한 이해

대상자의 발달과업에 적합한 확실한 학습이 되도록 대상자의 '생활경험'을 많이 활용한다. 교육자가 생각하는 좋은 주제보다는 대상자의 독특한 생활문제가 유의한 학습경험을 이끌 수 있다.

예를 들면 성인 학습자의 경우, 가지고 있는 자료를 조직할 수 있도록 돕거나, 도외시하고 있는 일반적인 생각에 대하여 재고할 수 있도록 초점을 맞추어주거나, 기존지식에 대하여 자신감을 갖도록 고무시키거나, 권위 있는 답변을 줌으로써 혼자서 학습한 것이 아니라는 확신을 주는 일을 포함한다.

아동교육이라면 아이가 가지고 있는 의존 요구, 경험의 결여, 발달과업, 문제해결 능력의 결여로부터 아동 스스로가 적응하도록 돕는다.

학습자에 대하여 알고 이해한다는 측면에서 아래의 내용을 숙지하도록 한다.

① 사람의 이해능력에는 한계가 있어서 한 번에 너무 많은 정보를 제공하는 것은 비효과적이다.

② 여러 가지 내용이 혼합된 것도 무리이다.

③ 교수하려는 주요 내용과 질문의 내용이 같으면 즉시 답변해 준다.

④ 학습내용은 학습자가 활용 가능한 내용으로 구성함이 효과적이다.

⑤ 학습자는 개인차가 있으므로 신체적, 정신적 준비 여하에 따라 효과가 다를 수 있음을 인식한다.

(4) 언어

사람들은 예로부터 신체적 운동－그림－중요한 생각, 관념, 주제에 대한 명명과 구두화 －문자화의 순으로 의사소통하여 왔다.

언어란 교육에 필요한 가장 기초적인 도구이지만, 언어 이외에 비언어적 행동에도 유의해야 한다. 또한 사람들은 어떤 단어에 대해서도 개인의 경험에 따라 서로 다른 의미를 부여하므로 잘못된 의사소통이 이루어질 가능성을 인식한다.

우리가 대상자를 이해할 때 그들이 보이는 언어적 반응이나 독서능력에 따라 절대평가를 한다면 대상자의 지적능력을 왜곡할 가능성이 있다. 또한 사진, 그림, 비디오 필름, 율동을 이용하여 교육했을 때 단일 내용만을 단순하게 받아들일 수 있으므로 반드시 언어적 설명을 함께 활용함으로써 교육자가 의도한 학습목표가 달성되도록 주의한다.

교육자는 대상자의 수준에 맞는 언어를 사용하고 논리적으로 완전하게 설명하였다 하더라도 대상자 측면에서는 학습하게 된 새로운 관념에 대하여 이해를 보완할 수 있는 '경험'이 뒤따라야 할 것이다.

(5) 문화

문화는 행동에 강력한 영향을 미친다. 관습이나 행동은 생의 초보적 기능과 유대를 맺으며 건강에 해롭게 혹은 새로운 변화에 저항을 일으키도록 할 수 있고 또는 갈등 없이 새로운 관념을 흡수하고 받아들이게도 한다. 현존하는 관습이나 신념에 따라 새로운 관념을 판단하게 되고 점차로 충분히 호감을 가지게 될 때 그것을 받아들이게 된다.

교육자는 문화와 관련하여 다음을 이해할 필요가 있다.

① 어떤 집단의 신념, 자세, 지식, 언행과 관련한 정보를 상세히 얻고 심리적, 사회적 기능의 측면에서 이를 평가한다.

② 의사결정을 좌우하는 지도력 유형을 파악한다.

③ 각 문화에는 표출되거나 숨겨진 계층이 존재함을 고려한다.

④ 집단의 건강요구를 충족하기 위한 관념은 서서히 변하므로 갑작스런 변화를 유도해서는 안되며 집단의 기본신념과 직접 충돌하지 말아야 한다.

⑤ 보건교육 결과에서 예상되는 긍정적 소득 이외에도 부정적 결과가 나올 수 있음을 고려한다. 이는 건강에 관한 낮은 가치관, 원인과 결과에 대한 이해 부족 등이 존재하기 때문이다.

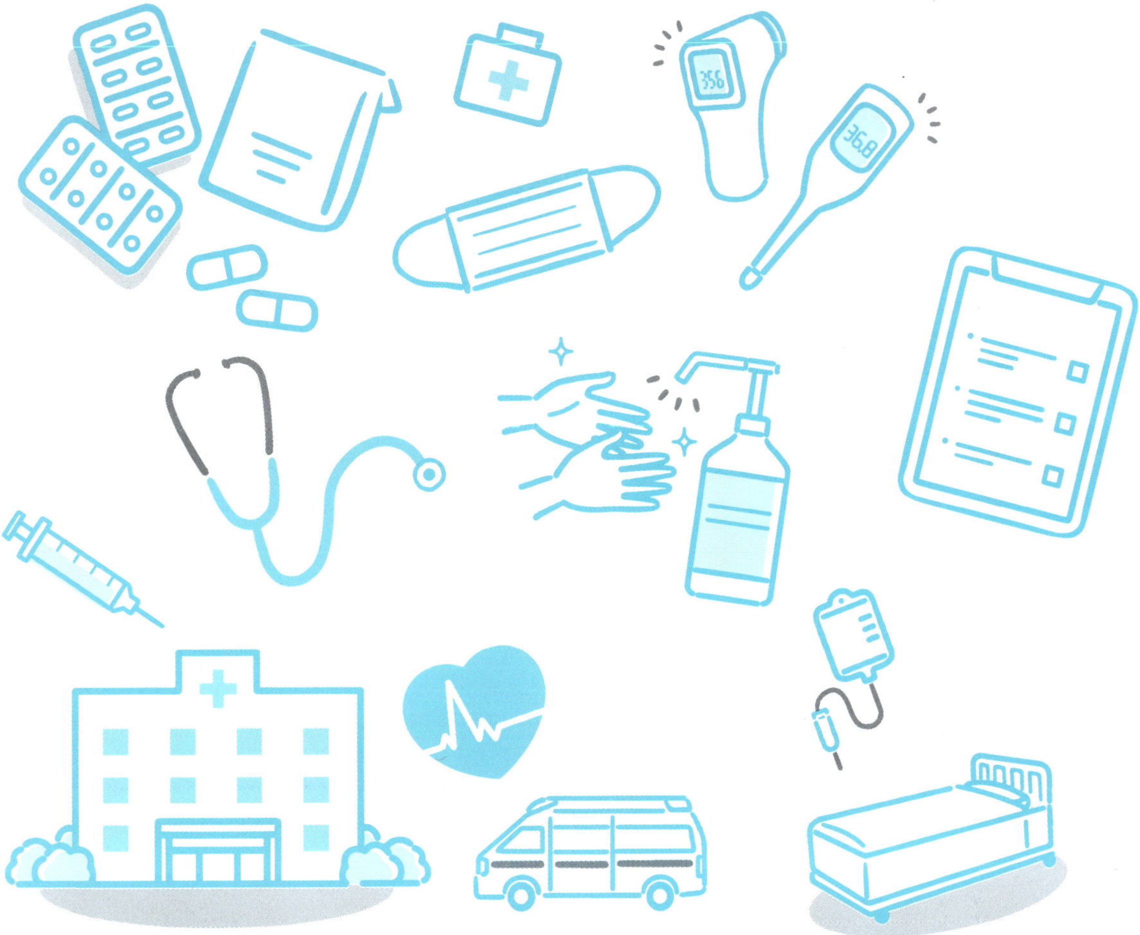

02 보건교육의 개념

1. 보건교육의 정의
2. 보건교육의 역사
3. 보건교육의 필요성
4. 보건교육의 목표
5. 보건교육의 일반적 원리
6. 보건교육의 대상 및 내용
7. 보건교육 전문가
8. 보건교육 전략

제2장

보건교육의 개념

학습목표

- 보건교육의 정의를 설명한다.
- 보건교육의 필요성을 기술한다.
- 보건교육의 목표 및 일반적 원리를 제시한다.
- 보건교육 현장별 보건교육의 내용을 구성한다.
- 보건교육 전문가의 역할 및 자질을 확인한다.
- 보건교육 전략을 활용한다.

보건교육은 건강증진과 보건의료서비스의 중심에 있다. 이 장에서는 보건교육학의 서론에 해당하는 보건교육의 개념을 다룬다. 먼저, 보건교육의 정의를 알아보고, 보건교육의 역사를 조망하며, 보건교육의 필요성을 서술한다. 이후, 보건교육의 목표를 제시하고, 교육대상자와 보건교육의 일반적 원리를 파악한다. 보건교육 수행에 있어서 현장별로 대상과 내용을 파악하며, 보건교육 전문가의 역할과 자질을 논한다. 마지막으로, 학습자가 계획된 변화에 이르도록 하는 전략을 학습자와 교육자 측면에서 제시한다.

1 보건교육의 정의

건강에 대한 개념, 건강문제, 그리고 이 문제를 해결하려는 접근방법은 시대에 따라 다양하게 변화되어 왔으며, 이에 상응하여 보건교육의 정의나 내용과 접근방법 또한 여러 모양으로 변천되어 왔다. 보건교육(health education)은 최근 '건강교육'이라고도 표현되며, 간호계에서는 건강교육이라는 용어를 좀 더 선호하는 경향이 있다.

보건교육은 건강에 대한 정보나 지식을 전달하는 것만으로 그치는 것이 아니라 개인이나 가족, 지역사회 집단으로 하여금 교육내용을 실천하여 습관화에 이르도록 하는 전 과정을 의미한다. 따라서 보건교육은 여러 가지로 광범위하게 해석되고 있다.

다음에 보건교육의 정의를 표로 정리하였다.

표 2-1 보건교육의 정의

주장 인물 혹은 위원회	정의
미국 보건교육 및 증진 용어에 관한 합동위원회(Joint Committee on Health Education and Promotion Terminology, 2021)	건강한 행동을 적응, 채택 및 유지하는 데 필요한 지식, 태도 및 기술 습득을 위한 공평한 기회를 제공하기 위해, 이론과 증거 기반/증거 정보 기반 관행(practice)을 사용하는 계획된 학습경험의 조합
그라우트(Grout, 1971)	개인 또는 집단에게 건강에 관한 지식이나 정보를 교육과정을 통하여 전달함으로써 건강한 행위양상으로 바꾸어 놓는 것
그리피스(Griffith, 1972)	최적의 건강관행(optimum health practice)으로 알려진 것과 실제로 실천하는 것 사이의 간격을 좁히고자 시도하는 것
그린(Green 등, 1980)	건강으로 연결되는 행동의 자발적인 적응을 촉진하기 위해 고안된 학습경험의 배합
미국 보건교육자 준비와 실무를 위한 특별위원회(National task force on the preparation and practice of health educators, 1983)	개인이 자신의 건강과 다른 사람의 건강에 영향을 미치는 것에 관하여 알고 결정을 내리도록 개별적 혹은 집단적으로 개인을 돕는 과정
톤스(Tons, 1986)	건강과 관련된 학습을 향상시키는 일련의 활동. 학습을 통해 개인의 역량이나 성향이 비교적 영구적으로 변화할 수 있고, 이해나 사고방식의 변화를 유발하며, 신념이나 태도의 변화 혹은 기술습득을 촉진하고, 행위와 생활양식의 변화를 가져올 수 있음
바트레트(Bartlett, 1985)	대상자의 지식과 행동변화에 영향을 미치는 교수방법이나 상담기법 혹은 행동수정기법을 혼합하여 사용하는 계획된 학습경험

이상에서 살펴본 바에 의하면, 보건교육은 첫째, 개인의 건강지식 · 태도 · 실천이 발달하도록 계획적인 학습경험을 제공하는 것, 둘째, 개인과 집단이 건강행위를 하도록 안내

하는 수단, 셋째, 건강지식과 건강실천과의 다리, 넷째, 건강관리의 일부분으로 건강관리 및 건강서비스 이용의 향상을 포함한다. 종합하면, 보건교육이란 "건강에 관련된 지식, 태도, 행위의 변화가 일어나도록 계획적인 학습경험을 제공하는 것"이라고 정의할 수 있다.

한편, 보건교육은 지역사회, 학교, 환자교육에서 유래하여 개인의 행위변화에 목표를 두고 발달해 왔으나, 레윈(Lewin)의 장이론(field theory)에 의거하여, 인간의 환경에 대한 중재를 포함하게 되었다. 이에 따라 보건교육은 교수활동뿐만 아니라, 조직적 노력, 정책방향, 경제적 지원, 환경적 활동과 지역사회 수준의 프로그램을 포함하게 되었다.

그러나 간호실무자에게 가장 유용한 보건교육의 정의는, "대상자가 자신의 행위가 건강에 어떠한 영향을 미치는가를 이해하고, 건강한 삶을 선택하며, 건강서비스를 적절히 이용하여 건강목표를 달성하도록 돕기 위해 계획한 교수 · 학습과정을 적용하는 것이며, 학습목표를 달성하기 위해 교육자와 대상자가 상호작용하는 모든 것"이라고 할 수 있다.

이 상호작용에는 다음과 같은 것이 포함된다. 대상자로부터 혹은 지역사회 사정을 통해 학습요구를 사정하고, 학습경험을 계획하여, 어떤 것은 정보를 주는 것으로, 어떤 것은 생각을 명료하게 하도록 혹은 느낌을 반영하도록 돕는 것으로, 어떤 것은 기술을 가르치는 것으로, 어떤 것은 실체를 보여줄 수 있는 원형(틀)을 만드는 것(모델링)으로, 그 학습요구를 충족시켜 주는 것이다.

그러므로 참된 의미의 보건교육은, 단순히 교육하는 것으로만 만족하는 것이 아니라 교육 후에 나타나는 학습결과를 중요하게 고려해야 한다. 즉, 시행일치의 교육이 이루어져야 함을 뜻한다. 그러나 교육대상자들은 과거 경험이 다르고, 새로운 사실을 받아들이는 현재의 요구도 다르다. 자기중심적으로 판단하고, 선택도 다르기 때문에, 동일한 교육 원리와 교육내용이 주어진다고 하더라도 동일한 학습결과를 기대하기는 어렵다.

지식을 전달하여 바람직한 행위로 변화하는 학습결과를 가져오려면, 강압적 방법을 사용하기보다는, 배우고자 하는 본인이 스스로 노력하여 계속적인 건강습관을 유지해 나가도록, 동기를 유발하고, 다양한 수단 및 전략을 사용하는 교육적 방법을 제공해야 한다.

보건교육은 의학 · 영양학 · 생물학 · 간호학 등의 자연과학을 교육내용으로 하고, 교육방법에 있어서는 행동과학 · 철학 · 교육학 · 심리학 · 사회학 · 경영학 · 행정학 등의 사회과학 분야의 접근을 필요로 하는 복합학문이다. 또한 보건교육은 보건의료에 대한 기초지식을 충분히 쌓고 전문적으로 준비된 보건교육자에 의해서 실시되는 것이 가장 바람직하다.

2 보건교육의 역사

보건교육의 역사는 건강의 개념, 건강관리의 역사와 함께한다. 역학자이며 근대의학의 아버지라 할 수 있는 히포크라테스(Hippocrates)는 식이, 운동, 휴식, 균형의 중요성과 건강증진 및 질병예방에 대하여 교육한 보건교육자이다. 중세에는 나병 등 전염병이 대유행하였고, 그에 따른 질병예방에 대한 교육은 교회 목사, 의사, 지역사회 지도자 등이 담당하였다. 이후 1800년대에 영국의 체드위크(Edwin Chadwick, 1842)는 근로자 집단의 건강상태에 관한 보고서를, 미국의 샤터크(Lemuel Shattuck, 1850)는 다음 세기를 위한 보건보고서를 발표하면서 공중보건에 대한 관심과 중요성이 증가하였다. 1922년 미국에서는 공중보건협회 내에 보건교육 분야가 설립되었으며, 이때부터 보건교육이 본격적으로 시작된 것으로 본다. 1974년 캐나다의 레이론드(Lalonde) 보고서에서는 고도의 기술을 요하는 치료위주의 보건의료계획보다 건강증진과 보건교육에 관심을 기울일 것을 강조하였다.

우리나라에서 보건교육은 1920년대 미국 간호사 선교사인 로젠버그(Rosenberg)가 한국 동료간호사들과 함께 학교에서 보건교육을 실시하고, 지역사회에서 어머니 교실을 열어 목욕, 위생, 유아주간행사 등을 가진 것이 시초라 할 수 있다. 이후 일제시대에 중단되었다가, '보건소법'이 제정(1956년)된 이후 1960년대부터 설립된 보건소에서 보건의식의 보급을 위하여 보건교육을 실시하였다. '국민건강증진법'이 1995년에 제정되었고, 같은 해에 '보건소법'이 '지역보건법'으로 전문 개정되면서, 건강을 증진시키는 수단으로 보건교육을 강조하였으며, 보건복지부장관의 관장 하에 국가 및 지방자치단체는 체계적인 보건교육을 실시하게 되었다.

학교에서의 보건교육을 살펴보면, 1953년 '교육공무원법'에 양호교사가 구분되었고, 1956년 양호교사 자격증이 발행되었으며, 1967년에는 '학교보건법'에 의하여 양호교사 배치 근거가 마련되었다. 1990년 '학교보건법'이 개정되어 양호교사의 업무에 보건교육이 명시되었으며, 학생들의 건강증진과 보건교육을 적극적으로 실시하기 위한 노력의 일환으로, 1998년 '양호실'을 '보건실'로, 2002년 '양호교사'를 '보건교사'로 개칭하였다. 이후 2007년 12월 학교보건법의 개정으로 '보건' 교과목을 운영하게 되었다. 현재는 2022 개정 교육과정의 보건 교과에서 '건강역량(건강관리 역량, 건강문제해결 역량, 건강옹호 역량)'을 함양하기 위한 교육과정을 초 · 중 · 고에서 운영하고 있다(서울특별시교육청, 2024).

산업장에서의 보건교육은 '산업안전보건법'에 근거하여 보건관리자를 두고 근로자의 질병예방, 건강보호를 위한 보건교육을 실시하고 있다.

3 보건교육의 필요성

최근 보건의료계는 질병관리보다는 건강증진 쪽으로 무게중심을 이동하고 있다. 그 배경에는 생활습관과 관련된 질환이 사망의 주된 원인을 차지하고, 질적인 삶에 대한 욕구가 증가하였으며, 건강소비자와 정부 모두 건강관리 비용문제를 심각하게 고려하게 된 점이 작용한다.

세계보건기구는 일차 보건의료(primary health care)의 주요사업 내용으로 보건교육, 영양, 예방접종, 모자보건 및 가족계획, 음용수 관리, 기본위생, 풍토병 관리, 흔한 질병 치료, 기본 의약품의 제공을 제시하였다. 이중 보건교육은 다른 보건사업에 비할 때, 가장 중요하며 우선시 되는 사업내용이다. 보건교육의 필요성은 다음의 여섯가지로 설명할 수 있다.

1) 보건의료의 목적 달성

오늘날 국가가 제공하는 보건의료의 목적은 다음의 4가지로 설명할 수 있다. 첫째, 건강의 유지와 증진으로서, 건강한 사람이 자신의 건강을 잘 관리하는 일이다. 둘째, 위험요인 관리와 질병의 예방으로서, 건강의 위험요인을 발견하여 이를 관리하는 일이다. 셋째, 조기 질병진단과 치료로서, 초기 질병단계에서 조기 발견하여 조기에 치료하는 것이다. 넷째, 질병의 계속관리와 재활로서, 건강을 되찾는 일 등이다. 이렇게 생산된 보건의료의 목적을 달성하기 위해서, 보건의료 소비자인 국민에게 보건교육을 제공한다.

2) 만성질환의 자가관리를 배우는 통로

경제수준의 향상과 의료기술의 발달로 평균수명이 연장되고, 질병을 지니고도 오래 살게 되었다. 특히 노인의 경우 대부분이 한 가지 이상의 만성질환을 가지고 살아간다. 급성 전염성질병이 감소한 것과 상대적으로 만성질환 및 장애가 증가하였다. 이에 따라 환자와 환자가족은 치료에 대하여 이해하고 자가관리를 해야 하는데, 이것은 보건교육을 통하여 달성된다.

3) 바람직한 생활방식을 실천하는 수단

최근 한국인의 주요 사망원인으로 거론되는 암, 뇌졸중, 심장병, 간질환 등의 질환은 흡연, 부적절한 식습관, 음주, 운동부족 등의 생활방식과 관련 있다. 이와 같은 질환을 예방하려면 바람직한 생활방식을 실천하는 건강행위가 중요하고, 건강행위를 변화시키는데 보건교육이 작용한다.

4) 보건의료비용을 감소시키는 수단

바람직한 건강행위는 질병의 경과에도 긍정적인 변화를 가져와 사망률을 낮추는데도 기여한다. 보건교육을 잘 수행하여 바람직한 건강행위가 형성되면 국가 전체적으로도 건강수준을 높이는 경제효과가 있는 셈이어서 보건교육은 매우 필요하고 그 중요성은 강조될 수밖에 없다.

5) 사회 및 보건의료계의 변화를 수용하는 수단

우리나라에서는 소비자운동으로 '보건의료 소비자의 권리'를 주장하는 움직임이 있다. 효율적인 병상 이용과 환자들의 편의를 위해 단기 입원 및 가정간호 요구가 증가하고 있다. 종래에는 가부장적인 태도를 취하던 의료계에서도 의료이용자를 점차로 협력관계로 받아들이는 추세이다.

또한 의료이용자의 신체 · 심리 · 사회적 접근을 강조하고, 개인별 요구충족과 자조자립을 도모하며, 자연적인 치료의 경과를 증진시키는 접근을 시도하고 있다. 즉, 치료나 의존보다는 교육과 자가관리를 강조하고, 건강관리가 이루어지는 곳을 보건교육의 장으로 보는 총체적 건강관리(holistic health care)를 지향하고 있다. 이러한 사회 및 보건의료계의 변화 경향은 보건교육을 더욱 필요로 하는 요인으로 작용한다.

6) 건강목표를 달성하는 수단

간호학에서는 일방적인 도움을 제공하는 모성적 역할수행에서 발전하여, 교육적 역할수행을 포함하는 간호를 강조하게 되었다. 많은 간호이론에서 간호의 핵심요소로 건강교육(보건교육)을 포함한다. 한 예로 오렘(Orem)의 '자가간호이론'에서, 대상자의 자가간호 능력을 향상시키기 위해서 지식과 기술, 문제해결 능력을 개발해야 하는데, 이를 위하여 보건교육이 필수적이다. 또한 많은 간호 철학에서, 간호는 대상자의 적정기능 수준을 향상시키는 목표를 가지고 있는 것으로 제시된다. 이것은 간호대상자의 독립성을 발달시킨다는 뜻으로, 건강교육은 간호사와 대상자가 함께 건강목표를 달성하기 위해 책임을 갖는 하나의 수단이 된다.

이상에서 언급한 바와 같이, 보건교육은 보건의료의 목적을 달성하기 위한 수단으로, 만성질환의 자가관리를 배우는 통로로, 바람직한 건강행위를 습관화하기 위한 방법으로, 보건의료비용을 감소시키는 수단으로, 사회의 변화와 보건의료계의 변화를 수용하는 전략으로, 간호의 주요 요소로 작용함으로써, 건강관리가 이루어지는 모든 현상에 개입하게 되었다.

4 보건교육의 목표

세계보건기구(World Health Organization, WHO)에서 정한 보건교육의 목표는 대상자로 하여금 스스로의 행동과 노력으로써 자신의 건강을 유지할 수 있도록 돕는 데 있다.

구체적인 목표는 다음과 같다.

첫째, 지역사회로 하여금 건강이란 가장 중요한 가치 있는 자산임을 인식하게 한다.

둘째, WHO 헌장에 명시된 건강을 실현하기 위하여 개인 또는 집단이 해야 할 모든 일을 실천할 수 있도록 돕는다.

셋째, 지역사회에서 각종 보건사업이 잘 추진되게 하고, 이것이 올바르게 활용될 수 있게 한다.

즉, WHO에 의한 보건교육의 목표는 다음과 같다. 자신의 건강은 자신이 지킨다는 긍정적인 태도를 갖고 자신의 건강을 지킴과 동시에, 자신이 속한 지역사회가 발전하는 데 건강이 중요한 재산임을 인식하고, 지역사회의 건강문제는 구성원들 스스로의 노력으로 해결할 수 있도록 능력을 함양하는 것이다.

보건교육이 바람직한 건강행위로 변화하도록 지원하는 것이라면, 보건교육의 목표는 다음과 같이 정리할 수 있다.

① 자신의 건강을 잘 관리하는데 필요한 올바른 지식을 갖도록 한다.

② 스스로 건강에 유익한 태도를 형성하도록 한다.
③ 건강문제를 스스로 인식하도록 한다.
④ 자신의 선택으로 행위를 변화시키도록 한다.
⑤ 건강문제를 갈등 없이 해결하고, 건강을 유지 · 증진하며, 건강한 생활을 영위할 수 있는 능력을 갖도록 돕는다.

5 보건교육의 일반적 원리

보건교육은 개인 · 가족 · 지역사회의 지식 · 태도 · 행위에 관련된 제반정보를 수집하는 것으로부터 시작한다. 이러한 정보는 교육대상자와 지역사회로부터 얻을 수 있다. 교육대상자로부터는 개인의 건강에 대한 관심정도, 성장과 발달상태, 건강에 대한 지식, 대상자의 성 · 연령 · 직업 등의 정보를 얻고, 지역사회로부터는 출생률, 사망률, 유병률, 이혼율, 인구이동, 평균수명, 지역사회주민들의 관심 및 흥미분야, 건강에 대한 태도에 관한 정보를 얻을 수 있다.

이렇게 얻어진 정보는 다음의 다섯 단계에 의해 조직적으로 체계화 한다.

① **1단계** : 개인이나 지역사회에 관련된 자료나 정보를 수집한다.
② **2단계** : 비슷한 주제와 건강문제를 중심으로 자료와 정보를 구분한다. 이때 개인 · 가족 · 지역사회의 관심을 기초로 하여 구분하면 편리하다.
③ **3단계** : 주어진 항목이나 자료 중 가장 중요한 것 또는 강조해야 할 건강개념을 설정한다. 개념을 설정하기 위하여 개념이 명확하게 진술되었는가? 보건교육과 관련된 개념인가? 개념에 사용된 자료는 충분한가? 개념을 신뢰할 수 있는가? 개념은 연령집단이나 문화에 적합한가? 그리고 개념이 추상적인지 또는 간접적인지 등을 확인한다.
④ **4단계** : 설정한 각각의 개념에 목적과 목표를 세운다.
⑤ **5단계** : 1~4단계 과정을 반복하여 새롭게 필요한 정보를 수집한다.

사회경제적 · 문화적 · 과학기술적 · 물리적 환경은 변화하는 것이고 불완전한 상태로 있다. 그러므로 위의 5단계를 정기적으로 반복 확인하면서, 정보를 체계적으로 조직하고, 새로운 개념이나 목적을 설정한다면, 보건교육은 신뢰성과 타당성을 가지고 계속 이루어질 수 있다.

보건교육에서 고려해야 할 일반적인 사항은 다음과 같다.

① 보건교육은 모든 연령층을 대상으로 한다

② 보건교육은 개인이나 집단의 건강에 관한 지식, 태도, 행위를 바람직한 방향으로 변화시키는 데 목적이 있다.

③ 보건교육은 형제, 동료, 친구 사이에서도 이루어진다. 전문적인 지식이 결여되어 부정확한 면도 있겠지만, 모르는 것을 알도록 도와주는 데에 개인적인 신뢰나 우정이 크게 작용할 수 있다.

④ 보건교육은 실제경험과 비슷한 학습환경에서 이루어질 때 그 효과가 크다.

⑤ 보건교육은 그 지역사회에 있는 가정, 학교 및 지역사회간의 접촉수단이 되어야 한다.

⑥ 보건교육을 계획하려면 명확한 목표를 설정하는 것이 필수적이다.

⑦ 다른 분야와의 협조적인 노력이 있어야 한다.

⑧ 보건교육을 계획할 때, 그 지역사회 주민의 건강에 대한 태도, 신념, 미신, 습관, 금기사항, 전통 등 일상생활의 전반적 사항을 알고 있어야 한다.

⑨ 보건교육의 양과 질을 측정할 수 있는 평가지표의 준비가 필요하다. 사전 · 중간 · 사후 평가를 실시하여 재 계획에 반영한다.

⑩ 보건교육은 개인, 가족, 지역사회 주민의 요구 또는 흥미에 근거할 때 효과적이다.

⑪ 보건교육은 연령, 교육수준, 경제수준에 맞게 실시한다.

⑫ 보건교육은 단편적인 지식이나 기능을 전달하는 것이 아니다. 일상생활에서 응용할 수 있는 내용을 선정하고, 인간의 신체적 · 정신적 · 사회적 측면의 조화를 고려해서 실시해야 한다.

⑬ 보건교육에 대상자가 자발적으로 참여하도록 한다.

⑭ 건강문제 해결에는 일정한 공식이 없으므로 보건교육은 일종의 창의적인 과정임을 인식한다.

6 보건교육의 대상 및 내용

보건교육의 대상은 모든 인간이라고 할 수 있다. 여기에서는 실무현장을 중심으로 학교, 산업장, 지역사회, 병원 및 재가로 구분하고자 한다. 한편 보건교육의 내용이 어떤 것을 포함해야 하는지는 국민건강증진법 시행령 제17조에 제시되고 있는 것을 참고로 한다.

① 금연, 절주 등 건강생활의 실천
② 만성퇴행성질환 등 질병의 예방
③ 영양 및 식생활
④ 구강건강
⑤ 공중위생
⑥ 건강증진을 위한 체육활동
⑦ 그 밖에 국민의 건강을 증진시키는 사업(산업보건에 관한 사항 등)

그러나 위의 내용은 보건교육의 실무현장에서 대상자의 요구에 따라 달라질 수 있다.

보건교육의 내용이나 활동을 규명하는 것은 매우 어려운 일이며, 학자에 따라서 견해가 다양하나 공통부분을 요약하면 다음과 같다(표 2-2).

표 2-2 보건교육 현장별 교육 대상 및 내용

<table>
<tr><th colspan="2">현 장</th><th>대 상</th><th>내 용</th><th>관련 법</th></tr>
<tr><td colspan="2">학 교</td><td>• 학생
• 교직원
• 학부모</td><td>• 정규교과과정 내
• 수시교육
(모임, 보건서비스)</td><td>• 학교보건법 제9조, 제9조의2</td></tr>
<tr><td colspan="2">산업장</td><td>• 근로자
• 관리직
• 관련 가족</td><td>• 안전교육
• 보건교육
• 산재예방
• 치료, 재활</td><td>• 산업안전보건법 시행령 제17조</td></tr>
<tr><td rowspan="3">지역사회</td><td>보건(지)소</td><td rowspan="3">• 주민
(위험집단, 환자)
• 보건인력
• 공공단체
• 민간단체</td><td rowspan="3">• 지역사회건강
– 개인
– 집단
– 지역사회조직
– 인력개발</td><td rowspan="3">• 지역보건법 제9조
• 국민건강증진법 시행령 제17조
• 농어촌 등 보건의료를 위한 특별조치법 시행령 제14조
• 정신건강증진 및 정신질환자 복지서비스 지원에 관한 법률 시행령 제5조 등</td></tr>
<tr><td>보건진료소</td></tr>
<tr><td>정신보건센터 등</td></tr>
<tr><td colspan="2">병원 및 재가
(환자관리)</td><td>• 환자
• 환자가족
• 전문인력</td><td>• 처방순응교육
• 가족교육
• 재활교육 등</td><td>• 의료법 제2조</td></tr>
</table>

7 보건교육 전문가

1) 보건교육 전문가의 역할

미국 보건교육 전문가 위원회(1985)와 한국건강증진개발원(2015)에서 제시한 보건교육 전문가의 역할을 다음에 소개한다.

(1) 건강정보의 수집 및 분석

사회문화적인 환경, 성장과 발달요인, 흥미, 관심, 요구 등 대상자와 관련된 건강정보를 수집하고, 바람직하거나 바람직하지 못한 건강행위를 구별하며, 보건교육의 요구를 도출하는 일

(2) 보건교육프로그램의 기획 · 수행 · 평가

① **기획** : 목표설정, 인력 개발, 시설 및 장비, 예산 확보, 전략수립, 서비스 연계 및 조정, 조직화를 통한 프로그램 설계

② **수행** : 계획한 프로그램을 수행하고, 감시하며, 목표나 행동을 조정하는 일

③ **평가** : 목표달성 정도를 파악하기 위한 평가수행, 평가결과의 해석 및 다음 계획을 위한 제안

(3) 보건교육방법의 개발

대상자의 특성에 맞는 다양한 방법 개발

(4) 교육자료 개발

건강문제의 해결 방법을 구체적으로 알 수 있도록 대상자의 특성에 맞는 교육매체 개발

(5) 보건교육의 홍보 전략 개발

교육적 자료를 선정하고, 건강문제를 인식시키며, 관리하는 일

(6) 보건교육 수행

만성질환예방, 생활습관교정 등 지역주민의 건강요구에 부합하는 보건교육 실시

(7) 보건교육서비스의 조정

보건교육서비스의 준비를 위한 조정계획 수립, 보건교육에 참여하는 인력 · 기관 및 조직 간의 조정

(8) 보건교육의 자원인력

다른 보건교육 전문가의 자원인력으로 활동하는 일, 자문관계 수립

(9) 상담

대상자의 보건교육 요구, 관심, 자원에 관하여 의사소통하기, 보건의료 공급자와 소비자 간의 요구를 예측하고 의사소통하기, 보건교육프로그램에 영향을 미치는 사회적 가치체계 예측하기, 다양한 의사소통 기법 활용하기

위에 열거한 보건교육 전문가의 역할 가운데 보건교육을 실시하는 '교육자'로서의 책임에 관하여 상술한다.

교육자가 많은 지식이나 기술 또는 새로운 정보를 교육했다 하더라도 교육에 임하는 학습자가 학습목표의 중요성을 인식하고 이를 실천에 옮기지 않는다면 학습목표에 도달하기 어렵다. 그러므로 교육자는 학습자가 학습목표에 쉽게 도달할 수 있도록 도와주는 기능을 해야 한다.

또한 교육자는 교육을 계획하는 과정, 주의할 점, 학습이 이루어지는 과정, 학습에 영향을 주는 요인, 교육자의 역할에 대해 이해하고, 전문지식을 갖추며, 건강지식을 실천에 옮기려는 긍정적인 태도를 가지도록 노력해야 한다.

교육목표에 성공적으로 도달하기 위하여, 교육자는 다음과 같은 책임을 다해야 한다.

① 교육 중에 학습자가 능동적으로 참여하도록 유도한다.
② 교육자가 학습자에게 질문을 한 경우, 학습자의 답변에 부연하여 질문의 답을 명확하게 제시한다.
③ 학습자가 질문한 내용에 대하여 명확한 답을 준다.
④ 교육자의 말과 행위는 학습자에게 정확히 전달되어야 한다.
⑤ 동일한 내용의 지식이나 정보일지라도 학습자의 이해를 도모하기 위해 교육내용을 재구성한다.
⑥ 교육하기 전에 학습목표와 교육방향을 제시한다.

⑦ 학습목표에 도달할 가능성을 교육 중 계속 평가한다.
⑧ 학습자의 개인차를 인정하고 그 개인차를 최소화하기 위해 노력한다.
⑨ 학습자에 대한 이해와 관심을 갖도록 한다.

2) 보건교육 전문가의 자질

교육자의 자질에 따라 교육의 효과가 달라질 수 있으므로 보건교육 전문가로서 지녀야 할 자질의 배양에 노력해야 한다.

(1) 좋은 대인관계를 만든다

교육자의 인격과 행동이 학습자에게 어떻게 보여지는가에 따라 학습효과에 영향을 미치므로 교육자는 인격을 성숙시키고 좋은 대인관계를 유지하도록 노력한다.

(2) 분명한 의사소통을 한다

의사소통을 원활히 하기 위해서는 메시지를 좀 더 간단하고 명료하게 전달할 수 있어야 한다. 상대방이 표현하려는 것을 경청하고 주의를 기울인다. 경청한 후에는 상대방의 말을 정확히 들었는지 학습자에게 확인한다. 또한 학습자에게 전달한 내용을 학습자가 다시 표현하도록 하여 확인한다.

(3) 학습자를 교육에 능동적으로 참여시킨다

건강문제를 찾는 일에, 문제해결에, 평가에 학습자를 참여시킨다. 건강문제를 찾는 일에 참여시켜 학습자가 흥미를 갖게 하면, 실생활에 적합한 문제해결 방법을 도출할 수 있다.

또한 평가에 참여하여 토론하면서 성공과 실패의 원인을 분석하게 되고, 그 결과 다음의 행동방향을 알며, 더욱 노력하게 된다. 그 결과 학습자는 건강증진을 위한 행동을 좀 더 적극적으로 하게 된다.

(4) 편견을 배제한다

교육자는 자신이 편견을 가질 수 있음을 인정하고 학습자에게 가지는 편견이 학습결과에 영향을 미친다는 사실을 인식하여 모든 편견을 없애기 위해 노력해야 한다.

8 보건교육 전략

보건교육은 학습자가 계획된 변화에 도달하도록 하는데 최종목표를 둔다. 그러므로 학습과정에 영향을 미치는 요인을 알아서 이를 강화 내지 제거해준다면 모든 학습자는 계획된 목표에 도달할 수 있을 것이다. 학습과정의 영향요인을 학습자 측면, 교육자 측면, 학습환경 측면으로 나누어 살펴본다. 이는 대부분 교육을 계획하는 교육자와 학습자가 원칙에 준하여 노력함으로써 학습효과를 보다 효율적으로 향상시킬 수 있는 방안이다.

1) 학습자 측면

(1) 학습 영향요인

① **학습자의 준비도** : 모든 학습은 학습자의 준비도에 따라 영향을 받는다. 준비도에는 발달단계, 학습하고자 하는 내용의 이해능력, 성취수준 등이 속한다.

② **기존 학습경험(선수학습)** : 학습하고자 하는 내용에 대해 사전에 들어보았거나 실제 해본 경험이 있는 사람과 그렇지 않은 학습자간에는 학습결과가 다르게 나타난다.

③ **학습자의 개인차**

④ **학습동기 유발정도** : 능률적인 학습이 이루어지기 위해서는 실시하는 교육에 대해 적절히 동기유발이 되어 있어야 한다. 학습이 이루어지는 과정은 주의집중–흥미유발–욕구유발–신념유발–실천–자신감과 만족감–계속하고자 하는 자극 등의 순서로 나타나는데, 이 중 처음 단계에 해당하는 주의집중이나 흥미는 동기유발이 되었을 때 가능하다.

⑤ **학습자의 신체적 조건** : 아무리 강한 동기유발이 이루어졌다 하더라도 학습자의 건강상태가 좋지 않거나, 피로한 경우, 학습은 능률적으로 이루어질 수 없다.

(2) 보건교육 시 고려사항

① 학습자가 정신 · 신체적인 건강문제로 학습에 임할 수 없을 때는 이를 고려한다.

② 시력 · 청력이 약한 학습자나 앉은키가 큰 학습자를 고려하여 좌석을 배치한다.

③ 학습결과에 따른 상벌제도를 활용한다면, 학습자가 주의 집중하여 교육에 참여하고 실천하려는 동기가 부여되어 학습목표에 쉽게 도달할 수 있다.

④ 보건교육에 대한 학습자의 의견을 청취하여 받아들일 수 있는 체계를 도입하면 학

습자의 요구에 맞는 보건교육을 실시할 수 있다.

2) 교육자 측면

(1) 학습 영향요인

① 교육자의 준비도

② 학습지도 방법 : 교육자가 학습자의 학습을 어떻게 지도하고 돕는가에 따라 학습 능률이 높아지고 낮아지는데 영향을 미친다.

(2) 보건교육 시 고려사항

① 교육시간을 꼭 지키며 단정한 옷차림으로 '역할모델(role model)'이 되어야 한다.

② 주제로 들어가기 전에 학습자가 긴장을 풀 수 있도록 대화나 간단한 운동을 하여 적절한 동기부여를 하도록 한다.

③ 교육 시 학습자의 주변 환경의 예를 들어 설명하면 현장감 있게 잘 받아들인다.

④ 전체 학습자를 보면서 교육하도록 한다.

⑤ 교육을 진행하는 동안 교육자와 학습자의 시선이 계속 일치하도록 노력한다.

⑥ 교육자의 말소리는 전체가 다 들을 수 있도록 충분히 크게 하고, 중요한 부분에서는 강조한다. 말소리가 계속 똑같은 속도와 크기일 때는 교육의 효과를 감소시킨다.

⑦ 질문을 받았을 때는 아는 만큼 성의 있게 답하고, 모르는 부분은 모른다고 말하며 다음 시간에 답하겠다고 하고, 반드시 그 다음 시간에 답을 해 주는 것이 교육자의 태도이다.

⑧ 질문은 공정하게 하되 대답을 강요하지 않는다.

⑨ 교육자가 칠판에 쓰는 글씨는 정자로 쓴다.

⑩ 교육은 딱딱하지 않게 자유롭고 즐거운 분위기에서 이루어질 수 있도록 한다.

⑪ 교육내용은 간단한 것부터 시작해서 복잡한 내용으로 진행한다.

⑫ 교육하면서 학습자의 반응을 관찰하고 한꺼번에 많은 내용을 가르치지 않도록 유의한다.

⑬ 마무리 단계에서는 반드시 중요한 점을 요약해 주고, 향후 지켜야 할 일을 제시하며, 학습자가 질문이나 요청사항을 자유롭게 말하도록 기회를 준다. 필요시에는 간단한 무기명 교육 평가서를 준비하여 결과를 알아본다.

3) 학습환경 측면

(1) 학습 영향요인

교육자와 학습자가 교수 · 학습을 위해 준비되었다 하더라도 이들을 둘러싼 학습환경이 좋지 못하면 학습은 능률적으로 이루어질 수 없다. 학습에 영향을 주는 대표적인 학습환경으로 소음, 채광과 통풍, 실내온도 및 습도, 좌석배치, 책 · 걸상, 교육장소, 교육시설 등을 들 수 있다.

(2) 보건교육 시 고려사항

① 소음이 없고 채광이 좋은 곳을 선택한다. 특히 야간에 교육이 이루어질 경우, 반드시 사전에 장소를 점검해 본다.
② 좌석은 가능한 한 교육자와 학습자 간 거리를 가깝게 배열한다.
③ 신체에 맞는 책걸상은 학습효과에 영향을 준다.
④ 교육장소의 냉 · 난방시설에 관심을 두고 적절한 실내온도를 유지한다.
⑤ 교육장소의 시설 및 교육 기자재의 상태를 점검한다.

제 3 장

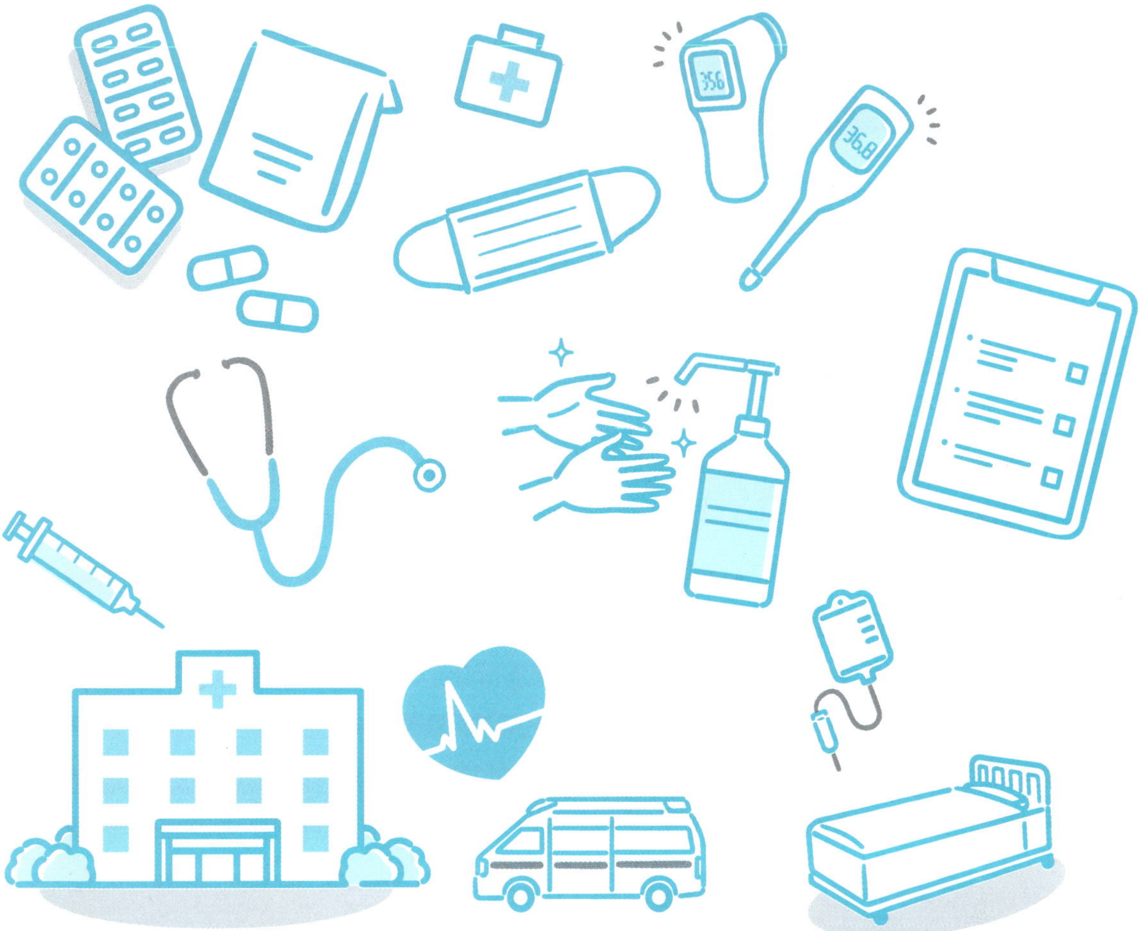

03 건강증진과 보건교육

1. 건강증진의 개요
2. 건강증진의 발전과정
3. 우리나라 건강증진사업
4. 건강증진과 보건교육

제 3 장

건강증진과 보건교육

학습목표

- 건강증진의 개념을 정의한다.
- 건강증진의 발전과정을 검토한다.
- 우리나라 건강증진사업의 방향과 건강증진정책을 설명한다.
- 건강증진과 보건교육과의 관련성을 제시한다.

최근 우리나라에서 국민건강을 위협하는 질환은 암, 뇌혈관질환, 심장질환 등 만성질환이 대부분이다. 건강증진이라는 관점에서 만성질환의 특성은 전통적인 의료서비스에 의한 사후치료보다는 운동, 영양관리 등 개인의 생활습관에 의하여 더 많은 영향을 받는다. 따라서 만성질환의 예방은 건강생활습관의 향상이라는 행태변화를 통하여 가능하며, 이러한 행태변화의 유도는 효율적인 보건교육 및 홍보 전략을 통하여 접근해야 한다. 1995년 국민건강증진법의 제정으로 본격적으로 추진되고 있는 우리나라의 건강증진사업은 이제 기반구축기를 지나 확대발전기에 있어, 개인의 건강생활실천 수준을 향상하고 건강생활을 습관화함으로써 건강증진 활동이 범국민적으로 정착되도록 발전시키는 것이 중요하다. 이 장에서는 건강증진의 개념 및 발전과정을 토대로 우리나라 건강증진사업 및 정책을 살펴보고 건강증진에 있어서의 보건교육의 중요성을 제시하고자 한다.

1 건강증진의 개요

'건강증진'(health promotion)은 개인의 건강생활 실천능력 제고뿐만 아니라 법, 제도, 공공정책 등의 사회지원체계가 건강 친화적으로 구축되도록 하는데 초점을 두고 있는 국민 건강의 새로운 패러다임이다.

건강증진에 대한 정의를 살펴보면, 브레슬로우(Breslow, 1982)는 "질적, 양적으로 충분한 삶의 가능성을 향상시키는 모든 수단들로서 특정 질환에 대한 예방 이상의 의미를 지니고 있다."고 하였다. 그린(Green, 1984)은 "건강에 유익한 행동과 환경변화를 촉진하기 위한 보건교육과 이를 위한 조직적, 경제적, 환경적 차원에서의 지원의 조합"이라고 정의하였다. WHO(1985)에서는 "사람들에게 건강에 대한 권리를 증가시켜 건강을 향상할 수 있도록 하는 과정"으로 정의하고, 이를 위한 전략으로 건강에 유익한 생활양식의 증진, 예방될 수 있는 질병의 감소, 적절한 건강보호의 제공을 권고하였다. 오타와 헌장(Ottawa Charter, 1986)에서는 "건강이란 삶의 목적이 아닌 일상생활을 위한 자원이며, 건강을 향상시키고 통제할 수 있는 인간의 능력을 증대시킬 수 있게 하는 과정이다."라고 정의하였다. 오도넬(O'Donnell, 1989)은 "사람들이 최적의 건강상태를 유지하기 위해 자신의 생활양식을 변화시키도록 돕는 과학"이라고 하였다. 따라서 건강증진은 사람들로 하여금 최적의 건강상태가 되도록 지지하고 신체적, 정신적, 사회적, 영적, 지적 건강상의 균형을 이루게 하는 생활양식을 유지하고 변화시키는 모든 활동들을 의미한다.

또한 건강증진은 질병예방이나 건강보호를 위한 활동들을 포함한다. 펜더(Pender, 2002)에 의하면 "질병예방이나 건강보호는 특정질병에 초점을 두고 '회피(avoidance)'로 동기화되지만 건강증진은 특정 질병에 초점을 둔 것이 아니고 '접근(approach)'으로 동기화된다."고 하였다. 질병예방은 건강진단이나 조기치료, 예방접종 등의 의료서비스가, 건강보호는 환경위생 및 안전시설 등이 주요수단이 되고 있는데 비해, 건강증진은 개인의 건강행동 개선을 유도하기 위한 보건교육이나 법규제정과 운동 및 휴양시설 확충 등 사회적, 환경적 조치가 주요수단이 되고 있다. 질병예방이 단지 질병발생의 예방이나 질병의 악화 및 후유증 예방 등을 목적으로 하고 있어 소극적인 의미의 건강향상책이 될 수 있는데 비하여, 건강증진은 건강할 수 있는 잠재력을 길러 건강을 유지 증진시키고자 하는데 목적을 두고 있으므로 적극적인 의미의 건강향상책이 될 수 있다(그림 3-1). 즉, 건강증진은 개인이나 지역사회가 가지고 있는 건강 잠재력을 최대한 이끌어 내도록 역량을 강화(empowerment)하는 것을 목표로 한다.

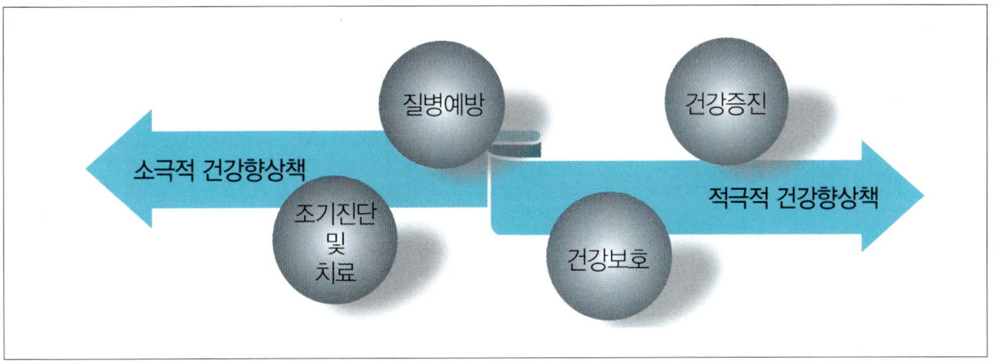

그림 3-1 건강향상책

이상에서 살펴본 건강증진의 개념은 건강한 사람뿐만 아니라 상병발생의 위험이 있는 사람들을 주 대상으로 건강에 나쁜 생활양식이나 건강습관들을 건강에 유익한 생활양식 및 습관으로 바꾸는 건강행동의 개선을 통하여 건강향상을 도모하려는 교육적, 환경적, 예방의학적 접근방법의 개입이라 할 수 있다. 구체적으로는 교육적 수단으로 국민보건

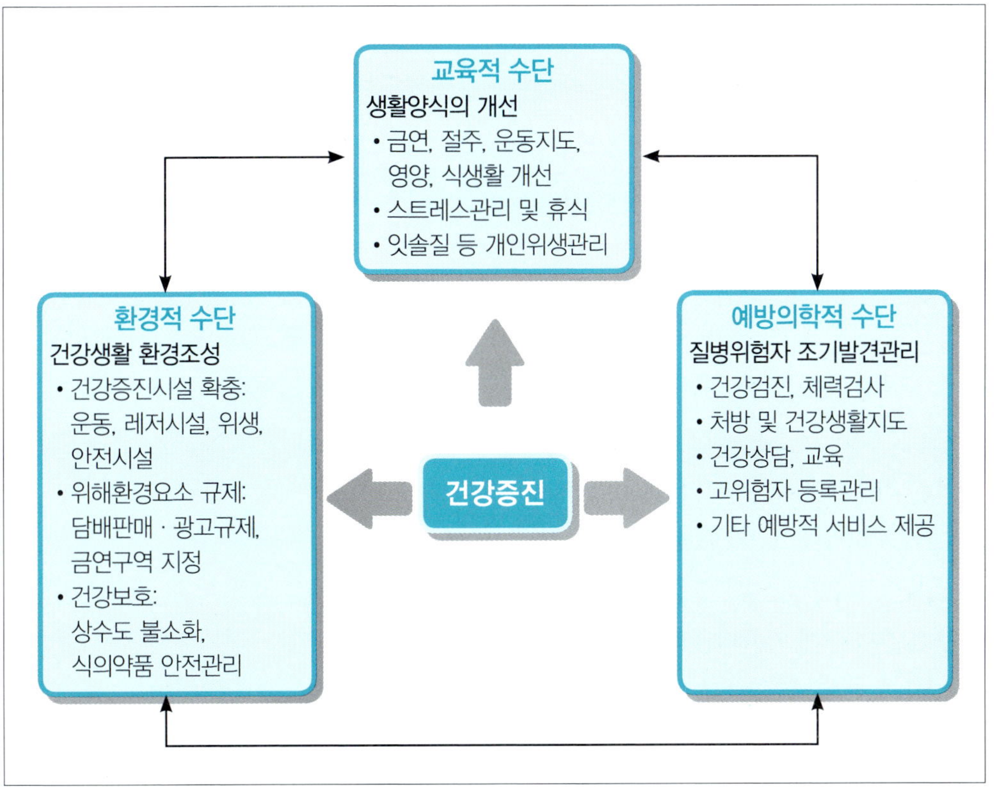

그림 3-2 건강증진사업의 접근방식

교육 강화, 범국민적 건강생활실천운동 추진, 예방의학적 수단으로 보건의료기관의 예방보건 서비스 기능 및 사업 활성화와 학교 · 사업장의 건강검진 사업 내실화, 환경적 수단으로 건강증진시설 확충 유도, 건강보호적인 환경조성 등이 포함된다(그림 3-2).

건강증진사업의 접근방식에 기초한 사업 추진방향은 첫째, 건강증진분야의 '다양한 주제'(운동, 영양, 금연, 절주, 질병예방, 사고예방 등)와 '사업현장'(지역사회, 학교, 산업장 등)과 '사업수단/채널'(미디어 캠페인, 소집단 교육, 개인별 맞춤 서비스 등)이 적절한 조합을 이루면서 창출하는 다양한 영역의 연구 · 개발(research and development, R&D), 둘째, 각종 지역보건 자원 간의 동반자 관계를 통하여 이루어지는 현장중심 건강증진사업, 셋째, 대상자의 다양한 건강요구에 적절하게 대처할 수 있는 상황적이고 역동적인 프로그램, 넷째, 타 학문 분야와의 융합을 통하여 이용자의 만족도를 높일 수 있는 창의적인 프로그램 개발 등에 관한 것으로 구분할 수 있다.

2 건강증진의 발전과정

캐나다 정부가 1974년에 발표한 '캐나다 국민의 건강에 대한 새로운 조망(A New Perspective on the Health Canadians)'이라는 레이론드 보고서(Lalonde Report)는 향후 본격적인 건강증진의 시대를 여는 중요한 시작점이 되었다. 레이론드 보고서는 '건강의 장(health field)' 개념에서 건강결정요인을 생물학적 요인, 보건의료체계, 생활양식, 환경의 4개 범주로 제시함으로써 건강이 질병치료 등의 보건의료에 의한 건강관리만으로는 성취될 수 없으며 인간, 보건의료, 생활양식, 환경의 상호작용이 중요하다는 것을 강조하였다. 또한 이 중 건강의 주요 결정요인으로 생활양식과 환경을 지적하였다. 특히 생활습관은 개인, 가족, 지역사회 수준에서 어느 정도 관리가 가능하므로 건강수준 향상을 위해서는 생활습관에 대한 체계적인 접근이 필요함을 역설하였다.

레이론드 보고서는 개인을 사회와 세계에 연결시켜 주면서 주요 국제적, 국가적, 사회적 변화시도를 만들어내는 자극제가 되었다. 그 첫 번째 활동으로 1978년 구소련 알마아타에서 국제보건회의가 개최되었고, 이곳에서 '2000년까지 모든 인류에게 건강을(Health for all by the year 2000)'을 슬로건으로 하는 알마아타 선언(Alma Ata Declaration)이 채택되었다. 알마아타 선언에 담긴 건강에 대한 사회적, 경제적 요인의 영향력과 참여에 대한 강조는 건강증진의 개념 발전에 영향을 주었다. 특히 알마아타 선언에서 강조된 권리로서의 건강 및 건강형평성은 이후, 건강증진이 형평성을 중시하는데 있어 큰 영향을 미쳤다.

1979년에는 미국의 건강증진 관련 국가적 프로그램인 'Healthy People 2000'에 공식적으로 건강증진의 개념이 표현되었으며, 이후 건강증진은 WHO의 국제건강증진회의(Global Conference on Health Promotion)를 통해 확대 · 발전되었다(표 3-1).

표 3-1 WHO의 국제건강증진회의

차수	개최시기	개최지	주요 내용
제 1차 회의	1986년	캐나다 (오타와)	• 오타와 헌장 채택 : 건강증진을 위한 3가지 기본전략과 5가지 핵심행동 제시 • 기본전략 : (1) 옹호 (2) 가능 (3) 중재 • 핵심행동 : (1) 건강한 공공정책 입안 (2) 건강 지지적 환경 조성 (3) 지역사회 행동 강화 (4) 개인의 기량 개발 (5) 보건서비스의 재편성
제 2차 회의	1988년	호주 (아데레이드)	• 건강증진을 위한 정부정책의 중요성 강조 • 우선순위 높은 4대 영역 : (1) 여성 건강의 개선 (2) 식량과 영양 (3) 담배와 알코올 (4) 지원적 환경의 창출
제 3차 회의	1991년	스웨덴 (스톡홀름)	• 보건지원 환경구축의 중요성 강조 • 고려하여야 할 요소 : (1) 교육 (2) 식량과 영양 (3) 가정과 이웃 (4) 직업 (5) 교통 (6) 사회적 지원과 돌봄
제 4차 회의	1997년	인도네시아 (자카르타)	• 자카르타 헌장 채택 : 건강증진은 보건개발의 필수적 요소임을 강조, 건강의 전제조건 제시 • 우선적 실천과제 : (1) 건강을 위한 사회적 책임 촉진 (2) 보건분야 개발을 위한 투자 증가 (3) 건강을 위한 동반자 관계 확대 (4) 지역사회의 역량과 개인 능력 강화 (5) 건강증진을 위한 하부구조 확보
제 5차 회의	2000년	멕시코 (멕시코시티)	• 건강증진사업의 효과 검토 • 건강증진의 형평성 제고를 위한 계층 간 격차 해소
제 6차 회의	2005년	태국 (방콕)	• 방콕 헌장 채택 : 오타와 현장에서 제시한 3가지 기본전략을 보다 실천 중심으로 구체화한 5가지 활동전략 제시 • 건강증진을 위한 활동전략 : (1) 주창 (2) 투자 (3) 역량 함양 (4) 법규 및 법률 등의 마련 (5) 파트너십 형성 및 연대 구축
제 7차 회의	2009년	케냐 (나이로비)	• 수행역량 격차 해소를 통한 건강증진과 개발 주요전략 : (1) 지역사회 역량 강화 (2) 건강지식과 건강행동 (3) 보건체계의 강화 (4) 파트너십과 부분 간 협동 (5) 건강증진을 위한 역량 함양

제 8차 회의	2013년	핀란드 (헬싱키)	• 건강정책의 중요성 강조 • 국민의 건강과 안녕을 위한 국가적 책임행동 : (1) 건강 및 건강형평성 우선 정책 (2) 건강정책 실현을 위한 효과적인 구조, 과정, 자원의 보장 (3) 건강관련 부처의 정부 개입 권한 강화 (4) 제도적 용량 및 기술 구축 (5) 투명한 회계 및 책임 체제의 도입 (6) 이해관계 상충 대책 수립 (7) 지역사회, 사회운동 및 시민단체의 참여
제 9차 회의	2016년	중국 (상하이)	• 오타와 헌장 30주년 기념 • 상하이 선언 채택 : 지역사회와 도시가 건강을 위해 구조화되는 것이 지속가능한 사회건설의 가장 효과적인 지표임을 강조
제 10차 회의	2021	비대면	• 웰빙(well-being)을 위한 제네바 헌장 채택 • COVID-19 대유행으로 인해 온라인으로 개최됨. 웰빙(well-being), 형평성, 지속가능한 발전을 위한 건강증진을 강조하면서 사회적 회복력 구축과 세계적 불평등 해소에 있어서 건강증진의 중요성 강조

1) 오타와 헌장

알마아타 선언 이후 세계적 차원의 본격적인 건강증진 운동인 제1차 국제건강증진회의는 1986년 캐나다의 오타와에서 개최되었으며, 건강증진에 관한 '오타와 헌장(Ottawa

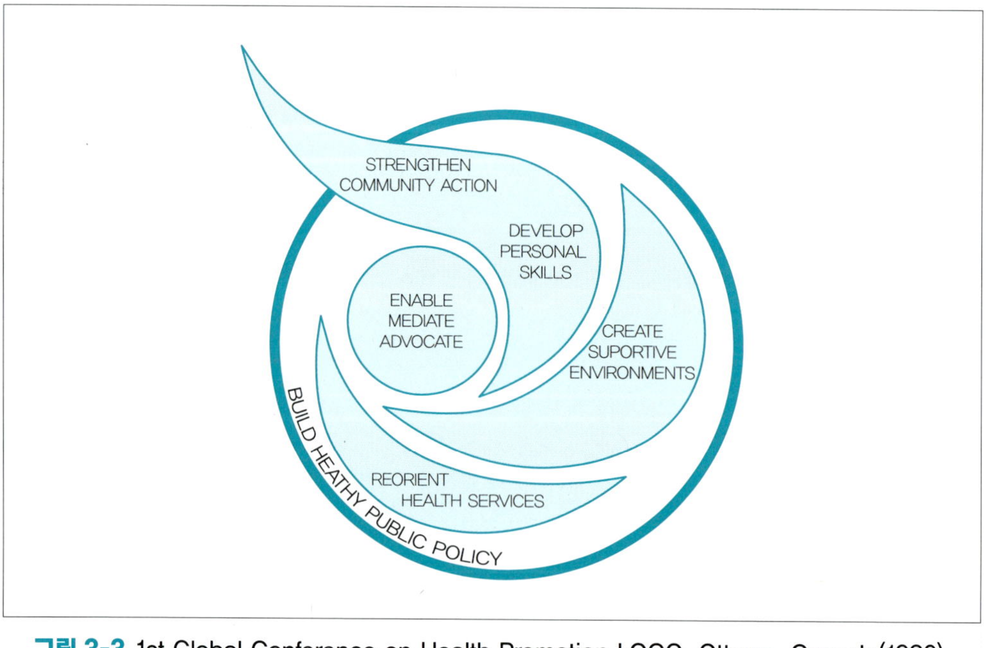

그림 3-3 1st Global Conference on Health Promotion LOGO. Ottawa, Canada(1986).

Charter)'을 채택하였다. 오타와 헌장은 건강증진을 통하여 모든 사람들의 건강 평등 실현에 초점을 두어 현재의 건강 불평등을 줄이고 모든 사람들이 건강잠재력을 최대한 발휘할 수 있도록 동등한 기회와 자원을 확보하고자 하는 데 목적을 두고 있다. 오타와 헌장에서는 옹호(advocacy), 가능(enable), 중재(mediate)의 3가지 기본전략과 5가지 핵심행동을 제시하였다(그림 3-3).

(1) 건강증진의 3가지 기본전략

① 옹호(Advocacy) : 건강에 관한 대중의 관심을 불러일으키고, 좋은 건강은 사회적 경제적 및 개인적 발달을 위한 주요한 자원이며 질적인 삶의 중요한 수단임을 강조하는 것이다.

② 가능(Enable) : 건강잠재력을 달성하도록 하기 위하여 동등한 기회와 자원을 보장하고 지원적인 환경, 정보에 대한 접근을 보장하여 건강한 선택을 하기 위한 생활의 기술과 기회를 보장하는 것이다.

③ 중재(Mediate) : 정부와 보건 및 다른 사회경제 분야, 비정부기관 등과 전문가, 사회집단 및 보건요원 등은 모든 사람들의 건강을 추구하기 위해 서로 연합하여 중재할 책임이 있음을 강조하는 것이다.

이러한 3가지 기본전략은 다음의 5가지 활동영역에서 구체적으로 실천되어야 한다.

(2) 건강증진의 5가지 핵심행동

① 건강한 공공정책을 입안하는 것(Build healthy public policy)

건강증진을 위해서는 정책결정자들의 건강에 대한 책임과 각성이 중요하다. 법률의 제정, 재정마련, 세금 및 조직의 변화 등 다양한 측면을 포함하여 건강한 공공서비스의 제공을 위한 정책 입안과 장애요인을 파악하고 제거해 나가는 것이다.

② 건강 지지적 환경을 조성하는 것(Create supportive environments for health)

사람과 환경은 불가분의 관계이므로 자연보호, 자연자원의 보존 및 환경조성은 중요하다. 작업, 생활, 여가의 변화는 건강에 중요한 영향을 미치므로 안전하고, 만족스럽고, 즐거운 작업조건을 조성하며 국민의 건강에 유익하도록 보장되어야 한다.

③ 지역사회의 행동을 강화하는 것(Strengthen community action for health)

건강증진을 이루기 위해서는 우선순위를 결정하고, 의사결정을 하고, 전략수립과 실현을 위한 구체적이고 효과적인 지역사회활동을 통하여 이루어진다. 지역사회에 존재하는 인적 · 물적 자원을 찾아내고 건강향상에 대중의 참여를 촉진한다.

④ 개인의 기량을 개발하는 것(Develop personal skills)

건강증진을 위한 정보를 제공하고, 보건교육을 실시하고, 삶의 방식에 대한 기술을 길러 줌으로써 대상자 스스로 건강과 환경을 통제할 수 있고 건강을 지향하는 선택을 할 수 있는 기량을 향상시킴으로써 개인과 사회의 발전을 꾀한다.

⑤ 보건서비스의 재편성(Re-orient health services)

보건부분의 역할을 치료와 임상서비스 뿐 아니라 건강증진방향으로 이동하고 전문인의 교육과 훈련의 변화 · 연구가 필요하다.

3 우리나라 건강증진사업

1) 건강증진사업의 방향

건강증진 개념의 등장은 건강관리에 대한 변화로 인식되며, 개인이나 지역사회가 가지고 있는 건강잠재력을 최대한 이끌어 내도록 역량을 강화하는 사업으로 간주되고 있다. 특히, 건강생활 실천을 유도하는 건강의식의 향상, 행동의 변화 및 환경조성 등을 중심영역으로 보고 있다.

건강증진사업의 목적은 건강상태별로 건강증진서비스를 제공하여 적극적으로 건강을 향상하고 건강의 위험요인을 감소시켜, 건강수준별로 최적의 건강상태를 유지 · 증진시키는 것이다. 예를 든다면 건강한 사람에게는 운동 및 영양교실을 통한 보건교육, 정기적인 건강검진, 건강상담 등의 서비스를 제공한다. 만성질환자에게는 치료, 간호, 재활서비스를 대상자의 특성에 따라 제공해야 하고 보건의료와 사회복지서비스를 연계한 종합서비스를 제공할 수도 있다(이주열 등, 2000).

표 3-2 건강상태별 건강증진서비스 내용

건강상태	건 강 인	만성질환자	
			활동 제한자
서비스 종류	건강교실, 건강상담, 건강검진	치료, 간호서비스	치료, 간호, 재활 가사지원 서비스
	건강생활습관(금연, 절주, 운동, 영양, 스트레스 관리 등) 유도		

자료원 : 이주열, 김창보(2000).

우리나라를 비롯한 세계의 최근 건강문제는 주로 잘못된 생활습관에 의한 것이므로 과거의 사후 치료중심의 관리로는 한계가 있으며, 보다 적극적인 차원의 사전 예방적 건강증진 정책의 추진이 요구된다. 지난날에는 개인의 흡연, 운동부족 등에 의한 질병이 전적으로 개인의 책임이었다. 그러나 최근에는 단순한 개인만의 책임이 아닌 국가차원의 금연, 절주, 신체활동, 영양 등 건강생활실천에 대한 지원사업이 요구되는 추세에 따라 우리나라에서도 1995년 국민건강증진법 제정 이후 국민의 건강생활 실천과 질병예방을 위한 건강증진사업이 적극 확대되어 추진되고 있다.

2) 국민건강증진법

우리나라의 건강증진사업은 1995년 국민건강증진법의 제정으로 본격적으로 추진되고 있다. 이는 우리나라 보건의료가 그동안 수동적이고 질병치료 위주로 치우쳐 있던 정책을 적극적 개념인 예방적 의미의 건강증진(health promotion) 중심의 정책으로 변화시키겠다는 국가의 의지를 법률형식으로 나타낸 것으로도 볼 수 있다.

1995년 국민건강증진법이 제정 · 공포된 데에는 다음과 같은 사회적 배경에 연유되어 있음을 알 수 있다. ① 질병구조가 만성질환으로 변화함으로써 보건의료비가 증가한다. ② 국민에게 건강에 대한 가치와 책임의식을 함양하도록 건강에 관한 바른 지식을 보급할 필요가 커졌다. ③ 국민이 건강생활을 실천할 수 있는 여건을 조성해야 한다. 법률상에 엿보이는 이러한 취지는 결국 책임 있는 건강관리와 건강생활실천을 격려하는 사회적 분위기가 보건의료비 절감과 함께 국민의 건강향상을 꾀할 수 있다는데 근거한다.

국민건강증진법은 총 5장, 36조문으로 구성되어 있으며 그 주요 내용은 다음과 같다.

① 국가 및 지방자치단체의 국민건강생활 실천지원을 통해 국민건강을 증진할 책임을 부여(건강증진계획의 수립 · 시행 등)
② 건강의식을 잘못 이끄는 광고에 대한 변경 또는 금지명령
③ 금연 및 절주, 담배광고 및 담배자판기 설치에 관한 내용(금연 및 절주사업의 실시, 주류 및 담배의 광고 · 판매 등의 제한, 금연구역 설정 등)
④ 국민에 대한 보건교육의 실시, 평가, 개발
⑤ 국민영양개선방안 마련 및 영양지도, 국민건강영양조사 실시
⑥ 지방자치단체, 보건소의 건강증진사업 실시(보건교육, 건강상담, 영양관리, 구강건강의 관리, 질병의 조기발견을 위한 검진 및 처방, 지역사회의 보건문제에 대한 검진 및 처방, 기타 건강교실 등 건강증진사업) 및 보건교육사자격증 교부
⑦ 담배제조 및 수입담배 판매업자, 건강보험자의 부담금에 의한 국민건강증진기금의 조성과 사용(금연교육 및 광고 등 흡연자를 위한 건강관리사업, 건강생활의 지원사업, 보건교육 및 그 자료의 개발, 건강증진을 위한 조사 · 연구, 질병의 예방 · 검진 · 관리 및 암의 치료를 위한 사업, 국민영양관리사업, 구강건강관리사업, 공공보건의료 및 건강증진을 위한 시설 · 장비의 확충, 보건소장이 하는 건강증진사업 등)
⑧ 기타 건강증진사업의 수행에 필요한 비용의 보조, 전문인력 등에 대한 교육 · 훈련, 지방자치단체 등에 대한 권한의 위임, 수수료 등과 법률 위반 시의 벌칙 내용 등

또한 광고금지의 내용, 흡연경고문구의 표기대상 등을 대통령령(시행령)으로, 금연구역과 흡연구역의 지정에 관한 내용 등을 보건복지부령(시행규칙)으로 정하고 있다.

구체적으로는 국민건강증진법 제2조에서 국민건강증진사업을 보건교육, 질병예방, 영양개선, 신체활동장려, 건강관리 및 건강생활의 실천 등을 통해 국민건강을 증진시키는 사업으로 정의함으로써 국민건강증진사업에 포함되는 여러 분야 중 보건교육을 가장 중요시하고 있다. 또한 보건복지부장관이 국가보건교육의 총괄책임자(제11조)로, 보건교육의 개발(제14조), 보건교육의 실시(제12조), 보건교육의 평가(제13조)를 하도록 규정하고 있다. 보건교육 실시에 대하여는 국가 및 지방자치단체의 보건교육 의무 관련단체에 대한 보건교육 지원 및 결과 자료를 요구할 수 있도록 규정하고 있다(제12조). 보건교육 주제로는 금연 · 절주 등 건강생활 실천에 관한 사항, 만성퇴행성질환의 예방에 관한 사항, 영양 및 식생활에 관한 사항, 구강건강에 관한 사항, 공중위생에 관한 사항, 건강증진을

위한 체육활동, 그 밖에 건강증진사업에 관한 사항이 명시되어 있다(시행령 제17조). 결과평가 방법은 세부계획 및 추진실적에 따라 평가하며, 필요한 경우에는 건강에 관한 지식, 태도 및 실천과 주민의 상병유무 등 건강상태 조사를 실시할 수 있도록 하였다(시행규칙 제8조).

법률제정으로부터 약 30년이 지난 현재 건강증진사업은 이제 기반구축기를 지나 확대발전기에 있어, 개인의 건강생활실천수준을 향상하고 건강생활을 습관화함으로써 건강증진 활동이 범국민적으로 정착되도록 발전시키는 것이 중요하다.

3) 국민건강증진종합계획

우리나라는 1995년 국민건강증진법의 제정을 기점으로, 1997년 국민건강증진기금의 조성, 2002년부터 시작된 국민건강증진종합계획의 수립 등 지속적인 건강증진 정책의 범위와 사업 확대를 통한 체계적인 발전을 하고 있다(그림 3-4).

1995	1997	2002	2005	2011	2016	2021
국민건강 증진법 제정	국민건강 증진기금 조성	1차계획 국민건강증진 종합계획 (HP2010, 2002–2005) 수립	2차계획 국민건강증진 종합계획 (HP2010, 2006–2010) 수립	3차계획 국민건강증진 종합계획 (HP2020, 2011–2015) 수립	4차계획 국민건강증진 종합계획 (HP2020, 2016–2020) 수립	5차계획 국민건강증진 종합계획 (HP2030, 2021–2030) 수립

그림 3-4 국민건강증진종합계획 추진경과

자료원 : 한국건강증진개발원(khepi.or.kr/board?menuId=MENU01278&siteId=SITE00012-)

국민건강증진법 제4조에 의하면 보건복지부장관은 5년마다 국민건강증진종합계획을 수립하도록 되어 있으며, 종합계획에 포함되어야 할 사항을 ① 국민건강증진의 기본목표 및 추진방향, ② 국민건강증진을 위한 주요 추진과제 및 추진방법, ③ 국민건강증진에 관한 인력의 관리 및 소요재원의 조달방안, ④ 국민건강증진기금의 운용방안, ⑤ 아동 · 여성 · 노인 · 장애인 등 건강취약 집단이나 계층에 대한 건강증진 지원방안, ⑥ 국민건강증진 관련 통계 및 정보의 관리 방안, ⑦ 그 밖에 국민건강증진을 위하여 필요한 사항으로 정하고 있다. 이러한 국민건강증진종합계획의 수립은 국가가 건강증진을 비롯한 보건 분야의 목표를 결정하였다는 표면적 성과 이외에 건강증진사업을 국민 건강수준 향상과 보건의료발전의 정책적 수단으로 인식하였다는 의미가 있다.

보건복지부는 2002년 제1차 국민건강증진종합계획(Health Plan 2010)을 수립하였으며, 2005년 중간평가를 통해 제2차 국민건강증진종합계획을 새로이 수립하였다. 이는 건강생활 실천의 확산, 예방중심의 건강 및 질병관리, 인구집단별 건강관리, 건강환경 조성의 4개 중점분야로 나누고 24개 중점과제를 선정하여 각 중점과제별로 목적, 목표, 세부 추진계획을 마련한 것이다. 그러나 HP 2010은 건강수명 연장 등 성과에도 불구하고, 보건복지부 이외의 타 부처에서 수행하는 건강증진사업과의 연계 체계 부족, 과제별 실적점검 및 평가 등 후속관리체계 미흡, 기후변화 · 국제화 등에 따른 신종감염병 발생 등 환경변화에 따른 새로운 건강문제에 대응 미흡이라는 한계를 보였다. 이에 2011년에는 기존 교육부(학교보건) · 고용노동부(근로자건강증진) 이외에 국방부(군인건강증진), 문화체육관광부(신체활동) 등 참여 부처 확대로 연계 강화, 모니터링 및 평가시스템 구축을 중점과제로 신설, 건강형평성 및 새로운 건강문제 발생에 대응, 건강형평성 달성을 위해 인구집단별 건강관리 대상으로 장애인, 다문화가족 등을 새로이 추가, 신종감염병 출현 등에 대한 비상방역대책을 중점과제에 포함시킨 제3차 국민건강증진종합계획(Health Plan 2020)을 수립하였다.

제4차 국민건강증진종합계획은 제3차 종합계획의 성과를 점검하고 보완하는 계획이므로, 제3차 종합계획에서 설정한 방향을 유지하되 미흡하게 평가되었던 건강생활실천 및 건강격차 완화를 위한 신규 과제 발굴, 목표달성 수준을 감안한 건강 성과지표 조정을 중심으로 보완하여 추진하였다. 제4차 국민건강증진종합계획은 포괄적 건강의 정의와 건강증진의 기본이념인 '스스로 건강 관리 이념 및 기본권으로서의 건강개념'을 적용하여, 국민 모두가 활기찬 건강과 장수를 누리는 사회의 구축을 향해서 건강수명의 연장과 건강형평성의 제고를 목표로 추구하였다. 이들 목표를 달성하기 위한 주된 과제는 건강결정요인에 근거하여 건강생활실천 확산, 예방중심의 상병관리(만성퇴행성질환과 발병위험요인 관리 및 감염질환 관리), 안전 환경 보건, 인구집단별 건강관리, 사업체계의 확충과 효과적 관리로 대별될 수 있다. 제4차 국민건강증진종합계획의 성과로는 지역사회 중심의 건강증진 정책 확대 및 건강실천 환경 조성과 건강증진 분야 인프라 및 재정투자 확대가 있다. 반면, 치료중심의 보건의료 정책의 대안 필요, 건강증진 분야에 대한 투자 부족, 그리고 건강 규제정책 및 거버넌스 구조 미흡 등의 한계가 있었다.

제5차 국민건강증진종합계획(Health Plan 2030)의 비전은 "모든 사람이 평생 건강을 누리는 사회"로 성, 계층, 지역 간 건강 형평성을 확보하고 적용대상을 모든 사람으로 확대하였다. 또한 출생부터 노년까지 전 생애주기에 걸친 건강권 보장과 정부를 포함한 사회 전체를 포괄하였다(그림 3-5).

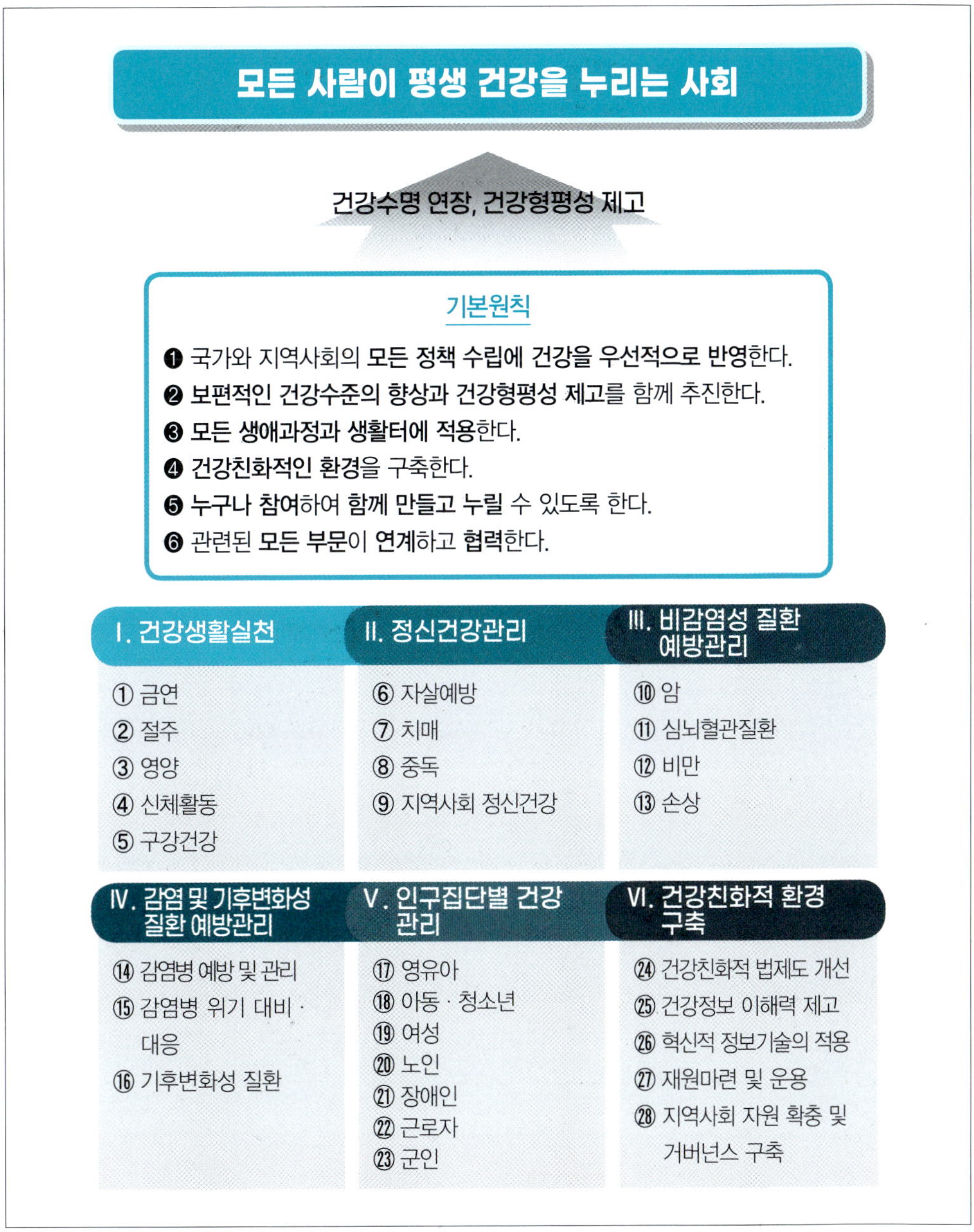

그림 3-5 제5차 국민건강증진종합계획(HP 2030)의 기본틀

자료원 : 한국건강증진개발원(2022). 제5차 국민건강증진종합계획(Health Plan 2030, 2021-2030) 개정판.

(1) HP 2030의 비전 : '모든 사람이 평생 건강을 누리는 사회'

성, 계층, 지역 간 건강형평성을 확보하고 적용대상을 모든 사람으로 확대하였으며, 출생부터 노년까지 전 생애주기에 걸친 건강권 보장 및 정부를 포함한 사회 전체를 포괄하였다.

(2) HP 2030의 총괄목표 : '건강수명 연장, 건강형평성 제고'

제5차 국민건강증진종합계획의 총괄목표인 건강수명 연장은 2030년까지 건강수명 73.3세 달성을 목표로 하였다. 또한 건강형평성 제고는 건강수명의 소득 간, 지역 간 형평성 확보를 목표로 하였다. 즉, 소득순위 상위 20%의 건강수명과 소득순위 하위 20%의 건강수명 격차를 7.6세 이하로 낮추며, 건강수명 상위 20% 해당 지자체의 건강수명과 하위 20% 해당 지자체의 건강수명의 격차를 2.9세로 낮추는 것을 목표로 하였다.

(3) HP 2030의 기본 원칙

① 국가와 지역사회의 모든 정책 수립에 건강을 우선적으로 반영

- 건강의 사회적 결정요인(Social Determinants of Health)을 확인하고, 건강증진과 지속가능 발전을 도모하기 위한 다부처 · 다분야 참여를 추진한다.
- 모든 정책에서 건강을 우선적으로 고려(Health in All Policies)하는 제도 도입을 지향한다.

② 보편적인 건강수준 향상과 건강형평성 제고를 함께 추진

- 중점과제별로 특히 취약한 집단 · 계층을 확인하고, 이들에게 편익이 돌아갈 수 있도록 정책목표와 우선순위를 설정한다. 즉, 세부사업 및 성과지표 선정 시 기본적으로 성별 분리지표를 설정하고, 소득 · 지역 등 건강의 사회적 결정요인에 따른 격차 감소를 고려한다.

③ 모든 생애과정과 생활터에 적용

- 영유아 · 아동 · 청소년 · 성인 · 노인 등 생애주기별 단계와 학교 · 군대 · 직장 등 생활터 내에서 적절한 건강정책이 투입될 수 있도록 정책을 설계한다.

〈제4차 및 제5차 계획의 기본틀 비교〉

구분	4차 국민건강증진종합계획(HP2020)	5차 국민건강증진종합계획(HP2030)
비전	**온 국민**이 함께 만들고 누리는 건강세상	**모든 사람**이 **평생 건강**을 누리는 사회
목표	건강수명 연장과 건강형평성 제고	건강수명 연장, 건강형평성 제고
기본 원칙	–	① HiAP ② 건강형평성 ③ 모든 생애과정 ④ 건강친화환경 ⑤ 누구나 참여 ⑥ 다부문 연계

사업 분야	총 6분과	27개 중점과제	총 6분과	28개 중점과제
	Ⅰ. 건강생활	1. 금연, 2. 절주, 3. 신체활동, 4. 영양	Ⅰ. 건강생활 실천	1. 금연, 2. 절주, 3. 영양, 4. 신체활동, 5. 구강건강
	Ⅱ. 만성퇴행성 질환과 발생 위험요인관리	5. 암, 6. 건강검진(삭제) 7. 관절염(삭제) 8. 심뇌혈관질환 9. 비만 10. 정신보건(분과 확대) 11. 구강보건(분과 이동)	Ⅱ. 정신건강 관리	6. 자살예방, 7. 치매, 8. 중독, 9. 지역사회정신건강
			Ⅲ. 비감염성 질환 예방 관리	10. 암 11. 심뇌혈관질환 ① 심뇌혈관질환 ② 선행질환 12. 비만 13. 손상
	Ⅲ. 감염질환 관리	12. 예방접종 13. 비상방역체계 14. 의료관련감염 15. 결핵 16. 에이즈	Ⅳ. 감염 및 기후변화성 질환 예방 관리	14. 감염병 예방 및 관리 ① 결핵 ② 에이즈 ③ 의료감염 · 항생제 내성 ④ 예방행태개선 15. 감염병위기대비대응 ① 검역/감시 ② 예방접종 16. 기후변화성 질환
	Ⅳ. 인구집단 건강관리	16. 모성건강(→'여성') 17. 영유아건강 18. 노인건강 19. 근로자건강증진 20. 군인건강증진 21. 학교보건 22. 다문화가족건강(→'여성') 23. 취약가정방문건강(→'노인') 24. 장애인건강	Ⅴ. 인구집단별 건강관리	17. 영유아 18. 아동 · 청소년 19. 여성 20. 노인 21. 장애인 22. 근로자 23. 군인
	Ⅴ. 안전환경 보건	25. 식품정책(삭제) 26. 손상예방	Ⅵ. 건강친화적 환경 구축	24. 건강친화적 법제도개선 25. 건강정보이해력 제고 26. 혁신적 정보기술의 적용 27. 재원마련 및 운용 28. 지역사회자원(인력, 시설) 확충 및 거버넌스 구축
	Ⅵ. 사업체계 관리	27. 사업체계관리(인프라, 평가, 정보 · 통계, 재원)		

*건강검진 : 비감염성질환 '암' 등에 검진내용 포함하고 중점과제에서 제외
관절염 : 정책담당부서가 없어 관리 어려움. 노인 등에 포함하고 중점과제에서 제외
식품정책 : 건강생활실천 '영양' 과제 등에 포함하고 중점과제에서 제외

그림 3-6 제4차와 제5차 국민건강증진종합계획의 기본틀 비교

자료원 : 한국건강증진개발원(2022). 제5차 국민건강증진종합계획(Health Plan 2030, 2021-2030) 개정판.

④ 건강친화적인 환경 구축

- 모든 사람이 자신의 건강과 안녕(well-being)을 위한 잠재력을 최대한 발휘할 수 있는 사회적 · 물리적 · 경제적 환경을 조성한다.

⑤ 누구나 참여하여 함께 만들고 누릴 기회 보장

- 전문가 · 공무원뿐만 아니라 일반 국민의 건강정책 의견 수렴 및 주도적 역할을 부여한다.

⑥ 관련된 모든 부문이 연계하고 협력

- 지속가능발전목표(Sustainable Development Goals, SDGs) 등 국제 동향과 국내 분야별/지역별 건강정책과의 연계성 확보, 향후 분야별/지역별 신규계획 수립 시 지침으로 기능한다.

(4) HP 2030의 주요과제 및 성과목표

제5차 종합계획의 최종목표를 달성하기 위하여 건강결정요인별로 우선적으로 달성해야 하는 정책 목표를 분과로 선정하고 각 분과 내에서 우선적으로 추진해야 하는 과제를 선정하였다. 그 결과 건강생활실천, 정신건강관리, 인구집단별 건강관리, 비감염성질환 예방관리, 감염 및 기후변화성 질환 예방관리, 건강친화적 환경구축 등 총 6분과 28개 중점과제가 선정되었다(그림 3-6). 28개 중점과제별 성과지표는 총 400개를 선정하였으며, 24개 중점과제별 대표지표 64개를 선정하였다.

(5) HP 2030의 중점과제별 추진계획

① 건강생활실천

- 금연, 절주, 영양, 신체활동, 구강건강 중점과제를 포함하였다.
- 중점과제 추진계획으로는 개인의 금연, 절주 행동변화 및 위해물질에 대한 규제 강화와 취약계층과 생활터 중심 영양, 신체활동, 건강생활실천 환경 조성을 포함하였다. 구체적으로 담배 규제 강화 및 청소년 · 청년 담배사용 적극 차단, 청소년을 포함한 고위험 음주 예방 및 음주 조장환경 개선, 건강한 식생활 실천 및 최적의 영양상태 유지 기반 강화, 활동적인 사람과 지역사회 환경 구축, 예방중심

의 필수 구강보건의료 서비스 확대 추진을 계획하였다.

② 정신건강관리

- 자살예방, 치매, 중독, 지역사회 정신건강을 중점과제로 포함하였다.
- 추진계획으로는 자살 고위험군, 치매, 정신질환 조기발견 및 개입 체계 강화와 정신건강 서비스 인식개선 및 지역사회 지지체계 확립을 계획하고 있다. 즉 자살 고위험군 포괄적 지원 강화 및 생명존중 문화 조성, 치매 조기진단 · 관리 및 양질의 서비스 제공 및 치매 친화 환경조성, 알코올 · 약물 등 중독문제 조기 개입 및 치료 격차 해소, 중증 · 만성 정신질환자를 위한 지역사회 지지체계 확립을 계획하였다.

③ 비감염성질환 예방관리

- 중점과제로 암, 심뇌혈관질환, 비만, 손상을 포함하였다.
- 추진계획으로는 취약계층 대상 조기발견 예방사업 강화 및 위해요인 개선 환경조성과 비감염성 질환 전주기 연속적 관리를 위한 다부처, 다기관 협력을 계획하였다. 구체적으로 암 검진제도 개선 등 예방 가능한 암 발생률 감소, 심뇌혈관질환 예방부터 재활까지 연속적 관리체계 구축, 비만 예방을 위한 통합 거버넌스 및 환경 구축, 손상으로 인한 사망 및 장애 예방을 포함하였다.

④ 감염 및 기후변화성 질환 예방관리

- 감염병 예방 및 관리, 감염병 위기 대비 · 대응, 기후변화성 질환을 중점과제로 포함하였다.
- 중점과제 추진계획에는 감염병 조기감지, 신속진단 등 감염병 대응 기술 혁신, 운영인력과 체계 구축 그리고 감염병으로 인한 취약계층 보호 및 필수의료 공백으로 인한 초과사망 감소를 계획하였다. 즉, 감염병에 대한 예방 및 관리 강화, 감염병 위기 대비 · 대응, 기후변화 관련 질환의 건강영향 감시, 평가체계 구축 · 운영을 계획하였다.

⑤ 인구집단별 건강관리

- 인구집단별 건강관리에는 영유아, 아동 · 청소년, 여성, 노인, 장애인, 근로자, 군

인을 중점과제로 포함하였다.

- 영유아, 청소년의 건강한 성장 지원으로 평생건강 토대 마련, 여성, 노인, 장애인 건강을 위한 환경 구축, 건강을 지킬 수 있는 근로환경 개선과 군 생활 보장을 추진계획으로 선정하였다. 즉, 모든 아이들의 안전한 출생과 정상적 성장 · 발달 보장, 아동 · 청소년 질병 · 사고 예방을 통해 평생건강 기틀 형성, 여성의 생애주기별 맞춤형 건강정책 추진, 건강한 노년의 삶을 누리기 위한 노인친화적 건강환경 조성, 장애인 건강증진 및 건강불평등 해소를 위한 예방의료 강화, 근로제도 및 환경개선을 통해 근로자 건강보호, 군별 · 부대별 필수사업과 특성을 고려한 맞춤형 건강증진을 계획하였다.

⑥ 건강친화적 환경구축

- 건강친화적 법 · 제도 개선, 건강정보 이해력 제고, 혁신적 정보기술의 적용, 재원 마련 및 운용, 지역사회 자원 확충 및 거버넌스 구축을 중점과제로 선정하였다.
- 추진계획으로는 모든 정책에 건강(Health in all policies, HiAP)을 고려하기 위한 중앙 및 지방정부 거버넌스와 법 · 제도 개선과 건강 형평성 제고 전략으로서 건강정보 이해력과 혁신적 정보기술 활용을 계획하였다. 즉, '모든 정책에 건강을' 실현하기 위한 법 · 제도 기반 구축, 건강정보 이해 및 활용능력 제고를 통한 건강 형평성 제고, 혁신적 정보기술 활용으로 건강관리서비스 접근성 향상, 국민건강증진기금 효율성 운용을 통한 건강투자 확대 기반 마련, 지역사회 자원 확충 및 거버넌스 구축 등을 계획하였다.

(6) HP 2030의 대표지표

제5차 종합계획의 대표지표 선정원칙은 6분과 인프라 과제를 제외하고 모든 중점과제별 1개 이상 대표지표를 선정하였으며, 가능한 결과지표 중심으로 선정하되 중점과제 특성에 따라 과정 지표도 포함하였다. 또한 제4차 종합계획의 15개 중점과제 및 19개 대표지표를 유지하였다. 그 결과 총 24개 중점과제별 대표지표 64개를 선정하였다. 제5차 국민건강증진종합계획 대표지표와 자료원은 다음과 같다(표 3-3).

표 3-3 제5차 국민건강증진종합계획(HP 2030) 대표지표 및 자료원

중점 과제	대표지표		형평성 지표	
	지표명	자료원	지표명	자료원
금연	성인 남성 현재흡연율(연령표준화)	국민건강영양조사(질병관리청)	소득 1-5분위 성인 남성 현재 흡연율 격차(연령표준화)	국민건강영양조사(질병관리청)
	성인 여성 현재흡연율(연령표준화)	국민건강영양조사(질병관리청)	소득 1-5분위 성인 여성 현재 흡연율 격차(연령표준화)	국민건강영양조사(질병관리청)
절주	성인 남성 고위험음주율(연령표준화)	국민건강영양조사(질병관리청)	소득 1-5분위 성인 남성 고위험 음주율 격차(연령표준화)	국민건강영양조사(질병관리청)
	성인 여성 고위험 음주율(연령표준화)	국민건강영양조사(질병관리청)	소득 1-5분위 성인 여성 고위험 음주율 격차(연령표준화)	국민건강영양조사(질병관리청)
영양	식품안정성 확보 가구분율	국민건강영양조사(질병관리청)	소득 1-5분위 식품안정성 확보 가구분율 격차	국민건강영양조사(질병관리청)
신체활동	성인 남성 유산소 신체활동 실천율(연령표준화)	국민건강영양조사(질병관리청)	소득 1-5분위 성인 남성 유산소 신체활동 실천율 격차(연령표준화)	국민건강영양조사(질병관리청)
	성인 여성 유산소 신체활동 실천율(연령표준화)	국민건강영양조사(질병관리청)	소득 1-5분위 성인 여성 유산소 신체활동 실천율 격차(연령표준화)	국민건강영양조사(질병관리청)
구강건강	영구치(12세) 우식 경험률	아동구강건강실태조사(질병관리청)	-	
자살예방	자살사망률(인구 10만명당)	사망원인통계(통계청)	지역 상-하위 20% 남성 자살사망률 격차(인구 10만명당)	사망원인통계(통계청)
	남성 자살사망률(인구 10만명당)	사망원인통계(통계청)		
	여성 자살사망률(인구 10만명당)	사망원인통계(통계청)	지역 상-하위 20% 여성 자살사망률 격차(인구 10만명당)	사망원인통계(통계청)
치매	치매안심센터의 치매환자 등록 · 관리율(전국 평균)	중앙치매센터 내부자료	지역 상-하위 20% 치매안심센터의 치매환자 등록 · 관리율 격차	중앙치매센터 내부자료
중독	알코올 사용장애 정신건강 서비스 이용률	정신건강실태조사(보건복지부)	-	
지역사회 정신건강	정신건강 서비스 이용률	정신건강실태조사(보건복지부)	-	
암	성인 남성(20-74세) 암 발생률(인구 10만 명당, 연령표준화)	암발생통계(중앙암등록본부)	지역 상-하위 20%의 성인 남성 암 발생률 격차(인구 10만 명당, 연령표준화)	암발생통계(중앙암등록본부)
	성인 여성(20-74세) 암 발생률(인구 10만 명당, 연령표준화)	암발생통계(중앙암등록본부)	지역 상-하위 20%의 성인 여성 암발생률 격차(인구 10만 명당, 연령표준화)	암발생통계(중앙암등록본부)

중점 과제	대표지표		형평성 지표	
	지표명	자료원	지표명	자료원
심뇌혈관 질환	성인 남성 고혈압 유병률(연령표준화)	국민건강영양조사(질병관리청)	소득 1–5분위 성인 남성 고혈압 유병률 격차(연령표준화)	국민건강영양조사(질병관리청)
	성인 여성 고혈압 유병률(연령표준화)	국민건강영양조사(질병관리청)	소득 1–5분위 성인 여성 고혈압 유병률 격차(연령표준화)	국민건강영양조사(질병관리청)
	성인 남성 당뇨병 유병률(연령표준화)	국민건강영양조사(질병관리청)	소득 1–5분위 성인 남성 당뇨병 유병률 격차(연령표준화)	국민건강영양조사(질병관리청)
	성인 여성 당뇨병 유병률(연령표준화)	국민건강영양조사(질병관리청)	소득 1–5분위 성인 여성 당뇨병 유병률 격차(연령표준화)	국민건강영양조사(질병관리청)
	급성 심근경색증 환자의 발병 후 3시간 미만 응급실 도착 비율	응급의료현황통계(국립중앙의료원)	급성 심근경색증 환자의 발병 후 3시간 미만 응급실 도착비율의 최고–최저 시도간 격차	응급의료현황통계(국립중앙의료원)
비만	성인 남성 비만 유병률(연령표준화)	국민건강영양조사(질병관리청)	소득 1–5분위 성인 남성 비만 유병률 격차(연령표준화)	국민건강영양조사(질병관리청)
	성인 여성 비만 유병률(연령표준화)	국민건강영양조사(질병관리청)	소득 1–5분위 성인 여성 비만 유병률 격차(연령표준화)	국민건강영양조사(질병관리청)
손상	손상사망률(인구 10만명당)	사망원인통계(통계청)	–	
감염병 예방 및 관리	신고 결핵 신환자율(인구 10만명당)	결핵환자신고현황연보(질병관리청)	–	
감염병 위기 대비대응	MMR 완전접종률	질병관리청 내부자료	–	
기후변화성 질환	기후보건영향평가 평가체계 구축 및 운영	기후보건영향평가 결과보고서(질병관리청)	–	
영유아	영아사망률(출생아 1천 명당)	사망원인통계(통계청)	영아사망률 최고–최저 시도간 격차(출생아 1천 명당)	사망원인통계(통계청)
아동 · 청소년	고등학교 남학생 현재흡연율	청소년건강행태조사(질병관리청)	–	
	고등학교 여학생 현재흡연율	청소년건강행태조사(질병관리청)		
여성	모성사망비(출생아 10만명당)	사망원인통계(통계청)	–	
노인	노인 남성의 주관적 건강인지율	국민건강영양조사(질병관리청)	소득 1–5분위 노인 남성의 주관적 건강인지율 격차	국민건강영양조사(질병관리청)
	노인 여성의 주관적 건강인지율	국민건강영양조사(질병관리청)	소득 1–5분위 노인 여성의 주관적 건강인지율 격차	국민건강영양조사(질병관리청)

<table>
<tr><th rowspan="2">중점 과제</th><th colspan="2">대표지표</th><th colspan="2">형평성 지표</th></tr>
<tr><th>지표명</th><th>자료원</th><th>지표명</th><th>자료원</th></tr>
<tr><td rowspan="2">장애인</td><td rowspan="2">성인장애인 건강검진 수검률</td><td rowspan="2">장애인 건강보건통계 (보건복지부 국립재활원)</td><td>성인 남성 장애인 건강검진 수검률</td><td>장애인 건강보건 통계(보건복지부 국립재활원)</td></tr>
<tr><td>성인 여성 장애인 건강검진 수검률</td><td>장애인 건강보건 통계(보건복지부 국립재활원)</td></tr>
<tr><td>근로자</td><td>연간 평균 노동시간</td><td>경제활동인구조사 (통계청) Labor Force Statistics(OECD)</td><td>-</td><td></td></tr>
<tr><td>군인</td><td>군장병 흡연율</td><td>연간 군 장병 흡연 실태 조사(보건복지부, 국방부)</td><td>-</td><td></td></tr>
<tr><td rowspan="2">건강정보 이해력 제고</td><td>성인 남성 적절한 건강정보이해능력 수준</td><td>통계 생성 예정</td><td>소득 1~5분위 성인 남성 적절한 건강정보이해능력 수준 격차</td><td>통계원 생성 예정</td></tr>
<tr><td>성인 여성 적절한 건강정보이해능력 수준</td><td>통계원 생성 예정</td><td>소득 1~5분위 성인 여성 적절한 건강정보이해능력 수준 격차</td><td>통계원 생성 예정</td></tr>
</table>

자료원 : 한국건강증진개발원(2023). 제5차 국민건강증진종합계획(2021-2030): 2023년 대표지표 분석보고서.

4 건강증진과 보건교육

1) 건강증진과 보건교육의 관계

보건교육(health education)은 개인과 집단의 신념, 태도, 행위 등에 영향을 줌으로써 건강을 강화하고, 불건강을 예방하거나 감소시키는 것을 목표로 하는 의사소통 행위이다. 즉, 대상자에게 건강에 관한 올바른 지식과 태도를 형성하여 건강한 행동을 실천하게 함으로써 건강증진을 실현시키는 데 그 목적이 있다. 또한 국민건강증진법에 따르면 국민건강증진사업을 보건교육, 질병예방, 영양개선, 신체활동장려, 건강관리 및 건강생활의 실천 등을 통하여 국민의 건강을 증진하게 하는 사업으로 규정하고 있어, 보건교육은 건강증진사업을 위한 중요한 수단이자 자원이라고 할 수 있다.

그러나 건강증진사업에 보건교육이라는 수단으로서의 방법론만이 이용되는 것은 아니다. 이 양자 즉, 보건교육과 건강증진 간의 호혜적 관계는 건강생활 실천의 정착이라는 목적달성을 위해 그 접근의 범위가 다름을 이해함도 좋겠다. 미시적 접근(micro-level approach)으로 보면 보건교육은 정보를 제공하여 개인의 건강선택을 기대하는 심리적 수단이다. 반면에 거시적 접근(macro-level approach)으로 보면 건강증진은 개인과 집단의 바람직한 건강행위를 위해서 통제와 선택을 통해 건강생활로 유도하는 정책개발을 포함한 사회적 수단이라고 하겠다.

과거 보건교육은 대상자가 올바른 건강증진행위를 할 수 있도록 변화시키는 교육적 수단으로서 이해되었으나, 최근에는 좀 더 포괄적인 개념으로 사용된다. 건강증진을 위해서는 아래의 3가지 사업활동이 필요하고 이것들은 서로 상호불가분의 관계를 맺고 있다.

(1) 교육적 수단으로서 보건교육을 통한 생활양식의 개선
(2) 환경적 수단으로서 건강생활환경 조성
(3) 예방의학적 수단으로서 질병 위험요인의 조기발견관리를 위한 예방서비스 강화

이는 궁극적으로 행태변화에 초점을 맞추었던 보건교육의 범주가 확장되면서 보건교육만으로는 달성할 수 없었던 성과를 건강증진이 보완하여 완전한 건강상태를 달성할 수 있다고 보는 것이다. 그러므로 건강증진을 위한 보건교육은 단순히 개인의 질병예방이나 건강증진을 위한 개념이 아니라 생활습관 개선과 건강한 생활환경을 조성하기 위한 사회적 노력이 함께 진행되어야 한다. 또한 보건교육과 건강증진은 목적, 접근 및 전략에 있어 불가분의 관계를 맺으므로 건강형평을 이루는 데 상호보완적으로 사용되어야 한다.

2) 보건교육 강화의 필요성

환경 및 생활양식의 개선과 개인 및 집단의 보건의식 향상은 무엇보다도 보건교육을 통하여 이룰 수 있어서 보건교육 사업은 모든 보건사업의 기초이자 기본이 되며 보건사업, 특히 건강증진사업 중에서 가장 중요한 사업이라 할 수 있다(그림 3-7).

국민건강증진법에 의하면 보건교육은 개인, 집단이 건강에 유익한 행위를 수행함을 목표로 하며, 금연 · 절주 등 건강생활의 실천에 관한 사항, 만성퇴행성질환 등 질병의 예방에 관한 사항, 영양 및 식생활에 관한 사항, 구강건강에 관한 사항, 공중위생에 관한 사항, 건강증진을 위한 체육활동에 관한 사항 등의 내용을 포함하도록 규정함으로써 보건교육을 통한 국민건강증진의 목표달성을 강조하고 있다.

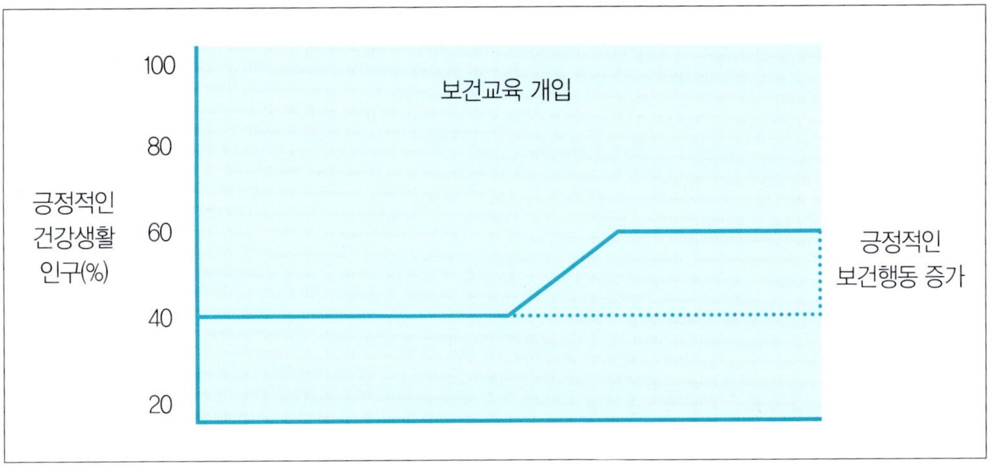

그림 3-7 건강증진에서 보건교육 실시의 영향
자료원 : Green, L. W. & Kreuter M. W.(1991)

반면 보건교육 현황을 살펴보면 2010년부터 건강증진사업의 전문인력으로서 국가시험에 의한 보건교육사가 배출되기 시작하였으나 역할이 모호한 측면이 있고, 보건관련 단체 및 대중매체를 통하여 보건교육 홍보물이 제작 배포되고 있으나 보건교육 담당부서 간 역할 분담 및 연계체계가 명확하지 않은 문제점들이 있다. 따라서 보건의료환경의 변화 및 수요자의 요구에 부합되는 보건교육의 실시를 위해서는 이에 대한 개선 및 강화가 요구된다. 즉, 건강증진사업 및 인력의 법적 지원체계 강화, 건강증진 교육을 담당하는 각 기관 조직의 구성 및 기능의 강화, 건강증진 교육자료의 통합적인 운영체계 수립, 표준화된 보건교육 프로그램 및 자료 개발 등이 필요하다고 하겠다.

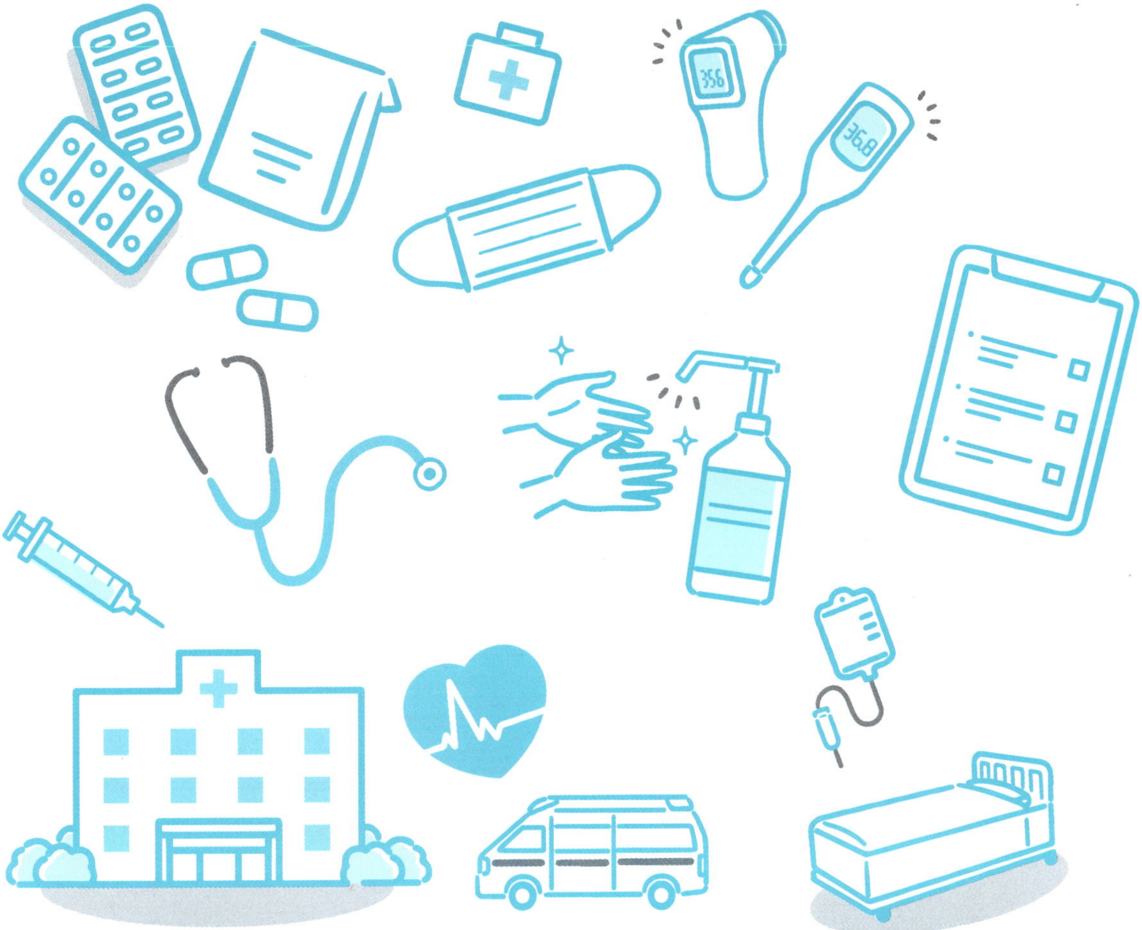

04 보건교육사 제도와 역할

제4장

보건교육사 제도와 역할

학습목표

- 보건교육사 제도의 배경을 설명한다.
- 보건교육 전문가로서의 보건교육사의 자격 및 역할을 설명한다.
- 외국의 보건교육사 제도를 비교·검토한다.

보건교육사는 국민건강증진을 목적으로 체계적이고 과학적인 보건교육을 통해 국민이 스스로 건강한 생활습관을 실천할 수 있도록 도우며, 건강한 환경조성을 위해 노력하는 보건교육전문가이다. 우리나라의 보건교육사 제도는 1급, 2급 및 3급 보건교육사로 구분되며, 매년 보건복지부장관이 실시하는 국가시험을 통해 자격을 취득할 수 있다. 이 장에서는 보건교육사의 국가시험 응시자격, 역할 및 진로에 대해 소개하였다. 또한 외국의 보건교육사 제도와 비교할 수 있도록 미국과 일본의 보건교육사에 대해 기술하였다.

1 보건교육사 제도

보건교육사(health education specialist)는 국민건강증진을 목적으로 개인, 가족, 집단, 지역사회가 건강상 바람직한 행동을 자발적으로 수행할 수 있도록 체계적이고 효율적인 보건교육 및 건강에 유익한 환경을 조성하도록 돕는 전문직업인이다. 국민건강증진법에 의하면 국가 및 지방자치단체는 국민건강증진사업관련 법인 또는 단체 등에 대하여 보건교육사를 그 종사자로 채용하도록 권장하고 있어, 보건교육사는 그 수요가 지속적으로 증가할 것으로 전망되며, 현재 보건당국, 국공립 의료기관, 보건소, 민간보건의료단체, 국민건강보험공단, 보건의료 및 복지 관련 연구소 등에서 활약하고 있다.

우리나라의 보건교육사의 양성은 1999년 한국보건교육 · 건강증진학회, 전국보건관리학 교육협의회가 시작하였다. 2001년부터는 보건교육사 양성과 자질향상을 위하여 설립된 한국보건교육협의회가 주관하고 대한보건협회가 지원하여 총 1,700명의 민간 보건교육 전문인력을 양성하였다. 이후 보건교육사 국가자격 제도 추진을 위해 2003년 국민건강증진법 개정과 2008년 동법 시행령 및 시행규칙 일부가 개정되어 2009년 1월 1일부터 보건교육사 국가자격제도를 실시하였다. 이에 따라 2010년 3월 제1회 보건교육사 국가시험이 시행되었고 이후 매년 1회 국가시험을 통해 보건교육사를 배출하고 있다.

우리나라 보건교육사 제도는 보건복지부가 총괄하고 한국건강증진개발원과 한국보건의료인국가시험원이 지원하는 체계를 가지고 있으며(그림 4-1), 한국건강증진개발원에서는 양질의 보건교육사 양성을 위한 내실 있는 자격관리 체계 구축 · 관리 및 제도의 안정적 정착과 활성화를 위한 정책지원을 하고 있다(한국건강증진개발원, 2024).

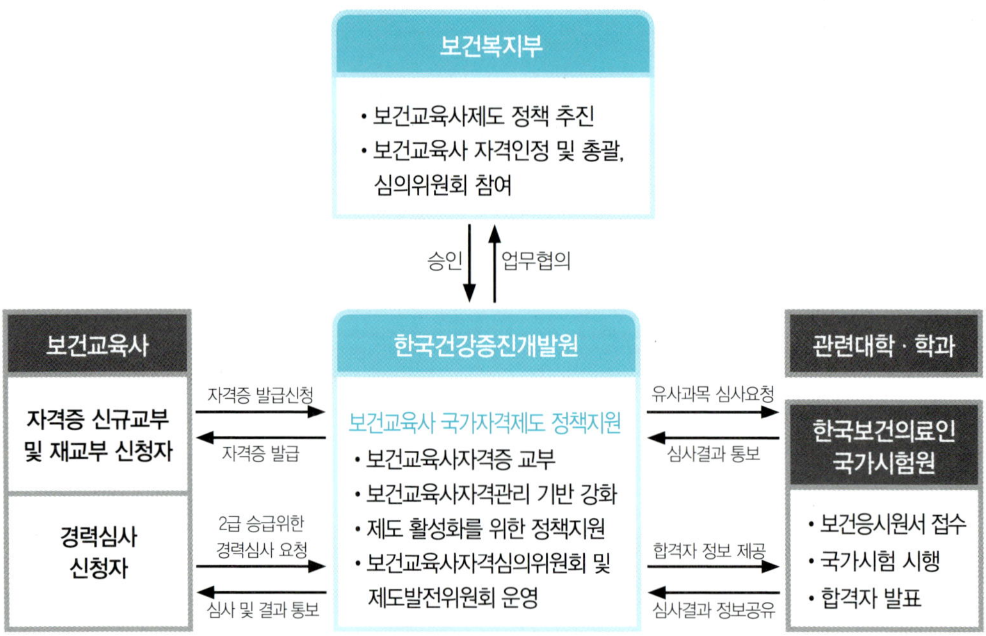

그림 4-1 보건교육사 제도 추진체계

자료원: 한국건강증진개발원(2024), 보건교육사 자격제도 관리 및 활성화

1) 보건교육 전문가로서의 보건교육사

전문적으로 훈련된 보건교육사는 보건교육 프로그램을 계획하고 지도하며 평가하는 기능을 가지며, 그 목적은 사람들이 건강한 생활을 받아들이고 유지하도록 격려하며 유효한 보건사업과 서비스를 현명하게 사용하고 받아들일 수 있도록 개인과 집단이 결정하게 하여 그들의 건강상태와 환경을 증진시키도록 하는 데 있다. 시몬즈(Simmonds)는 "보건교육사는 항상 개인과 지역사회 보건문제를 고려하면서 일반대중을 교육시키고 보건 분야에서 다른 훈련에 의해서 효과적으로 이루어진 기능을 보장하는 것이다"라고 하였다(Simmonds, 1976).

미국 보건교육용어 정의위원회(Joint Committee on Health Education Terminology, 2001)에 따르면 보건교육사는 개인이나 집단, 지역사회의 건강을 보호하고 유지하기 위해 교육전략과 정책, 진행, 중재, 시스템의 발전을 돕는 방법을 적절하게 사용할 수 있도록 특수하게 훈련받아 다양한 역할을 수행하는 전문인력이라고 정의하고 있다. 그러므로 보건교육사는 프로그램을 계획하고, 지역사회의 관심과 자원을 최대한 활용하여 발전시키고, 보건관련 정책을 주민에게 적극적으로 교육 홍보하는 사업을 하며, 평가할 수 있는 능력을 갖추어야 한다.

또한 보건교육사는 매스미디어의 활용, 의사소통, 지역발전 전략 수립, 기술 훈련, 정책 수립 등을 이용하여 보건교육사의 업무를 수행한다.

이러한 보건교육사의 주요 업무는 건강과 관련된 이슈와 문제점들을 해결하기 위해 개인과 지역사회가 취할 수 있는 보건관련 정책 혹은 방법을 적용해서 건강증진행위를 지도하고, 순응을 유도하며, 지식과 통찰력을 증진시키고, 건강과 관련된 의사결정에 도움을 주며, 보건인력의 능력을 향상시키는데 도움을 주고, 지역사회 보건운동에 지원하고 참여하는 것이다.

2) 보건교육사의 자격

우리나라 보건교육사는 국민건강증진법에 의한 국가자격으로 1~3급으로 운영하고 있다.

(1) 보건교육사 국가시험 응시자격

① 보건교육사 1급

㉠ 보건교육사 2급 자격을 취득한 자로서 시험일 현재 보건복지부장관이 정하여 고시하는 보건교육 업무에 3년 이상 종사한 자

㉡ 고등교육법에 따른 대학원 또는 이와 동등 이상의 교육과정에서 보건복지부령으로 정하는 보건교육 관련 교과목을 이수하고 석사 또는 박사학위를 취득한 자로서 시험일 현재 보건복지부장관이 정하여 고시하는 보건교육 업무에 2년 이상 종사한자

② 보건교육사 2급

고등교육법 제2조에 따른 학교 또는 이와 동등 이상의 교육과정에서 보건복지부령으로 정하는 보건교육 관련 교과목을 이수하고 전문학사 학위 이상을 취득한 자

③ 보건교육사 3급

고등교육부령 제2조에 따른 학교 또는 이와 동등 이상의 교육과정에서 보건복지부령으로 정하는 보건교육 관련 교과목 중 필수과목 5과목 이상, 선택과목 2과목 이상을 이수하고 전문학사 학위 이상을 취득한 자

(2) 보건교육사 등급별 자격기준

① **보건교육사 1급** : 보건교육사 1급 시험에 합격한 자

② **보건교육사 2급**

㉠ 보건교육사 2급 시험에 합격한 자

㉡ 보건교육사 3급 자격을 취득한 자로서 보건복지부장관이 정하여 고시하는 보건교육 업무에 3년 이상 종사한 자(2급 승급)

③ **보건교육사 3급** : 보건교육사 3급 시험에 합격한 자

보건교육사 1급 및 2급 국가시험 응시를 위한 이수 교과목은 필수과목으로 보건교육학, 보건학, 보건프로그램 개발 및 평가, 보건교육방법론, 보건교육실습, 조사방법론, 보건사업관리, 보건의사소통, 보건의료법규의 총 9과목 및 총 22학점 이상(3급은 5과목 이상)을 이수해야 하며, 선택과목으로 해부생리, 보건통계, 보건정보, 인간발달론, 사회

심리학, 보건윤리, 환경보건, 역학, 질병관리, 안전교육, 생식보건, 재활보건, 식품위생, 정신보건, 보건영양, 건강과 운동, 구강보건, 아동보건, 노인보건, 학교보건, 산업보건, 지역사회보건 중에서 총 4과목 및 총 10학점 이상(3급은 2과목 이상)을 이수해야 한다.

보건교육사 국가시험은 보건복지부장관이 매년 1회 이상 실시하도록 되어 있으며 시험방법은 필기시험이다. 시험과목으로 1급은 보건프로그램 개발 및 평가, 보건교육방법론, 보건사업관리의 3개 과목이며, 2급은 보건교육학, 보건학, 보건프로그램 개발 및 평가, 보건교육방법론, 조사방법론, 보건사업관리, 보건의사소통, 보건의료법규의 8개 과목이고, 3급은 보건교육학, 보건학, 보건프로그램 개발 및 평가, 보건의료법규의 4개 과목이다. 시험의 합격자는 각 과목 4할 이상, 전 과목 총점의 6할 이상을 득점해야 한다.

보건교육사 등급별 자격기준 및 국가시험 응시자격과 관련하여 보건복지부에서 제정 고시한 보건교육 업무 기준은 [표 4-1]과 같다.

표 4-1 보건교육 업무 기준

구 분		내 용
1	보건소 보건지소 보건의료원 보건진료소	「지역보건법」 제7조, 제8조, 제10조 또는 「농어촌 등 보건의료를 위한 특별조치법」 제15조에 따른 보건소, 보건지소, 보건의료원, 보건진료소에서 「국민건강증진법」 시행령 제17조의 보건교육 내용에 관한 업무
2	의료기관	「의료법」 제3조에 따른 의료기관에서 「국민건강증진법」 시행령 제17조의 보건교육 내용에 관한 업무
3	학교	「유아교육법」 제2조제2호, 「초 · 중등교육법」 제2조 및 「고등교육법」 제2조에 따른 각 학교에서 「국민건강증진법」 시행령 제17조의 보건교육 내용에 관한 업무
4	사업장	「산업안전보건법」 제13조, 제16조, 제52조의2, 동법시행령 제17조에 따른 사업장에서 「국민건강증진법」 시행령 제17조의 보건교육 내용에 관한 업무
5	국가 또는 지방자치단체	국가 또는 지방자치단체에서 국민건강증진법 시행령 제17조의 보건교육 관련 과(부서)에서 공무원으로 근무한 경우(단, 정무직공무원 제외)
6	정신보건시설	「정신보건법」 제3조에 따른 정신보건시설에서 「국민건강증진법」 시행령 제17조의 보건교육 내용에 관한 업무
7	모자보건기구	「모자보건법」 제7조제1항에 따른 모자보건기구에서 「국민건강증진법」 시행령 제17조의 보건교육 내용에 관한 업무
8	보건 관련 단체	국가 또는 지방자치단체의 허가 · 승인 등을 밟아 등록된 보건 관련 시민단체, 사단법인, 재단법인에서 「국민건강증진법」 시행령 제17조의 보건교육 내용에 관한 업무
9	생활체육지도자 등	「국민체육진흥법」에 의한 생활체육지도자 또는 일반 건강운동지도 관련 활동을 한 자로 「국민건강증진법」 시행령 제17조의 건강증진을 위한 체육활동 등 보건교육 내용에 관한 업무 ※ 단, 민간체육시설의 개인지도자(personal trainer)로 근무한 경우는 불가

10	영양사	「식품위생법」에 의한 영양사로 「국민건강증진법」 시행령 제17조의 영양 및 식생활 등 보건교육 내용에 관한 업무
11	치과위생사	「의료기사등에 관한 법률」에 의해 치과위생사로 「국민건강증진법」 시행령 제17조의 구강건강 등 보건교육 내용에 관한 업무
12	교육업무	「고등교육법」 제2조에 의한 학교에서 「국민건강증진법」 시행령 제17조에 의한 보건교육의 내용과 관련된 과목을 강의한 경우
13	연구업무	국가 또는 공공단체가 설치한 연구기관, 산업체 등에서 「국민건강증진법」 제17조에 의한 보건교육의 내용과 관련한 연구에 연구원으로 참여한 경우
14	기타	기타 위와 유사한 업무

자료원 : 보건복지부장관고시 제2009-144호.

2 보건교육사의 역할 및 진로

보건교육사는 체계적이고 과학적인 보건교육을 통해 국민이 스스로 건강한 생활습관을 실천할 수 있도록 도우며, 건강한 환경조성을 위해 노력하는 보건교육전문가로 구체적인 역할은 다음과 같다.

① 보건정보 수집 및 분석(지역사회 진단으로 보건교육 요구도 조사)
② 보건교육사업의 기획과 프로그램 작성
③ 보건교육 프로그램 실행(관련보건의료기관과 협조)
④ 보건교육방법 및 자료 개발
⑤ 보건교육서비스 연계 및 조정
⑥ 보건교육 프로그램 효과 평가
⑦ 건강보험에서 보건교육 및 건강정보 제공
⑧ 보건의료기관에서 일반 환자 및 가족보건 교육
⑨ 산업장에서 근로자 건강증진사업 수행
⑩ 학교보건교육의 실시와 지원(보건교사와 협조, 지원)
⑪ 노인요양 및 수발 서비스에서 건강교육 및 상담
⑫ 방문보건사업에서 건강상담
⑬ 언론매체 보건정보관리 담당
⑭ 건강관련기업에 건강정보 및 홍보담당

우리나라 국민건강증진법 제12조와 동법 시행령 17조의 규정에 의한 보건교육에는 다음의 사항이 포함되어야 한다.

① 금연 · 절주 등 건강생활의 실천에 관한 사항
② 만성퇴행성질환 등 질병의 예방에 관한 사항
③ 영양 및 식생활에 관한 사항
④ 구강건강에 관한 사항
⑤ 공중위생에 관한 사항
⑥ 건강증진을 위한 체육활동에 관한 사항
⑦ 그 밖에 건강증진사업에 관한 사항

현재 우리나라에서 보건교육사는 다음의 법령과 고시에 근거하여 활동할 수 있다(한국건강증진개발원, 2024). 특히, 2019년 지역보건법 시행규칙 개정에 따라 모든 보건소가 1명 이상의 보건교육사를 배치함에 따라 지역사회건강증진사업에 건강증진과 보건교육사업의 전문성 및 역량 강화가 요구되고 있다.

① 국민건강증진법 제12조의4(보건교육사 채용)

국가 및 지방자치단체는 대통령령이 정하는 국민건강증진사업관련 법인 또는 단체 등에 대하여 보건교육사를 그 종사자로 채용하도록 권장해야 함

② 지역보건법 제16조(전문인력의 적정 배치 등)

지역보건의료기관에는 기관의 장과 해당 기관의 기능을 수행하는 데 필요한 면허 · 자격 또는 전문지식을 가진 인력(이하 "전문인력"이라 한다)을 두어야 하고, 동법 시행령 16조, 시행규칙 4조에 따른 최소배치기준은 다음과 같다.

1. 보건소 (단위 : 명)

직종별/구분	특별시의 구	광역시의 구, 인구 50만명 이상인 시의 구 및 인구 30만명 이상인 시	인구 30만명 미만인 시	도농복합형태의 시	군	보건의료원이 설치된 군
보건교육사	1	1	1	1	1	1

③ 공무원임용시험령 제27조제1항, 제31조제2항

경력경쟁채용시험 등에 응시할 수 있는 자격증, 6급 이하 공무원 및 기능직공무원 채용시험(경력경쟁채용시험 등의 경우에는 필기시험을 실시하는 경우만 해당) 가산점 인정대상자격증으로 지정함

▶ 경력경쟁채용 등을 위한 자격증 구분표(제27조제1항 관련 별표 8)

계급	5급	6급	7급	8급	9급
보건	보건교육사 1급(7)	보건교육사 1급(3)	보건교육사 1급	보건교육사 2급	보건교육사 3급

※비고 : 해당 자격증을 소지한 후( )안의 기간(년) 이상 관련 분야에서 연구 또는 근무한 경력이 있어야 한다. 다만, 소속 장관이 필요하다고 인정하는 경우에는 3년의 범위에서 ( ) 안의 기간을 단축할 수 있다.

▶ 6급 이하 채용시험 가산대상 자격증(제31조제2항 관련 별표 11, 12)

계급 / 직렬	가산비율 적용기준		
	기사자격증	산업기사 자격증	기능사 자격증
보건	보건교육사 1급(5%) 의사, 한의사, 치과의사, 약사 등	보건교육사 2급(6–7급 : 3%, 8–9급 : 5%) 간호사, 영양사, 치과위생사, 물리치료사, 위생사 등	보건교육사 3급(3%)

④ 사회서비스투자사업 제공인력 자격기준 고시(보건복지부 고시 제2012–55호)

아동 · 청소년 분야 건강관리서비스, 노인 · 장애인 분야 노인맞춤형 운동처방서비스, 장애인 · 노인 등 건강취약계층 운동처방서비스 제공에 적합한 인력으로 제정고시

⑤ 지역사회 통합건강증진사업 전문인력(지역사회 통합건강증진사업 총괄 안내서)

금연, 절주, 신체활동, 비만 분야의 원활한 사업수행을 위한 전문인력으로의 채용 권장

3 외국의 보건교육사 제도

1) 미국

미국 보건교육 자격심사위원회(The National Commission for Health Education Credentialing, NCHEC)는 보건교육사를 양성하는 기관으로 첫째, 보건교육사를 양성

하고, 둘째, 양성된 보건교육사를 계속해서 전문적으로 발전하도록 훈련하고 장려하며, 셋째, 전문적인 준비를 할 수 있도록 강화하는 것을 목적으로 설립되었다.

미국은 보건교육사가 보건교육 전문가로서 관련기관에 배치되어 활용되고 있다. 미국의 경우 보건교육사는 보건교육을 위한 개인과 지역사회의 요구도 사정, 전략, 중재, 프로그램 기획과 수행, 보건교육과 관련된 평가와 연구, 행정, 보건교육정보원으로서의 활동, 지원 및 의사소통을 담당하는 역할을 하며, 대학교육과정 중심의 CHES(Certified Health Education Specialist)와 대학원 교육과정 중심의 MCHES(Master Certified Health Education Specialist)로 구분하고 있다(한국보건교육건강증진학회, 2018). 보건교육사(health educator)는 건강증진을 도모하기 위한 활동을 기획, 수행, 평가하는 전문인력으로서 업무의 특성에 따라 지역 보건교육사(public or community health educator), 학교보건교육사(school health educator, health education teacher), 사업장 보건교육사(business and industry health educator) 등으로 명칭이 다양하게 불리고 있다(김명 등, 2007). 군 보건소 조직에 보건교육사가 임명되어 보건교육에 대한 전반적인 계획을 수립하고 관내에서 보건요원들이 원활한 보건교육을 수행하고 평가할 수 있도록 지도하며 도와주고 있다.

2) 일본

일본의 경우 보건교육사는 아직 국가고시는 시행되고 있지 않고, 민간자격 수준의 건강교육사가 양성되고 있다. 일본의 보건교육사는 건강교육의 실천과 그 평가를 행하는 학교, 지역, 직장, 의료, 복지, 지역 등의 현장에서 보건교육의 실행과 평가를 담당하는 실천건강교육사와 실천건강교육사를 양성 지도하고 보건교육의 연구 프로그램의 개발 및 관리를 담당하는 전문건강교육사로 구분하고 있다. 자격취득조건은 소정의 연수를 받고 특정 비영리조직(Non Profit Organization, NPO)법인으로 발족된 “일본 건강교육사 양성기구”(2003년 9월)의 인정위원회가 시행하는 시험에 합격해야 한다. 자격을 취득한 건강교육사는 5년마다 갱신이 의무화되어 있고, 이를 위해 학회발표, 논문발표 등에 의해 점수를 부여받게 된다(남은우 & 김혜경, 2005).

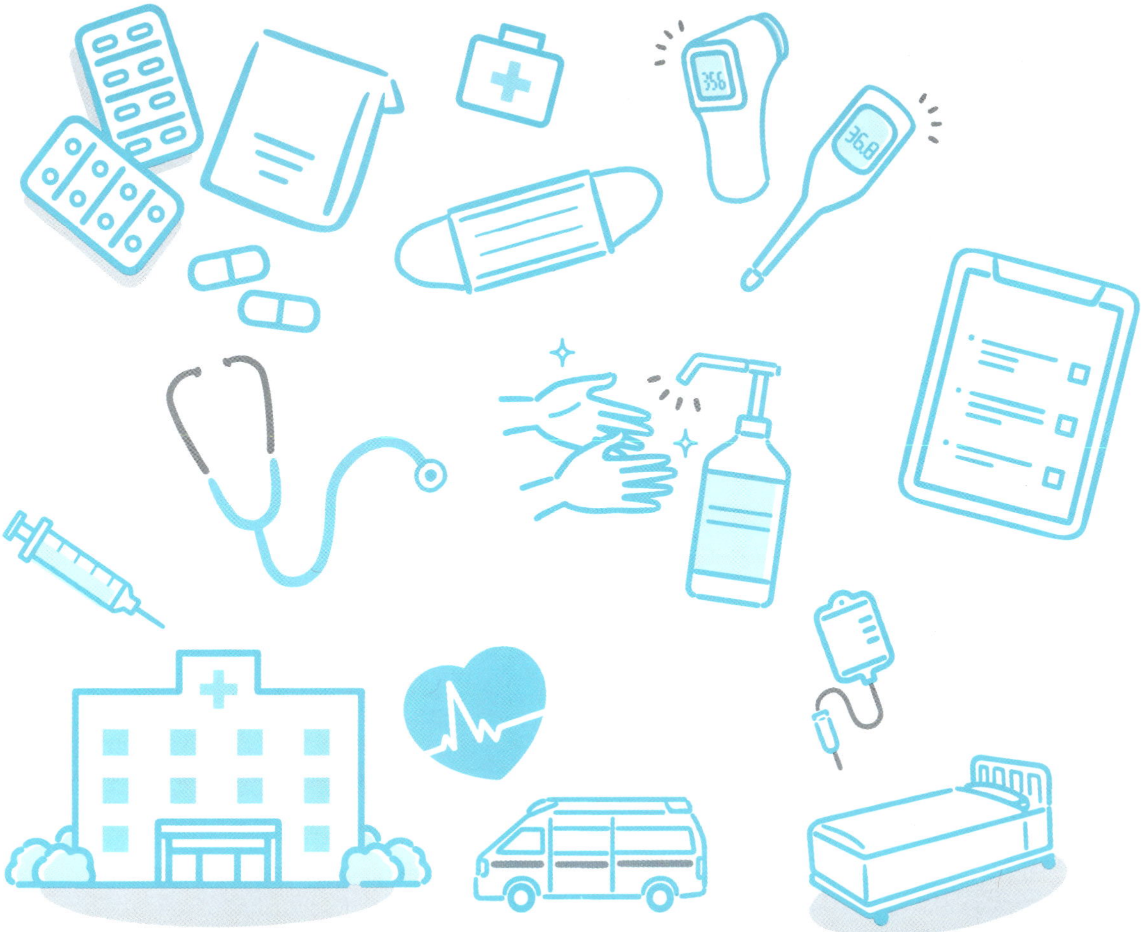

05 보건교육 관련이론

제 5 장

보건교육 관련이론

학습목표

- 보건교육 관련이론의 필요성을 설명한다.
- 보건교육 관련이론의 개념 및 구성요소를 설명한다.
- 보건교육 관련이론을 실제 보건교육에 적용한다.

보건교육의 중심과제는 건강행위이며, 건강행위의 긍정적인 변화는 보건교육 프로그램의 최대목표이다. 이러한 목표달성과 관련한 이론의 사용은 세가지 측면으로 요약된다. 첫째, 건강행위를 이해하기 위한 것, 둘째, 건강행위변화를 유도하기 위한 것, 마지막으로 이론적용효과에 대한 증거를 확보하기 위한 것이다. 이 장은 인간행동에 대한 기초적이며 보편적인 지식을 제공할 학습이론, 교육원리에 근거를 둔 수업이론, 건강행위 이론으로 구성하였다. 건강행위 이론은 접근수준에 따라 개인 수준(건강신념모형, 건강증진모형, 합리적 · 계획된 행위이론, 횡이론적 모형), 대인관계 수준(사회인지이론), 지역사회 수준 이론(지역사회조직이론, 혁신확산이론)으로 구분하였으며 마지막으로 총합적인 건강실무 적용이론으로 건강기획모형(PRECEDE-PROCEED)을 포함하였다.

1 학습이론

학습이론은 크게 행동주의, 인지주의, 인본주의, 구성주의 이론으로 분류할 수 있는데, 각각의 이론은 특정한 상황에서 가치가 있다. 행동주의자는 “학습은 환경에서 일어나는 행위변화가 관찰되는 상황에서 새로운 건강습관이 결정될 때 이루어진다"고 믿고 있다. 인지주의자는 "학습은 내적인 과정으로써 관찰이 반드시 필수적인 것은 아니며, 개인의 인지구조에 의해 통합된다"고 하였고, 인본주의자는 '학습을 자아지시적인 것'으로 설명하면서 "인지뿐만 아니라 정서적인 영역도 고려해야 한다"고 강조하였다. 또한 구성주의자는 "학습을 학습자의 능동적인 지식구성과정"으로 설명하면서 학습자들이 문제해결이나 창의적 사고를 통하여 지식을 학습하는데 수업의 목적이 있다고 하였다.

보건교육자는 교육을 할 때, 일방적인 접근을 하는 것이 아니라 학습자의 요구와 적절한 이론적 틀과의 적합성을 판단하여 적용해야 효율적인 학습이 된다.

1) 행동주의 이론(Behaviorism)

행동주의 이론은 사람들이 상호작용하는 환경이나 사건에 초점을 두고 접근을 한다. 주위 사람들의 어떤 행동이나 그 결과에 대해 격려나 보상 및 처벌을 주느냐에 따라 행동의 지속이나 소멸이 나타난다고 보는 것이다.

행동주의론자들은 행동을 유발할 수 있는 신념, 태도, 가치 같은 내적 변수보다는 환경이 학습자의 행위와 밀접하게 관련되어 있다고 보는 환경론적이며 결정론적이다.

행동주의적 입장에서 보는 학습이란, 경험이나 관찰의 결과로 학습자에게서 일어나는 비교적 영속적인 행동의 변화 또는 행동잠재력의 변화로 정의된다. 인간을 자극에 대해 수동적으로 반응하는 존재라고 보았으며, 반응으로서의 인간행동의 변화에 초점을 두고, 그 변화를 촉진시키는 자극이나 강화를 정밀하게 계획한다.

행동주의적 이론에는 고전적 조건형성이론, 도구적 조건형성이론, 조작적 조건형성이론 등이 있다.

(1) 고전적 조건형성이론(Classical conditioning theory)

① 파블로프(Pavlov)의 고전적 조건화 이론

러시아의 생리학자인 Pavlov(1849~1930)는 학습현상의 연구에 중요한 계기를 마련해 주었다. 그는 공복의 개에게 종소리를 들려주면서 음식물 주었는데, 나중에는 종소리만 듣고서도 음식물을 먹었을 때와 같이 타액이 분비되는 것을 관찰하였다.

Pavlov는 정상적으로 주어진 자극을 무조건 자극(unconditioned stimulus)이라 하고 무조건 자극에 수반하여 일어난 반사를 무조건 반사(unconditioned reflex)라 하였는데, 이 실험에서 그는 무조건 자극(음식물)에 조건자극(종소리)을 연결시켜서 무조건 자극에 의한 무조건 반사와 똑같은 별개의 조건반사를 얻어낼 수 있게 된 것이다(그림 5-1).

이러한 현상이 이루어졌을 때 조건반사가 형성되었다고 하거나 조건화(conditioning)가 되었다고 말하며, 이는 반응을 일으키는 무조건 자극과 조건자극을 반복하여 제시함으로써 조건자극에 대한 반응이 무조건 자극에 대한 반응과 같은 반응을 얻게 되는 새로운 행동의 연합적 형성과정을 말한다.

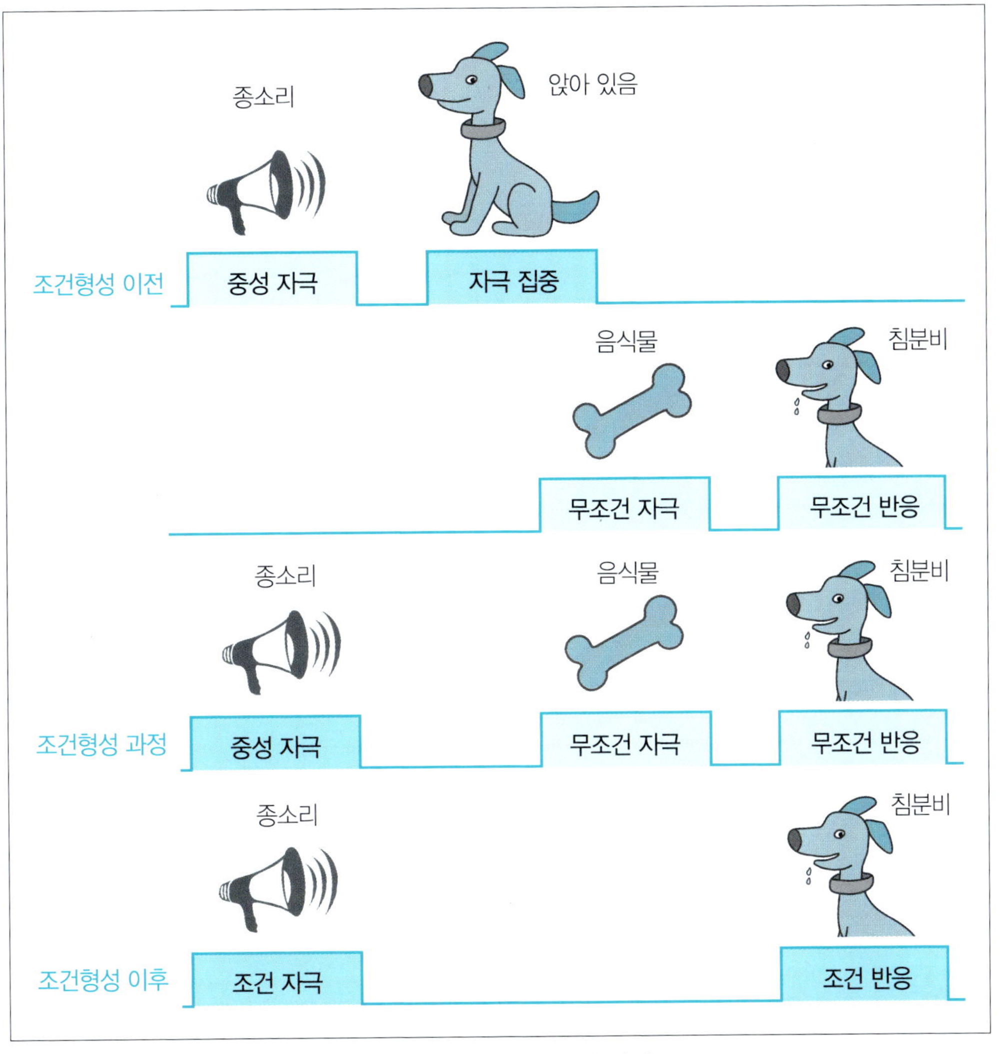

그림 5-1 고전적 조건화 단계

자료원 : 신명희 외(2018).

② 왓슨(Watson)의 조건형성이론

Watson(1878~1958)은 Pavlov가 동물을 대상으로 실시한 조건형성을 인간에게도 적용될 수 있음을 보여주었다. Watson은 자극에 대한 반응이 반복적으로 이어지면 습관이 되어 자극(stimulus)–반응(response)의 관계가 형성된다고 하였다. 그는 흰토끼를 좋아하는 11개월 된 알버트라는 소년을 대상으로 실험을 하였다(그림 5-2). 아이는 원래 흰쥐를 보고서도 무서워하지 않았지만, 큰 소리를 내면 무서워서 울었다. 즉 흰쥐에 대한 공포가 없었던 반면에 큰 소리에는 공포를 느끼는 것이다. Watson은 아이에게 흰쥐를 보여주면서 망치로 금속을 두드려 큰 소리를 내는 자극을 함께 주었고, 그 후 아이는 흰쥐에 대한 공포증이 반응으로 나타났다. 이러한 과정을 통해 흰토끼를 흰쥐나 천둥소리와 연합하는 학습을 경험하게 되면서 흰색에 대한 두려움을 갖는 조건형성과정을 설명하였다.

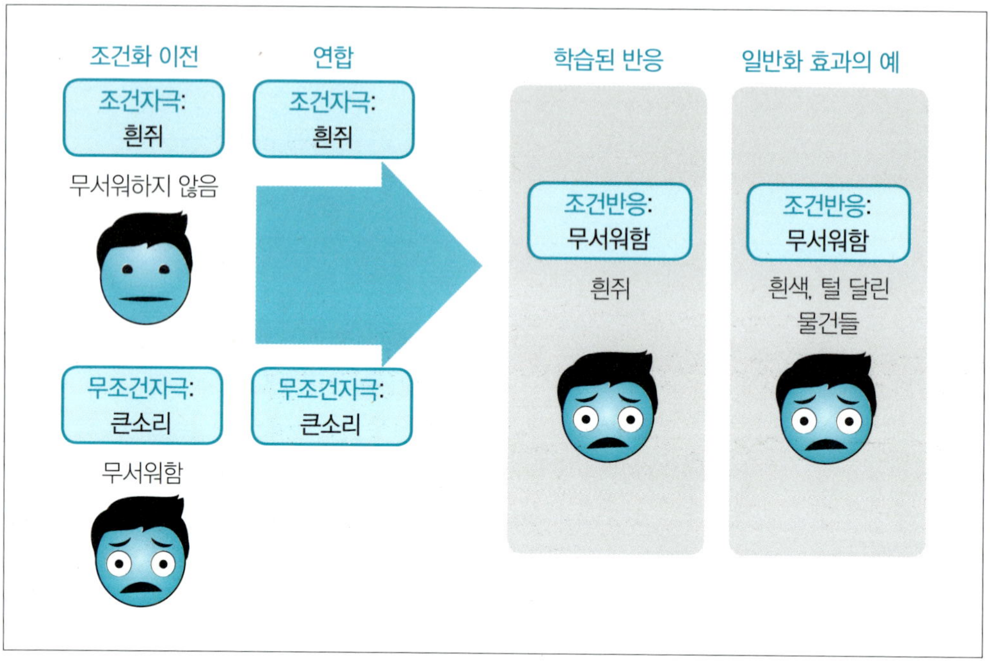

그림 5-2 알버트 실험

자료원 : 신명희 외(2018).

(2) 도구적 조건형성이론 (Instrumental conditioning theory)

손다이크(Thorndike, 1874~1949)의 학습이론은 스키너(Skinner)의 조작적 조건형성 이론이 만들어지는 기반을 준 이론이다.

Thorndike는 굶긴 고양이를 상자 속에 넣고 고양이가 잘 볼 수 있는 곳에 생선을 놓아 문제의 상자 속에 장치된 페달을 누르거나 고리를 잡아당기면 문이 열려 생선을 먹을 수 있도록 하였다. 고양이는 비효율적인 다양한 반응을 수없이 반복-시행착오(trial and error)를 하다가 우연히 고리를 잡아당겨 문이 열려 생선을 먹게 되고, 시행을 거듭할수록 문제상자를 빠져나오는 데 걸리는 시간은 점점 단축되게 된다. 이를 '시행착오설'이라고 하며, 고양이는 생선을 먹게 됨에 따라 만족감 및 성취감을 느끼게 되고 따라서 학습행위가 강화된다.

Thorndike는 이러한 학습과정이 성공적인 결과를 가져오기 위한 3대 학습법칙인 연습의 법칙, 준비성의 법칙과 효과의 법칙을 제시하였다.

연습의 법칙(law of exercise)은 반복되는 연습을 통해 자극과 반응의 결합이 더욱 견고해진다는 원리로써 빈도의 법칙(law of frequency)이라고도 불린다. 그러나 보상이 없는 단순한 반복은 오히려 피로, 분노 등의 부정적인 정서를 유발시키므로 적절한 보상이 이루어지면서 충분한 연습이 되도록 해야 한다.

준비의 법칙(law of preparation)은 학습자는 심신이 학습하기에 적합한 조건으로 준비되어 있어야 만족을 느끼나 준비가 안 된 경우에는 불만족스러워 학습효과가 약하다는 법칙이다. 그러므로 효과적인 학습이 이루어지기 위해서는 사전에 적절한 심신의 성숙이 선행되어야 한다.

효과의 법칙(law of effect)은 Thorndike의 법칙 중 가장 중요한 법칙으로서 학습과정이나 그 결과가 만족스러운 상태에서는 결합이 강화되고, 반대로 불만족스러울 때에는 결합이 약하다는 법칙을 말한다. 그러므로 보건교육자는 학습에 있어 벌(부정적 강화)보다는 보상(긍정적 강화)이 효과적임을 알고 적용해야 할 것이다.

(3) 조작적 조건형성이론(Operant conditioning theory)

스키너(Skinner, 1904~1990)는 고전적 조건형성이론을 발전시켜 인간행동(반응)의 대부분은 물리적 또는 사회적 환경으로부터 오는 강화물(자극제)에 의해 일정한 유형의 행동(반응)을 일으키는 조작적 조건형성을 설명하였다. 그는 스키너 상자로 지칭되고 있는 특별히 고안한 실험용 상자에 흰쥐나 비둘기를 이용하여 학습과 행동에 대한 일련의 실험연구를 하였다.

실험실에서 쥐에게 지렛대를 누르는 행동을 학습시킨다. 그리고 실험상자 안에서 흰쥐의 지렛대 누르는 행동은 그 행동에 뒤따르는 음식에 의하여 강화된다. 이러한 행동의 강화는 일정한 자극상태(예; 빨간 등이 켜 있을 때)에서만 일관성 있게 지속되며 결국 흰 쥐는 빨간 불에 반응하는 동물이 된다. Skinner는 이러한 행동을 쥐가 환경에 스스로 작용하여 어떤 결과를 만들어 낸다고 하는 점에서 '조작(operant)'이라고 하고, 이러한 절차로 학습되는 과정을 '조작적 조건화'라고 하였다.

조작적 조건화의 특징은 반응에 뒤따라 일어나는 사실이다. 강화는 조작적 조건형성을 일으키는 데 결정적인 역할을 하며, 또한 스키너 학습이론의 가장 중요한 개념이다. 강화는 긍정적 강화(보상, 칭찬 등)와 부정적 강화(벌)가 있으며, 부정적인 강화의 비효과성을 특히 강조하였다.

강화는 행동 즉시 강화물이 주어졌을 때 가장 효과적이고, 지속적으로 주어지는 것보다는 간헐적으로 주어지는 강화물이 행동의 지속을 높인다(부분적 강화). 또한 점차 높은 차원의 강화물로 옮겨가도록 해야 효과적인데, 보건교육 프로그램에서는 무조건 높은 차원보다는 학습자가 원하는 강화물을 제공하는 것이 행동을 취하는 데 효과적이다. 인간은 동물처럼 물이나 음식 같은 강화물로 강화를 하기보다는 2차적 강화인 학습자에게 관심을 갖거나 공감하고 미소를 짓고 칭찬하는 교육자의 행위가 더욱 효과적이다.

그러나 이 이론이 비판받는 이유는, 학습자를 상당히 수동적이며 쉽게 조작되는 존재로 보았다는 점이다. 또한 외부적 강화나 보상의 중요성을 강조하면서 인간의 내면적인 자발성이나 만족들은 약화되었고, 실제적으로 환경이 인간행동에 미치는 영향을 고려하지 못하였다는 데 있다.

행동주의 학습원리

① 반복은 학습을 증진시킨다. 특정한 자극과 특정한 반응의 연합이 이루어지기 위해서는 반복되는 연습이 필요하다(연습의 원리).
② 새로운 자료를 간격을 두고 제시함으로써 학습을 돕는다. 학습자가 주어진 목표를 성취하기 위해서는 하위과제로부터 상위과제로 단계적으로 성취함으로써 최종적인 학습목표를 성취할 수 있다(강화의 원리).
③ 정확하고 즉각적인 회환(feedback)은 학습을 향상시킨다. 어떤 행동이 일어난 직후 이거나 그 행동이 일어나고 있는 상황에서 회환을 주는 것이 학습에 도움이 된다(효과의 원리).
④ 각성은 주의집중에 영향을 준다. 인간의 마음은 변화하는 것에 끌린다. 새로운 것 외에도 강한 감각적 자극, 정서적 각성, 적절한 수준의 긴장은 주의를 집중하도록 만든다(각성의 원리).
⑤ 긍정적인 보상은 시간적 간격을 두고 적절하게 제공한다(시간의 원리).
⑥ 반복되는 행동은 강화가 이루어지고 있으며 반복자체가 강화인지가 된다(계속성의 원리).
⑦ 동일한 조건자극을 일관성 있게 제시해야 한다(일관성의 원리).
⑧ 나중의 자극이 먼저의 자극보다 강하거나 동일하여야 한다(강도의 원리).

2) 인지주의 이론(Cognitivism)

인지주의 이론은 사람의 내면에 있는 지식, 기술, 태도, 가치, 신념과 같은 인지적 요인을 행동으로 변화시키도록 교육하거나 설득하는 접근방식을 사용하여, 행동주의자들과는 달리 학습의 내적 역동을 매우 중요시하고 있다. 즉, 학습을 수용적 과정이 아니라 학습자에 의해서 이루어지는 능동적이고 구성적인 과정으로 간주한다.

인지이론을 자극(stimulus)–유기체(organism)–반응(response) 모형으로 설명하는 것은 유기체인 사람의 내적 특징을 강조하기 때문이며, 행동주의 이론의 자극(stimulus)– 반응(response) 모형과는 대조를 이룬다. 자극(stimulus)–유기체(organism)–반응(response) 모형은 자극제(운동교육)가 직접적으로 반응을 일으키기보다는 유기체와의 작용(운동에 관한 지식과 운동의 효과에 대한 긍적적 태도 등)에 의해서 반응(운동습관 형성)을 일으킨다는 것이다.

또한, 이 이론은 상대론(relativism)의 입장에 근거를 둠으로써 개체와 환경과의 상호작용 내지 상대적인 관계에서 인간을 이해하려고 한다. 학습과 변화는 개인의 인지에 의해서 이루어진다고 생각하며, 인지란 지각 · 사고 · 기억과 정보를 처리하고 구성하는 과정을 의미한다. 그러므로 교육자의 역할은 학습자 개개인의 학습과정에 영향을 주어 그들로 하여금 다양한 인지들을 재구성하거나, 정보에 관한 사고의 방향을 교정할 수 있도록 도와주는 것이다.

학습에 대한 인지주의적 접근의 출발점은 1920년대 전후에 시작된 독일의 형태주의 심리학(gestalt psychology)이라 할 수 있다. 형태주의 심리학의 선두자인 베르트하이머(Wertheimer)를 비롯한 쾰러(Köhler), 코프카(Koffka), 레빈(Lewin) 등은 인간이 경험하고 학습하는 것은 통합된 전체로서의 장이며, 이를 자극–반응의 단위와 같이 개개의 요소로 분석하는 것은 무의미하다고 주장하였다.

(1) 쾰러(Köhler)의 통찰이론(Insight theory)

Köhler(1887~1967)의 통찰이론은 형태주의 심리학을 대표하는 이론이다. Köhler는 유인원의 학습과정을 오랫동안 연구한 결과, 학습은 Thorndike의 주장과 같이 시행착오에 의해 성립되는 것이 아니라 통찰에 의해 이루어진다는 결론을 얻었다. 우리에 갇힌 원숭이가 바나나를 따려는 목적을 달성할 수 없을 때 인지적 불균형 상태를 경험하게 되고, 이러한 불균형은 행위를 계속하게 하는 '동기'로 작용하게 된다.

원숭이는 결국 바나나를 따려는 목적을 달성하기 위해 우리 안에 있는 장대나 상자를 수단으로 이용하게 된 것을 설명하였는데, 이때 원숭이는 '아하' 하는 것을 경험하며, 주어진 형태에 맞게 목적과 수단을 연결시키는 통찰을 경험하였다고 보았다. 즉, 이런 상황을 결정하는 것이 곧 '학습'이며, 통찰에 의해 이루어지므로 '통찰학습'이라고 하였다.

문제상황을 어떻게 지각하여 통찰하는가가 곧 문제를 해결하는데 필수적이고 그 해결이 즉각적이며 완전할 수 있다고 보는 점이 통찰학습의 특징이다. 통찰에 의한 답은 반복될 수 있으며 상당기간 동안 유지되고 새로운 사태에 적용된다고 보기 때문이다.

(2) 레빈(Lewin)의 장 이론(Field theory)

장 이론은 사물을 지각할 때 부분적인 것보다는 전체적인 역동성을 이해한다고 가정하고 있다. 즉, 인간의 행동은 그를 둘러싼 환경(장)의 영향을 받는다는 것으로 Lewin이 장이론에서 강조하는 것은 생활공간이라는 개념이다.

Lewin(1890~1947)에 의하면 인간의 행동은 그때에 경험하는 모든 심리적 사실에 영향을 받으며, 이 사실은 한 개인의 전체적인 상황으로서 생활공간을 이루게 된다. 그러므로 심리적 사실이 변화하면 전체의 생활공간이 재배치되고 행동의 원인은 계속 역동적으로 변화하게 된다.

Lewin은 학습을 "생활공간에 대한 인지구조의 변화과정"이라고 정의하였다. 학습은 단순한 행동의 변화라기보다는 인지구조의 변화로서 이는 환경과 개인의 내면적인 힘에 의한 인지구조의 변화 또는 성립을 의미한다. 이러한 과정의 구성은 크게 분화 · 종합 · 재구조화의 세 단계를 거치며, 이 속에서 가장 중요한 의미를 지니는 것은 학습자의 동기이다.

생활공간이란 장(filed)을 의미하며, 장(場)은 유기체의 행위를 결정하는 복합적인 모든 상황이며, 환경과 사람 간의 동시적 교호작용에 의해 결정된다. 따라서, 객관적으로 동일한 환경에 처해 있더라도 심리적 장은 그 사람의 욕구에 따라 전혀 다를 수 있다.

인지는 통찰 혹은 이해와 같은 의미로서 장을 이해하고 있는 상태 또는 사태를 지각하는 방식을 의미하므로, 생활공간의 인지구조는 언어 · 정서 · 활동 · 사회적 교호관계의 발달에 따라 변화된다.

장이론에서의 학습은 환경에 의한 수동적인 행동을 부정하고 개인의 내적 특성에 의한 목적적 행동을 강조한다. 개인이 목적적인 행동을 추구하기 위해서는 생활공간에서 환경적 단서들의 의미를 찾고 그 자극들의 관계를 전체적으로 통찰할 수 있어야 한다. 장이론에서 인지구조는 생활공간에서 필요나 목적에 부합되는 환경적 단서들을 지각하고 관계를 통찰하는 능력이다. 따라서 생활공간에 있는 환경적 자극의 존재에 대해 새로운 의미를 찾고 관계를 발견하는 것은 바로 개인의 변화, 즉 인지구조의 변화를 의미한다. 장이론에서 인지구조의 변화는 곧 학습이며, 인지구조의 변화는 새로운 의미를 발견하고 새로운 관계를 통찰한다. 장이론에서 인지구조의 변화는 변별(생활공간 안에 있는 물리적, 정신적인 모든 환경적 영역들이 더욱 세분되는 과정), 종합(변별된 자극들을 하나의 통일된 구조로 다시 통합하는 단계), 재구성(통합된 구조에 근거해 또 다른 관계를 발견하는 단계)의 세 단계를 통해 일어난다.

(3) 정보처리이론(Information processing theory)

정보처리이론에서는 인간을 감각기관을 통하여 생활 속에 있는 정보들을 습득하고 이를 정보로 저장하였다가 필요시 인출하여 사용하는 정보처리의 존재로 본다. 이러한 정신적인 조작으로 정보를 처리하는 과정을 학습이라고 하였다.

정보처리 모형으로 기억장치를 설명하는데, 기억저장의 형태와 성질에 관한 내용으로 구조적 특징에 따라 감각기억 · 단기기억 · 장기기억으로 구분되고, 이는 개인의 발달정도, 정보의 이해정도에 따라 다르다(그림 5-3).

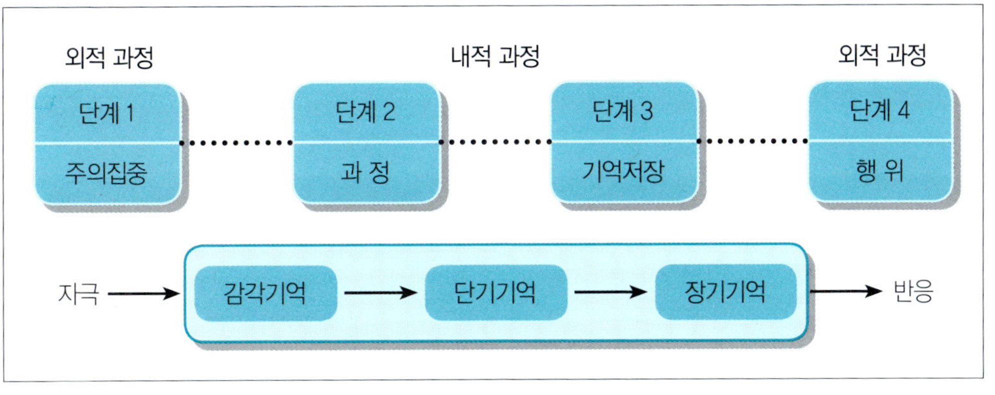

그림 5-3 기억의 정보처리 모형

감각기억은 오감에 의해 제시된 정보를 약 1초 정도 보유하는 것으로 조건이 좋으면 약 2초 가량 지속된다. 단기기억은 보존할 수 있는 양과 기간이 제한적인 기억으로 1회에 5~6개의 정보가 20~30초간 저장되고 반복적인 연습이 이루어져야 기억이 지속되지만 주의가 산만하면 재빨리 사라진다. 장기기억은 일상생활에서 흔히 기억이라고 말하는 것으로 기억 시간은 몇 분에서부터 몇 년까지도 저장된다. 저장되는 정보의 양이 제한적이지 않고 오랫동안 기억된다. 장기기억은 의미, 이름, 모양, 향기 등 어떤 단서(cue)와 연결되어 저장되어 필요시 정보를 꺼내어 쓸 수 있다. 또한, 경험한 내용을 보존하는 과정이 기억이라면 기억된 것을 정보저장(retention)이라고 한다. 그러나 시간이 경과함에 따라 많은 양의 정보는 망각된다.

정보처리를 하는 기억장치는 능동적으로 정보를 사용하여 처리하고 새로운 결과를 회환한다. 즉, 저장된 정보는 저장되는 순간부터 계속 변화의 과정을 거친다. 이 변화는 추상적 처리에 의해 정보를 생략하거나 기존정보를 보완하게 할 수 있다. 또한, 기억의 구성적 과정은 기억 당시의 인지적 맥락과 능력, 그리고 사회적 환경에 따라 결정될 수 있다.

인지주의 학습원리

① 주의집중은 학습을 증가시킨다. 주의를 집중함으로써 행동이나 정보의 사실적 혹은 분석적 표상이 형성되고 기억의 단계로 갈 수 있는 것이다. 학습자의 주의집중을 학습 내용과 과제에 끌어들이기 위하여 교육자는 다양한 방법을 사용해야 한다.

② 정보자료를 조직화할 때 학습을 증진시킨다. 사람들은 그들이 배운 정보를 조직하여 장기기억에 저장한다. 교육자는 조직화된 정보를 주고 이러한 정보가 다른 것과 어떻게 연결되는가를 제시함으로써 학습자의 학습을 촉진할 수 있다. 학습자가 스스로 인지를 재구성하거나 사고의 방향을 정하도록 돕는다. 교육자가 학습내용을 조직할 경우, 학습자 수준을 고려하여 인지적 영역의 학습에서는 연대순으로 조직하거나, 부분에서 일반화로 통합하는 순서로, 혹은 쉬운 것에서 어렵고 복잡한 것으로 조직하는 것이 효과적이다.

③ 정보를 관련지음으로써 학습을 증가시킨다. 학습자가 새로이 제시된 정보를 그들이 경험을 통해 이미 갖고 있는 기존의 지식과 관련시킴으로써 학습이 용이해지는 것이다.

④ 신기함이나 새로움은 정보저장에 영향을 준다. 보통이 아닌 특별한 자극은 사람을 매혹하여 주의를 집중하도록 만들며, 주의집중은 정보의 저장을 증가시킨다.

⑤ 우선적인 것은 정보저장에 영향을 준다. 학습자들은 학습의 초기에 많은 에너지와 주의를 투입하기 때문에 학습활동의 처음과 마지막 몇 가지를 더 잘 기억하는 경향이 있다. 첫 부분이 기억나는 것은 첫 부분에 주의를 기울이기 때문이고, 끝부분만 생각나는 것은 강의 후 시간의 흐름이 짧은, 즉 최근의 지식이기 때문인 것으로 여겨진다.

⑥ 각 사람들의 학습유형은 다양하다. 그러나 대부분의 경우 언어, 시각, 청각, 근육운동의 경험을 같이 할 때 가장 효과적이다.

⑦ 새로이 학습한 내용을 다양한 배경에서 적용하는 것은 그 학습의 일반화를 도와준다. 다양한 상황에서의 적용은 일반화시킨 원리나 규칙을 발견하게 하고, 다음에 비슷한 상황에서 용이하게 대처할 수 있도록 돕는다.

⑧ 모방은 하나의 학습방법이다. 학습자 자신이 가치 있다고 여기는 모델을 관찰·모방함으로써 학습이 이루어질 수 있다.

3) 인본주의 이론(Humanism)

인본주의 학습이론은 행동주의와 정신분석학에 대한 반대입장에서 시작되었다. 인간의 행동을 반응(행동주의)이나 본능(정신분석학)으로 본다는 것은 인간이 '인간적'이라는 사실을 무시 혹은 간과했다는 입장이다.

인본주의적 관점은 경험적 자료에 기초를 두고 있는 것이 아닌, 관찰과 인상 및 사색에 기초를 두고 인간이 가진 잠재력에 관심을 가진다. 이러한 관점에서 볼 때, 개인은 그들이 상황을 이해하는 바에 따라 반응한다. 즉, 인간은 삶과 그 삶의 한계나 기회에 반응하여 태도와 행동을 선택할 자유가 있다.

인본주의에서는 인간 스스로 자신의 삶을 결정할 수 있고, 자신의 잠재력을 충분히 발달시킬 수 있는 자아실현적 존재라고 전제한다. 이 이론의 중심개념은 자아개념(self-concept)인데, 개인이 지닌 견해나 몸소 체험한 경험의 통합이 핵심이다. 즉 인간은 전체적인 자아실현을 위해 의식적으로 노력하는 존재라는 것이다.

인본주의란, 추상적 이론이나 행동주의의 반응보다는 인간의 성취와 흥미에 관심을 갖는 철학이나 태도를 의미한다. 학습은 학습자의 느낌이나 판단에 따라 학습자 중심으로 이루어져야 하고 학습자 개개인의 특성에 적합한 개별화된 형태의 수업이 필요하다. 이는 인간의 잠재력을 강조한 교육의 주된 원동력이 되었으며, 대표적인 인본주의 학자로는 머슬로우(Maslow)와 로저스(Rogers)를 들 수 있다.

(1) 머슬로우(Maslow)의 욕구이론

Maslow(1908~1970)는 인간을 자아실현을 위해 교육에 힘쓰는 존재로 보았다. Maslow는 인간의 욕구를 하위수준부터 생리적 욕구, 안전의 욕구, 소속과 애정의 욕구(사회적 욕구), 존중의 욕구, 자기실현의 욕구로 위계화하였다. '욕구의 위계(hierarchy of needs)'에서 하위에 속하는 개인의 기본 생물학적 및 사회적 요구가 먼저 충족되어야 상위의 요구를 자유롭게 추구하여 궁극적으로는 자아실현에 이르게 된다는 인간행동의 방향성을 제시하였다. 따라서 교육자는 학습자의 하위수준의 욕구를 충족시키기 위해 노력하여야 하며, 고차적 욕구를 성급하게 강조하는 것이 아니라 하위수준의 욕구가 충족되고 있는지 검토 후 진행하여야 한다. 또한 궁극적으로 학습을 최대한의 자발적인 자아실현을 위한 경험으로 보고 이 경험을 촉진시키는 것이 교육자의 역할이며, 교육자는 즐거운 학습경험이 되도록 친근하고 개방적이어야 한다고 하였다.

(2) 로저스(Rogers)의 인간중심이론

심리학자인 Rogers(1902~1987)는 자신의 경험을 통해 비지시적 또는 인간중심의 상담이 보건교육에서도 성공할 수 있다고 하였다. 인간이란 본성적으로 성장과 성취를 추구하는 경향을 갖고 있고, 현실에 대한 특정한 개념화에 따라 이해되어야 하는 존재라고 하였다. 심리치료과정에서 로저스는 치료자가 환자의 잘못을 지적하기보다는 따뜻하고 긍정적이며 수용적인 태도로 환자의 느낌과 생각을 감지하고 공감할 수 있을 때 치료가 잘 되고 환자 스스로도 자신에 대해 더 잘 알고 수용한다는 사실을 알게 되었다.

그러므로 교육자는 무엇인가를 알려 주는 권위자이기보다는 촉진자로서 학습자의 의견을 경청하는 태도를 지녀야 하고 학습자가 감정표출, 통찰, 행동, 새로운 방향으로의 통합과정을 경험하도록 함으로써 스스로 자신의 문제를 해결하도록 하는 개방적이고 수용적인 환경을 조성해 주어야 한다. 인본주의자들은 학습을 위해서는 개인의 욕구, 자존감과 자아정체감이 반드시 필요하다고 보았다.

인본주의 학습원리

① 학습자의 생물, 심리·사회적 및 문화적 현실은 학습경험에 대한 학습자의 지각을 형성한다. 신체적 건강상태는 개인의 집중능력과 에너지 수준에 영향을 준다. 자존감과 이전의 학습경험은 학습에 대한 성공의 기대를 갖도록 해 준다. 그러므로 학습자의 건강한 상태와 긍정적인 자아개념을 고취시켜 개인의 자아실현을 촉진시킨다.
② 학습자가 자신의 학습과정을 조절할 때 학습이 증가한다. 사람들에게 선택의 자유를 주면 그들은 자신에게 유익한 것을 선택할 것이다. 즉, 학습은 학습자를 전인으로 보고 학습자 중심으로 이루어져야 하며, 학습자의 자율성을 존중한다.
③ 학습에는 적극적인 참여가 필요하다. 학습자가 학습을 주도하고 교육자는 촉진자와 조력자의 역할을 할 때 학습이 증대된다. 학습 환경은 편안하고 개방적이며, 수용적이고 신뢰가 바탕이 되어야 한다.
④ 동기화는 학습을 강화시킨다. 투입된 노력의 결과, 이익이 예상되거나 목적을 성취할 수 있을 때 정보와 새로운 기술의 습득과 함께 태도의 변화가 훨씬 용이하다. 학습 내용을 학습자의 유의미한 경험을 촉진시킬 수 있는 것들로 구성해야 한다.
⑤ 학습자로 하여금 자신의 감정을 표현하고 통찰과 행동을 통한 새로운 통합을 실행함으로써 자신의 문제를 해결하는 학습경험을 제공한다.
⑥ 학습자의 자율성을 존중하고 적극적인 참여를 유도함으로써 학습을 증대시킬 수 있다.
⑦ 학습자의 욕구 중에서 그들에게 유익한 것을 학습목표로 설정하게 하여 스스로 동기화되도록 한다.

4) 구성주의 이론(Constructivism)

구성주의는 인식론적인 입장을 지닌 이론으로 객관적 진실로서의 지식보다는 학습자 개인에게 의미있는 지식을 강조한다. 구성주의적인 시각에서 보는 지식의 개념은 위의 다른 이론들과는 다르다. 구성주의 이론에서 보는 지식은 실재 혹은 현실을 학습자가 자신의 현실에서 경험적이고 인지적인 활동을 통하여 구성하는 것으로 지식은 객관적이기보다는 주관적이고 각자가 구성해 나간다는 것이다. 이것은 지식이 인간의 개별적인 인지 작용의 결과로 지속적으로 구성과 재구성을 반복하면서 변화한다는 전제에서 출발한다. 따라서 구성주의에서의 학습은 능동적인 지식 구성 과정이며, 학습자들은 문제의 해결이나 창의적인 사고를 통하여 지식을 학습하게 된다. 즉 구성주의 학습이론의 핵심은 학습자를 스스로 정보를 탐색, 발견하고 변형하려고 하는 능동적인 학습자로 간주하고 있는 것이다.

구성주의에서 지식의 구성은 반드시 외부 세계와 대응되는 것이 아니라, 학습자가 직접 외부 세계에 대한 의미를 구성한다는 점에서 적극적이고 능동적인 학습자관을 택하고 있다.

구성주의 이론에 입각한 학습에서 교육의 내용은 전체에서 부분으로 제시되며, 교육과정은 학생들의 호기심이 충족되도록 융통성 있게 조절된다. 실제 자료나 조작할 수 있는 물건을 교재로 사용하며, 학습자가 스스로 자신만의 세계관을 만들 수 있다. 서로의 상호작용을 높이기 위한 수업환경의 조성이 중요하며, 주로 소집단 중심인 협동학습을 하게 된다. 협동학습은 모든 학생들의 각각의 관점을 이해하고 그 관점을 개발하는데 기여하도록 협동적인 노력을 의미하며 학습활동의 관찰이나 발표 등을 통해 평가를 하게 되므로 학습자는 능동적으로 참여해야 함을 강조한다.

구성주의 학습원리

① 지식은 인식의 주체에 의해 만들어 진다. 객관적인 지식이란 없으며, 모든 지식은 인식의 주체자인 개인에 의해 주관적으로 구성된다.
② 지식은 상호작용을 통해 형성된다. 지식의 습득과 형성은 개인의 인지작용만으로 이루어지는 것이 아니고, 개인이 속한 사회문화적 배경과 상호작용을 통해 이루어진다.
③ 지식은 구체적인 상황을 중심으로 한 맥락적인 것이다. 지식은 항상 구체적인 상황 속에서 실제적 성격의 과제를 다루어야 하며, 그러한 지식이 제공되는 맥락이 중요하다.
④ 지식은 능동적인 구성과정이다. 구성주의적 관점에서 보면 학습은 지식의 단순한 획득의 재생산 과정이 아니라 능동적인 과정이며, 인지적 과정일 뿐만 아니라 사회적, 문화적 과정이다.
⑤ 평가는 사전에 설정된 목표에 근거한 준거 지향적 평가보다는 수행평가나 역동적 평가 등의 실제 과제를 수행하는 학습과정 속에서 자연스럽게 이루어지는 질적인 평가를 다룬다.

2 수업이론

학습이론이 수업 실제를 개선하는데 미치는 한계와 새로운 응용과학의 발전, 그리고 시대 상황적 요인 등이 복합적으로 작용하여 1950년대 후반부터 학습보다는 수업에 더욱 관심을 갖고 수업이론의 개발에 박차를 가하게 되었다.

1) 브루너(Bruner)의 수업이론: 발견학습모형

Bruner(1915~2016)는 수업에 관한 인지이론적 접근의 대표자로서 오늘날 세계 각국의 교육개혁 운동에 가장 강력한 이론적 기초를 제시하였다는 평가를 받고 있다. Bruner에 의하면 수업이론은 처방적(prescriptive)이고 규범적인 성격을 지니며, 학습이론은 기술적(descriptive)이고 간접적인 성격을 띈다. 지식이나 기술을 가르치는데 가장 효과적인 방법이 무엇인가를 제시해야 한다는 점에서 수업이론은 처방적이다. 그가 제안한 수업이론은 발견학습이론이다. 브루너는 지식을 기억하는 것보다 지식을 얻는 과정, 교육의 과정을 중요시 했으며, 수업이론이 다음의 네 가지 특징을 갖춰야 한다고 하였다.

(1) 학습 경향성(Predisposition toward learning)

학습 준비도, 출발점 행동과 유사한 개념으로 학습하고자 하는 의욕이나 동기 또는 경향을 뜻한다. 브루너는 학습 의욕을 고취시키기 위한 하위 요소로 학습자에게 탐구심과 호기심을 자극하는 수업방법, 학습자의 학습방법과 학습자료와의 관계, 그리고 교사와 학습자 사이의 대인관계를 강조하였다.

(2) 지식의 구조(Structure of knowledge)

브루너는 모든 지식이 구조를 가지고 있다고 전제하고, 이 지식의 구조를 사실적 지식이 아니라 발견식으로 가르쳐야 한다고 하였다. 또한 "어떤 과제(지식)라도 지적으로 옳은 형태로 조직하면, 어떤 발달단계에 있는 아동에게도 효과적으로 가르칠 수 있다"는 나선형 교육과정을 제안하였다.

(3) 학습의 계열(Sequence)

학습의 계열이란 학습되어야 할 자료를 학습자들이 이해, 변형, 전이하는데 도움이 되도록 순서대로 조직하여 제시하여야 한다는 것이다. 모든 학습자에게 맞는 최적의 단일 계열은 있을 수 없고 이전 학습, 발달 단계, 학습 과제의 성질, 학습자의 개인차 등 여러 요인에 따라 최적 계열은 달라진다.

(4) 강화(Reinforcement)

수업에서 강화의 역할은 학습자에게 교정적 정보를 주는데 의미가 있으며, 학습과 수업 과정에서 적용될 보상과 벌의 성격과 그 적용 방법, 적용의 빈도 및 간격 등을 명시할 수 있어야 한다. Bruner는 보상과 벌을 대단히 중요하게 취급한다.

Bruner의 수업이론에서 위와 같은 요소를 가장 이상적으로 조직할 수 있는 수업방법은 발견학습(discovery learning), 또는 탐구훈련(inquiry training)이며, 학습이란 지식 습득의 결과가 아니라 과정이라 본다. 학습자의 참여를 중요시하며, 교육자에게는 강의식 수업과 달리 지식의 전달자가 아닌 안내자의 역할이 더 요구된다.

2) 가네(Gagne)의 수업이론: 교수설계모형

행동주의와 인지주의 심리학의 정보처리이론을 바탕으로 개발된 이론이다. Gagne (1916~2002)는 인간의 학습은 그 종류와 수준에 따라 서로 다른 조건하에서 이루어지고, 아주 단순한 것에서 복잡한 것으로 저차원에서 고차원으로 발전하는 위계를 이루고 있으며 한 단계의 학습은 다음 단계의 학습에 필수적인 선행요건이 된다는 학습 위계(learning hierarchy)에 기초를 두고 있다. 즉, 새로운 정보가 일련의 정보처리 과정을 거쳐 장기기억에 저장되는 것을 학습이라고 보고, 학습된 능력을 다섯 가지 주요 요인인 언어 정보, 지적 기능, 인지 전략, 태도, 그리고 운동 기능이라 하였고, 이들 각각이 교육을 통해 길러주어야 할 목표가 된다고 하였다.

(1) 언어 정보(Verbal information)

자신의 생각을 언어로 표현할 수 있는 학습된 능력으로서, 학습자 행동의 목적 중 하나는 정보에 대해 올바르게 진술하고 표현하는 것이다.

(2) 지적 기능(Intellectual skill)

여러 가지 기호나 상징(숫자, 문자, 단어, 그림, 도표)을 사용하여 환경과 상호작용할 수 있는 능력이다. 이 기능의 학습을 위해서는 외적 조건보다는 내적 조건의 준비가 더 필요하다.

(3) 인지 전략(Cognitive strategy)

개인의 학습, 기억, 사고 행동을 지배하며 내재적으로 조직된 기능으로서 개념과 규칙의 활용을 조정해 주고 점검해 주는 기능을 한다. 즉 학습자 자신의 내재적 정보처리 과정을 조정, 통제하는 기능이다.

(4) 태도(Attitude)

개인의 여러 종류의 활동 가운데 어느 것을 선택하는데 영향을 주는 능력이다. 즉 학습자가 여러 종류의 활동, 대상, 사람 중에서 좋아하거나 싫어하는 또는 찬성하거나 반대하는 등의 행위를 선택하도록 하는 내적 경향성을 말한다.

(5) 운동 기능(Psycho-motor skill)

비교적 단순한 운동반응 계열이 보다 복잡한 운동으로 통합된 신체적 기능이다. 이는 장기간 반복 연습을 통해서 잘 학습되며 파지에 미치는 영향도 크다.

Gagne는 위의 다섯 가지 영역 중 위계가 가장 분명한 영역으로 지적 기능 영역을 강조하였으며, 이론을 구성하는 핵심 개념인 학습조건으로 내적 조건과 외적 조건을 제시한다. 내적 조건은 학습자가 이미 가지고 있는 학습능력을 말하고, 외적 조건은 학습자의 행동과는 독립적인 것으로 특정한 학습을 위해 외부에서 가해지는 조건을 의미한다. Gagne는 성공적인 수업을 위해서는 특정 학습 영역에 대한 학습분석이 먼저 이루어져야 한다고 주장하였으며, 이러한 학습분석을 과제분석 또는 학습과제의 분석이라 한다.

3) 블룸(Bloom)의 수업이론: 완전(숙달)학습모형

Bloom(1913~1999)은 교육과정과 교수 · 학습, 교육평가 분야의 세계적 학자 중 한 사람이며, 1968년 '완전학습모형'을 제시하였다. 완전학습모형의 주요 요소는 인지적 투입행동, 정의적 투입 특성, 학습과제, 수업의 질이다.

(1) 인지적 투입행동

각각의 학습과제에 학습자가 그 과제를 숙달하기 위해 필요한 선행학습을 말한다.

(2) 정의적 투입 특성

학습과제나 교과, 학교와 학교학습에 대한 관심과 태도의 복합체이며, 이 안에는 심층적인 자아개념과 성격 특성이 포함되어 있다. 가변적인 것도 있으나 대부분 변하지 않는 불변적 성격이며, 연령과 과거경험의 함수관계를 나타낸다.

(3) 학습과제

학습단원, 교과서의 장이나 하나의 주제 등을 말하며, 다양한 교육내용, 여러 행동적 학습과정도 포함한다.

(4) 수업의 질

학습자에게 제시해야 할 단서나 지시, 학습자의 학습활동참여, 학습자가 얻는 강화 등이 포함된다. 대부분 집단으로 이루어지는 학교 수업에서 수업의 질적 유지에 어려움이 있으며, 이를 위한 환류 및 교정단계가 포함되어야 한다.

Bloom은 숙달학습을 위한 효과적인 수업전략으로 숙달학습계획, 수업진행, 숙달학습평가가 필요하다. 숙달학습계획은 학습단원과 학생 참여방식이 제시되어야 하며, 수업진행은 오리엔테이션을 제공한 뒤 계획된 교수법에 의해 가르치고 형성평가실시를 통해 학습성취 미달성 학생에게 적절한 관리를 제공하고, 숙달학습 평가는 교사가 최종적으로 총합 평가를 실시하게 된다. 1976년 Bloom이 숙달학습에 관한 10년 연구를 거쳐 내린 결론은 아주 좋은 조건 아래서는 학교학습의 개인차가 거의 사라지지만, 불리한 학습조건 아래서는 더 커진다는 것이었다. 이는 본질적으로 적절한 학습조건이 갖추어지면 학습자들의 개인차는 극복될 수 있다는 것이다.

4) 글레이저(Glaser)의 수업이론

Glaser(1921~2012)의 수업이론은 학습내용을 일종의 정보로 보고 수업과정을 막대한 양의 정보를 놀라운 정도로 신속하고 정확하게 처리하는 컴퓨터의 구조와 기능에 비교하였다.

즉 수업의 목표를 정확하게 설정하고 학습자가 설정된 목표를 달성할 수 있는지를 알아 본 뒤에 본격적인 수업활동을 전개하고, 끝으로 목표달성 여부를 평가하는 일련의 논리적 과정을 나타내고 있다고 볼 수 있다.

Glaser는 수업과정을 하나의 체계(system)로 파악하고 수업목표, 출발점 행동, 수업절차, 학습성과의 평가 등 네 개의 구성요소로 구분하고 있다(그림 5-4).

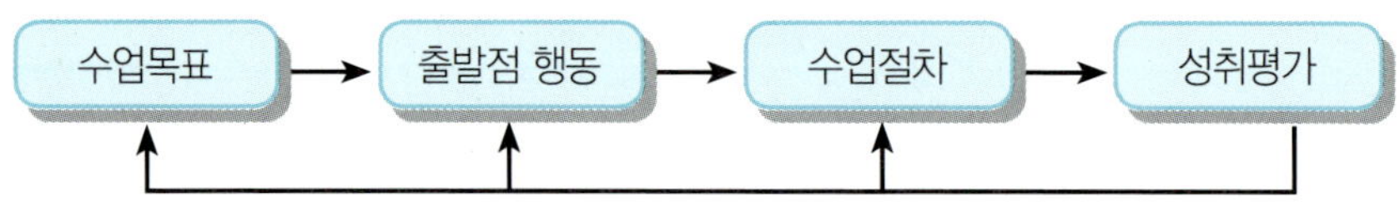

그림 5-4 글레이저(Glaser)의 수업모형

(1) 수업목표(Instructional goals)

수업모형의 1단계로 성취되어야 할 목표와 설계되어야 할 체제의 목적으로 구성된다. 이는 교수 · 학습의 지침이 되고, 수업내용과 절차를 결정하고 조직하는데 도움을 주며, 수업성과를 평가하는 기준으로 기능한다. 따라서 수업목표는 구체적으로 진술되어야 한다.

(2) 출발점 행동(Entry behavior) 또는 투입행동의 진단

2단계로서 수업활동을 진행하기 전에 학습자들의 학습 정도 또는 수준을 진단하는 것은 수업의 출발점을 지시해주며 수업을 효과적으로 전개하기 위해서 필요하다. 지금까지는 선행학습 정도, 적성, 지능 등의 지적 영역을 많이 고려해왔으나 흥미, 태도, 자아개념과 같은 정의적 영역도 학습의 결과에 영향을 미치는 중요한 요인이므로 이에 대한 진단 역시 필요하다.

(3) 수업절차(Instructional delivery)

3단계로서 학습자에게 가르칠 내용을 교사가 직접 가르치는 과정이다. 이 단계에서의 중요 과제는 학습이 어떤 조건하에서 가장 잘 발생될 수 있는가와 이에 관련된 질문에 대답하는 것으로서 수업이야말로 교육의 핵심적 활동이라고 말할 수 있다.

(4) 학습성과의 평가

4단계로서 설정된 교수 목표가 얼마나 달성되었는지를 평가하는 일련의 결정과 실천의 순환으로 구성된다. 이 단계에서의 평가를 수업 · 학습 과정의 형성평가(formative evaluation)와 대비하여 총합평가(summative evaluation)라고 한다. 총합평가는 학기말과 같이 일정 기간의 수업이 끝났을 때, 그 동안 학생들이 이룩한 학업성취도를 종합적으로 평가하여 성적을 판정하고, 후속 학습과제에서의 성적을 예측하여 수업의 질적 관리에 활용하는 것이다. 이 과정에서 학생이 목표를 학습하지 못했다면 그 정보는 1단계인 수업목표 선정의 적절성을 검증하는데 환류(feed back)하게 된다.

3 건강행위 이론

건강행위(health behavior)란 건강유지, 건강회복, 건강증진과 관련된 행위 그 자체뿐 아니라 행위를 결정하는 요소로 신념, 기대, 동기, 가치, 지각, 그 밖의 인지적 요소와 정의적 및 감정적 상태, 그리고 기질을 포함하며 행위유형이나 행동습관을 포함한다.

보건교육의 과제는 건강행위를 이해하고, 이를 건강을 향상시키기 위한 유용한 전략으로 바꾸는 것이다. 점차 복잡해져 가는 보건교육 분야에서 효과적으로 기능하기 위해서는 관련이론을 폭넓게 이해할 수 있어야 한다.

3-1 개인수준의 이론

1) 건강신념모형(Health Belief Model, HBM)

이 모형은 행동과학(behavioral science) 연구들에 근거하여 1950년대 미국 사회심리학자들에 의해 개발되었는데, 이 모형의 가정은 인간의 행동은 주로 특정한 목표에 대하여 개인이 생각하는 가치와 주어진 행위로 그 목표를 달성할 가능성에 대한 개인의 객관적이고 논리적인 사고과정에 의해 결정된다는 것이다.

이들 사회심리학자들은 레빈(Lewin)의 장이론(field theory)에 기초하여 어떤 사람들이 질병을 예방하는 행위들(건강검진, 예방접종)을 취하며, 어떤 사람들이 취하지 않는지를 집중하여 탐구하였다. 이들은 보상이나 강화가 행위발생에 직접 영향을 준다는 행동주의 이론가들의 생각과는 다르게 강화기제가 그러한 상황이 발생할 것이라는 기대에

작용한다고 생각하였다.

1988년에는 건강행위에 대한 설명력을 넓히기 위하여 건강신념모형에 반두라(Bandura)가 제시한 자기효능개념을 추가하여 제시하였다(Rosenstock, Strecher & Becker, 1988). 자기효능은 특히 어떤 프로그램에 참가하는가, 하지 않는가 하는 단순한 행위가 아니라 장기간 변화시켜야 하는 생활방식과 관련된 행위를 연구하는 경우에 더욱 중요하게 부각되고 있다.

건강신념모형을 이용한 효과적인 보건교육전략은 공포심을 유발하면서 문제의 심각성 및 노출가능성, 이에 따른 위협감소성과 행위변화에 대한 재확신이 결합되어야 한다(Rogers & Prentice-Dunn, 1997). 이 모형은 사회적으로 쟁점이 되는 건강행위와 구성 개념 간의 관계를 결정하고 그 중재에 관한 정보를 제공하기 위해 널리 사용되어 왔다. 한 예로 유방암검진행위나 HIV 보호행위와 관련된 것이 있다.

주요 변수는 질병에 대한 민감성, 질병에 대한 심각성(질병으로 인한 고통, 불쾌감, 결근, 경제적 손해 등에 대한 인지 정도), 이득 및 투자비용과 건강동기(동기유발 요인으로 질병에 걸린 결과에 대한 거부감 등), 자기효능감이다(그림 5-5).

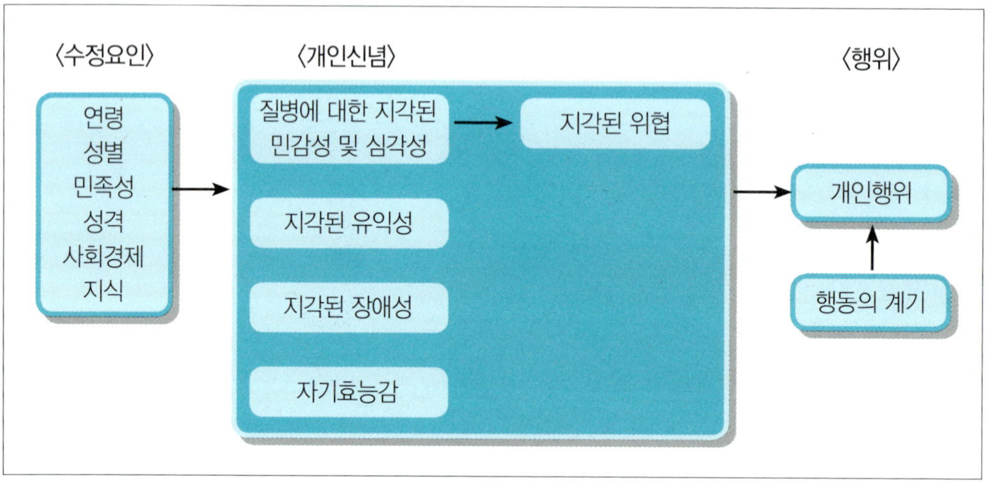

그림 5-5 건강신념모형(Champion & Skinner, 2008)

① 지각된 민감성(perceived susceptibility)은 어떤 건강상태가 될 것이라는 가능성에 대한 주관적인 생각이다. 질병의 경우에서는 진단받을 가능성, 재감염의 가능성, 질병에 걸릴 가능성 등에 대한 지각을 일컫는다.

② 지각된 심각성(perceived severity)은 질병에 걸렸을 경우나 치료를 하지 않았을

때 어느 정도 심각하게 될 것인가에 대한 지각이다. 죽음, 불구, 통증 등과 같은 의학적 결과나 직장, 가족생활, 사회적인 관계에 미치는 영향과 같은 사회적 결과를 포함한다. 많은 연구자들은 지각된 민감성과 지각된 심각성을 합하여 지각된 위협으로 명명하기도 한다.

③ 지각된 유익성(perceived benefit)은 특정행위를 함으로써 얻을 수 있는 혜택과 이익에 대한 지각이다. 민감성이나 심각성에 대한 지각으로 행위를 유발할 수 있는 힘은 있지만, 반드시 정해진 행위를 유발하지는 않는다. 행위는 특정한 행위가 지각된 위협을 어느 정도 감소시킬 수 있는지에 대한 신념, 다시 말하면 행위의 혜택에 대한 지각에 따라 달라진다. 따라서, 충분히 위협을 느낀 사람이라도 그 행위가 할 만하고 효과가 있을 것이라고 생각하지 않으면 수행하지 않는다.

④ 지각된 장애성(perceived barrier)은 특정한 건강행위에 대한 부정적인 지각이다. 장애성의 지각정도는 권장한 행위를 하는 데 방해요소가 될 수 있다. 행위의 효율성에 비하여 그 행위를 하였을 때의 비용부담, 위험성(부작용, 치료로 인한 문제), 불쾌함(통증, 어려움), 불편함, 시간소비가 어떠한지를 판단하는 일종의 비용 · 효과 분석이 무의식적으로 이루어진다. 따라서, 민감성과 심각성이 행위를 할 에너지를 제공하고 장애보다는 혜택이 많다고 지각했을 때 선호하는 행위를 하게 된다.

⑤ 행위계기(cue to action)는 의사결정을 하는 데 필요한 자극으로 증상과 같이 내적일 수도 있고 대중매체, 대인관계, 의료진이 제공한 유인물과 같이 외적일 수도 있다.

⑥ 자기효능감(self-efficacy)은 건강행위를 취할 수 있는 자신의 능력에 대한 믿음이다.

⑦ 인구학적 변수, 사회심리학적 변수, 구조적 변수들이 개인의 지각정도에 영향을 미쳐 간접적으로 건강행위에 영향을 준다고 가정한다.

2) 건강증진모형(Health Promotion Model, HPM)

펜더(Pender)의 건강증진모형은 건강증진행위를 설명하는 것으로 건강신념모형과 사회학습이론을 기초로 하여 개발되었다. 건강신념모형이 질병관련 행위를 설명하는 것인 반면에, 건강증진모형은 전반적인 건강증진행위를 설명한다는 것이 두 모형의 차이다.

초기 건강증진모형에서는 건강증진행위를 설명하는 개념들을 인지 · 지각요인과 조정요인으로 구분하여 직접 · 간접적으로 건강증진행위에 영향을 미치는 것으로 설명하였다. 따라서 이 모형은 건강신념모형과 구조적으로 유사한데, 건강증진행위의 결정인자를 인지지각 요인, 조정요인, 건강증진행위수행으로 구분하고 있다.

최근에 이 모형을 검증하는 많은 연구를 통해 구성개념 중 건강의 중요성, 지각된 건강통제위, 행동의 계기를 삭제하고 건강의 정의, 지각된 건강상태, 인구학적 특성, 생물학적 특성을 재배치하고 인구학적인 특성과 생물학적인 특성은 개인적 요인에 통합하여 이들을 조정요인이 아닌 개인적 특성과 경험으로 분류하였으며, 인간관계 및 상황적인 요인을 영향요인으로 개정된 모형에서 제시하였다(그림 5-6).

(1) 개인적인 특성

① 이전의 관련행위는 현재와 비슷하거나 같은 행위를 과거에 얼마나 자주 했는지를 의미하는 행위의 주요한 예측요소로써 현재의 건강증진행위에 직접 또는 간접으로 영향을 미쳐 주의를 기울이지 않고 자동적으로 행위하게 하는 개인습관을 만든다.

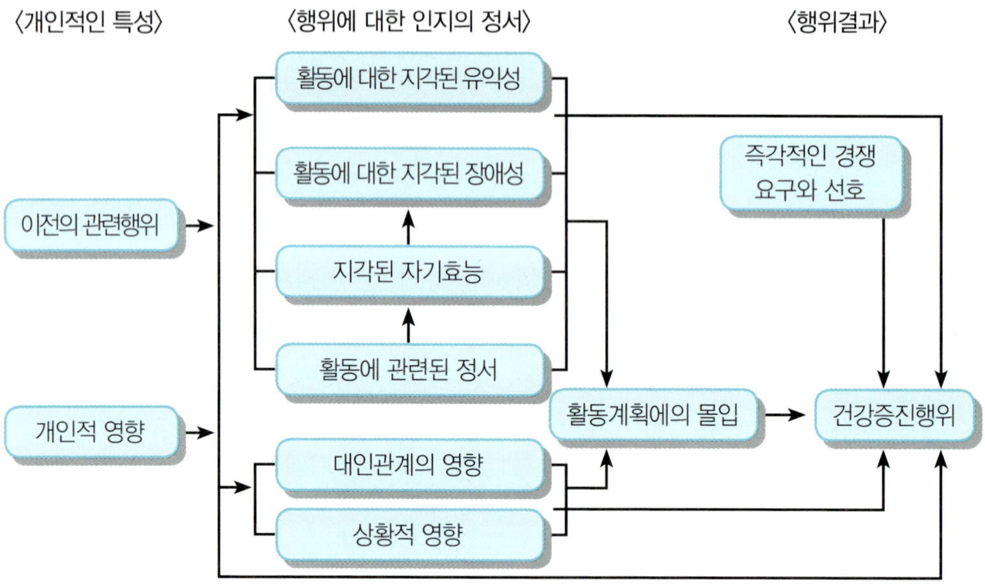

그림 5-6 개정된 건강증진모형(Pender, 2006)

② 개인적 영향으로는 생물학적, 심리적, 사회 · 문화적으로 나뉜다. 생물학적 요인에는 연령, 성, 비만도, 폐활량, 힘, 폐경, 사춘기 등이 포함되며, 심리적 요인에는 자존감, 지각된 건강상태, 건강의 정의, 자기 동기화, 개인능력 등이 포함된다. 그리고 사회 · 문화적 요인으로는 사회경제적 수준, 종족, 보건교육 수혜여부 등이 해당

된다. 이 요인들은 행위에 대한 인지와 정서에는 직접적인 영향을 미치지만, 실질적인 변화가 어렵기 때문에 중재 방안으로 구체화되기는 어렵다.

(2) 행위에 대한 인지와 정서

이 요인은 변화 가능한 요인이므로 중재의 핵심이 된다.

① 활동에 대한 지각된 유익성은 특정행위에 대한 개인이 기대하는 이익이나 긍정적인 결과를 말한다. 긍정적인 결과를 가져올 것이라는 신념은 구체적인 행위를 하는 데 필요한 요소이며, 긍정적인 결과의 가능성이 높은 활동에 사람들은 많은 시간과 자원을 투자한다. 내적 유익성은 피로감 감소, 기민성 등을 제시할 수 있고, 외적 유익성은 경제적인 보상이나 사회적 상호작용이 증가하는 것이다. 건강행위를 지속시키도록 동기화시키는 데는 내적 유익성이 더 영향력이 크다.

② 활동에 대한 지각된 장애성은 이용하기가 불가능한 것, 불편함, 비싼 가격, 어려움, 많은 시간소비 등의 장애요인으로 실제적이거나 상상적인 것일 수 있다. 장애성은 건강증진행위에 직접적으로 영향을 미칠 뿐 아니라 활동계획에 몰입하는 것을 감소시켜 간접적으로도 영향을 미치게 된다.

③ 지각된 자기효능은 수행을 확실하게 성취할 수 있는 자신의 능력에 대한 판단을 말한다. 이는 활동과 관련된 정서의 영향을 받아서 정서가 긍정적일수록 자기효능에 대한 인지가 커지게 된다. 또한, 자기효능이 활동에 대한 지각된 장애성에 영향을 주어, 자기효능이 높을수록 지각된 장애정도는 낮게 된다.

④ 활동에 관련된 정서는 행위와 관련된 주관적인 정서 상태로 행위의 특성에 따라 다르게 표현된다. 특정행위에 대한 정서적 반응은 활동 자체의 정서(activity-related affect), 활동하는 개인과 관련된 정서(self-related affect), 환경과 관련된 정서(context-related affect)로 구분되며, 정서가 긍정적이면 행위를 반복시킬 가능성이 크고 부정적인 정서를 느끼면 행위를 피할 가능성이 크다.

⑤ 대인관계 영향은 타인의 태도, 신념, 행위를 인지하는 것을 말한다. 가족, 동료 보건 의료제공자 등으로부터 영향을 많이 받으며, 규범(의미 있는 다른 사람의 기대치), 사회적 지지, 모델링(타인의 행위를 관찰하는 대리학습)에서도 영향을 받는다. 특히 청소년인 경우에 영향력이 크다.

⑥ 상황적 영향은 상황에 대한 개인의 지각과 인지로 행위를 촉진시키거나 방해한다.

사람들은 안전하고 편안한 환경에서, 또한 자신이 흥미 있어 하는 곳에서 행위에 대한 수행을 잘하는 경향이 있다. 개정된 모형에서는 상황적 영향이 건강행위에 직・간접으로 영향을 미치는 것으로 개념화하였다.

(3) 행위결과

① 활동계획에의 몰입은 개인의 인지과정이 밑바탕이 되어 대상자 스스로 자신의 변화 단계와 선호에 따라 건강행위를 강화시키는 전략을 선택하는 데 몰입한다. 사람들은 일반적으로 비조직적 행위보다는 조직적인 행위를 한다.

② 즉각적이고 경쟁적인 요구와 선호는 계획된 건강증진행위를 하는 데 방해가 되는 다른 행위를 말한다. 갈등적인 요구는 우선적으로 생활 속에서 개인이 건강증진행위에만 전념하고 실천할 수 있는 것이 아니라 일이나 가족에 대해 책임지고 다루어야 하는 환경적 여건에 놓여있기 때문에 발생하게 된다. 그러므로 사람들의 활동계획을 방해하는 것을 억제하기 위해서는 자기조절과 통제능력을 훈련시켜야 한다.

③ 건강증진행위는 이 모형의 최종목적지로, 대상자가 궁극적으로 건강상태에 도달할 수 있도록 한다. 건강증진행위가 삶의 모든 측면에서 건강한 생활양식으로 통합되면 생애기간 동안 건강한 생활을 하게 된다.

3) 합리적 행위이론과 계획된 행위이론

(1) 합리적 행위이론(Theory of Reasoned Action, TRA)

합리적 행위이론은 피시바인(Fishbein)과 아젠(Ajzen)(1975)에 의하여 제안된 이론으로서 가치기대이론(value expectation theory)에 근거하여 개발되었다.

가치기대이론에서 어떤 행위의 가치 기대는 그 행위의 결과, 각각의 결과에 대한 가치와 행위를 수행하였을 때 그 결과가 일어날 가능성에 대한 기대의 합이라고 보았다. 결과에 대한 가치는 객관적인 면과 주관적인 면을 고려하여 파악한다. 가치에 대한 주관적 판단으로 관심의 대상에 개인이 어느 정도 호감을 갖고 있는지를 나타낸다. 이 판단은 대개 '좋음'에서 '나쁨'까지의 연속척도로 측정한다.

합리적 행위이론은 개인의 의도로 행위를 예측할 수 있다고 보고 자기의지로 통제할 수 있는 행위를 설명하는 데 적용할 수 있다. 이 이론에서는 행위의도가 행위의 결정요인이며, 다른 요인들은 의도를 통하여 행위에 영향을 미친다고 가정한다(그림 5-7). 또한, 특정한 행위를 수행하는 데 있어서 개인의 의도는 행위에 대한 태도와 행위에 대한 사회적 혹은 일반적 개인의 규범이라는 두 요인에 의하여 결정된다. 행위에 대한 태도는 행위를 하면 어떤 결과가 일어날 것이라는 신념과 결과의 평가에 의하여 결정된다.

행위에 대한 사회적 규범은 개인에게 중요한 인물이 특정행위를 수행하거나 혹은 수행하지 말라고 요구하는 사회적 압력에 대한 지각과 이러한 압력에 순응하려는 동기를 의미한다.

이 이론의 장점은 첫째, 태도의 현저성(attitude specificity) 원칙을 통합한 점이다. 즉 특정 행위에 대해 보다 구체적인 태도를 가질수록 태도가 행위에 보다 더 관련된다는 것이다. 둘째, 사회환경 안에서 다른 사람들에 의한 규범적 영향의 역할이 있다는 것을 반영하였다. 셋째, 행위 그 자체 보다는 좀 더 예측하기 용이한 사용의도 혹은 행위에 대한 개인의지를 포함하였다는 것이다(Hoyer & Macinnis, 1997). 하지만 인간이 합리적 존재로서 정보를 이용하여 체계적인 결정을 내려 대부분 인간의 사회적 행위는 의지에 의해 통제될 수 있다는 가정 때문에 의지에 의해 완전한 통제가 불가능한 행위를 설명하는데 한계가 될 수밖에 없다.

(2) 계획된 행위이론(Theory of Planned Behavior, TPB)

반두라(Bandura)의 연구에 의해 영향을 받은 또 다른 주요 이론이 아젠(Ajzen)의 계획된 행위이론이다. 합리적 행위이론이 갖고 있는 제한점은 인간의 의도(intention)만으로 행위를 설명하기 때문에 의지가 통제되지 않는 행위의 설명이 어려웠다. 현실적으로 사람들이 수행하는 많은 행위들은 완전히 개인의지의 통제하에 있지 않고 개인의지를 초월하는 타율성 혹은 불확실성을 지닐 가능성이 있다. Ajzen(1985)은 이를 보완하기 위해 행위통제(behavioral control)를 포함시켜서 인간의 다양한 사회적 행동을 설명하고, 예측할 수 있는 계획된 행위이론으로 개발하였다. 계획된 행위이론은 특정행위가 개인의 통제력 밖의 요인에 의해 영향 받을 가능성이 있다면 그 행위가 개인의 의지의 통제력 하에 있는 정도를 고려할 필요가 있다고 주장한다(Terry & O'Leary, 1995).

계획된 행위이론에서도 인간행위의 결정적 요인은 행위에 대한 의도로 설명하고 있다(그림 5-7). 개인이 의도된 행위를 수행하려면 주어진 행위와 관련된 지식, 기술 및 능력 등의 내적 요인과 시간, 기회, 타인의 협조 등의 외적 요인에 의해서 영향을 받는다. 행위에 대한 태도는 행위가 좋은 것인가 나쁜 것인가에 대한 생각의 유무는 주어진 행위가 결과를 얼마나 긍정적 또는 부정적으로 평가하는가에 따라 결과를 유도할 것이라는 신념에 의해 결정된다.

주관적 규범들은 당위적인 행동에 대한 다른 사람들의 명확한 견해와 관련된 개인적 신념에 의해 결정되며, 이는 타인의 권유를 수용하기 위해 동기화된 사람들의 명확한 견해와 관련된 개인적 신념에 의해 결정된다.

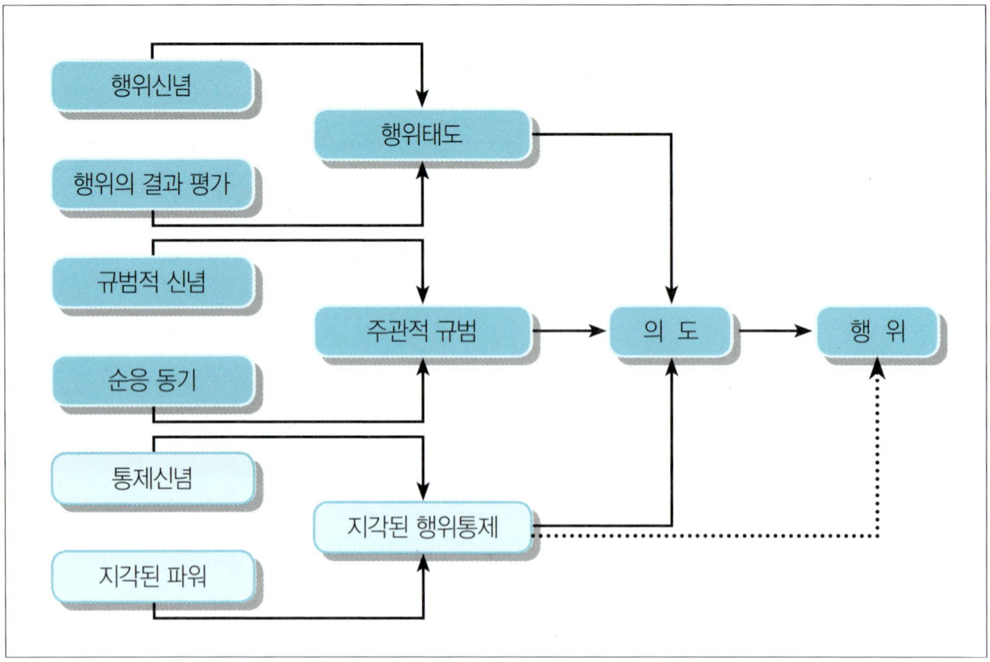

그림 5-7 합리적 행위이론〈음영〉과 계획된 행위이론〈전체〉

자료원 : Montano & Kasprzyk(2008). 일부 발췌 및 저자 수정

계획된 행위이론에서 지각된 행위통제는 주어진 행위를 실천하는데 개인이 느끼는 용이함 혹은 어려움을 나타내는 것이다. 이는 Bandura(1977)의 지각된 자기효능감과 비슷한 개념으로 볼 수 있다. 지각된 행위통제는 통제신념과 지각된 파워로 결정되며, 통제신념은 개인의 행위수행을 촉진시킬 가능성(혹은 방해할 가능성)으로 기술, 자원 및 기회의 이용 가능성을 지각하는 것을 의미한다. 지각된 파워는 이러한 기술, 자원 및 기회를 통해 특정 행위수행이 용이하도록 하는데(혹은 어렵게 만드는데) 어느 정도 중요하게 작용한다고 평가하는지를 의미한다.

새롭게 포함된 지각된 행위통제는 특정행위 실천에 직간접으로 영향을 미친다. 행위에 대한 지각된 통제가 약한 경우, 행위와 직접 연결되고, 행위에 대한 지각된 통제가 강력할 때는 의도를 통해서 행위수행에 간접적으로 연결된다(Ajzen과 Madden, 1986). 그런데 특정행위가 완전한 의지의 통제하에 있으면 지각된 행위통제는 특정행위를 예측하는데 무관하게 되고 결국 합리적 행위이론과 다를 바 없다. 지각된 행위통제가 특정행위수행에 직접적인 영향을 미치는 것은 특정행위의 의지에 대한 통제가 강력하지 못하거나 혹은 지각된 행위통제가 실제행위통제를 비교적 정확히 반영하고 현실적으로 사정되었다면 가능한 일이다. 실제행위통제는 행위수행에 필요한 자원이나 기회를 실제 충분히 가지고 있어 성공적으로 행위수행이 가능함을 의미한다.

행위태도, 주관적 규범 및 지각된 행위통제의 선행요인은 행위와 관련된 정보, 즉 신념으로 의지 및 행위의 근본적 결정요인이 된다. 이 이론에서는 인구학적 요인이나 성격 특성, 대상에 대한 태도 등은 배경변인으로 간주되어 행위에 직접적인 영향은 주지 못하고 신념의 일부에 영향을 주는 것으로 보여진다.

4) 횡이론적 모형(Transtheoretical Model, TTM)

횡이론적 모형은 프로차스카(Prochaska)와 디클레멘테(DiClemente)(1983)에 의해 개발된 이론으로, 행위변화는 일회적이기 보다는 일련의 단계를 거치며 변화시기와 변화과정이 사람마다 다르다는 점을 알렸다. 변화의 단계별로 나타나는 사람들의 변화과정 특성을 프로이드(Freud) 학파, 스키너(Skinner) 학파, 로저스(Rogers) 학파 등 주요한 심리치료이론들에 의해 설명하였다.

초기에는 금연교육에 중점적으로 적용되었으나, 현재는 알코올과 약물남용, 불안과 공황장애, 우울, 비행, 섭식장애와 비만, 고지방식이, HIV 및 AIDS예방, 유방엑스선검사 및 기타 암검진, 투약순응, 계획되지 않은 임신예방, 임신과 흡연, 앉아서 일하는 방식, 자외선 노출, 예방적 의료접근을 수행하는 의사 등(Glanz, Reimer & Viswanath, 2008) 보건교육의 여러 분야에서 다각도로 적용되었다. 이는 개인의 건강행위를 '변화단계'와 '변화과정'으로 설명함으로써 의도적 행위변화에 대한 이론적 틀을 제시하고 있다.

(1) 변화단계(Stages of change)

바람직한 행위로의 변화는 계획이전(precontemplation)단계, 계획(contemplation)단계, 준비(preparation)단계, 행동(action)단계, 유지(maintenance)단계를 밟아 이행한다고 본다. 계획이전단계에서 유지단계에 이르는 경로가 반드시 직선을 이루지는 않으며, 변화 초기 단계에서의 재발이나 이전 단계로의 재순환은 유지단계에 들어가기 전에 흔히 일어날 수 있는 현상이다. 또한 성공적인 행위변화는 한 번에 일어나는 것이 아니라 여러 번 붕괴(relapse)를 경험하게 되므로, 보건교육자는 이를 하나의 과정으로 이해하고 학습자로 하여금 이에 대한 대처능력을 길러주는 것이 중요하다(그림 5-8). 상이한 단계에 속해 있는 사람들은 서로 다른 기대와 신념을 지니고 상이한 행위를 하므로, 학습자가 어느 단계에 속하는 지에 따라 교육방법을 차별화 할 수 있다(표 5-1).

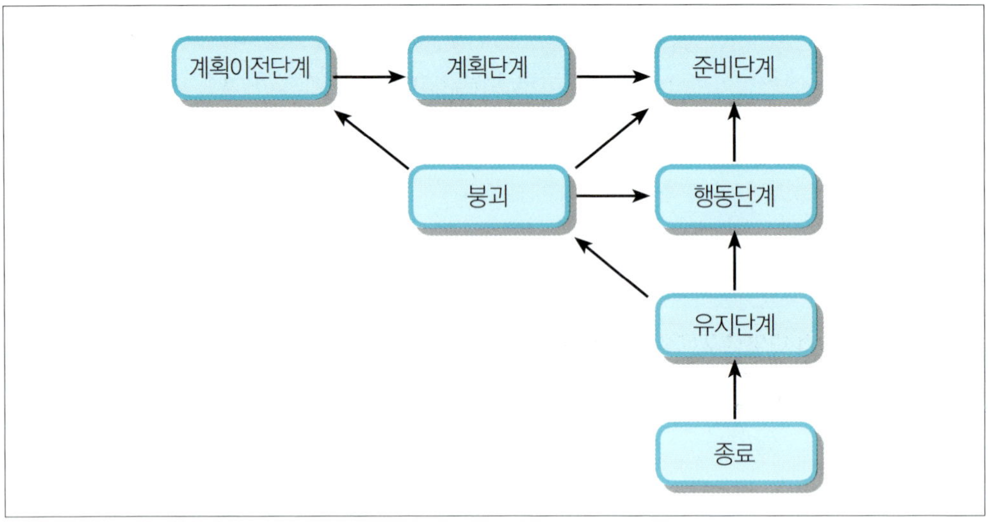

그림 5-8 건강행위 변화단계(Prochaska & DiClemente, 1992)

표 5-1 변화단계별 행위 특성

변화단계	행위 특성
계획이전단계	• 다가오는 6개월 이내에 행동을 취할 의사가 없음
계획단계	• 다가오는 6개월 이내에 행동을 취할 의사가 있음
준비단계	• 다가오는 1개월 이내에 행동으로 옮기려고 함 • 약간의 행동변화가 보이기도 함
행동단계	• 6개월 이내로 명백하게 행동변화가 있음
유지단계	• 6개월이 지나도록 명백한 행동변화가 있음

자료원 : Prochaska, Redding & Evers, 2008

(2) 변화과정(Processes of change)

변화과정은 개인이 각 변화단계를 거치면서 행위를 변화시키기 위하여 사용하는 활동이나 전략으로써, 중재를 통한 촉진뿐만 아니라 각 개인이 건강행위를 이행하는 과정에서 스스로 변화하는 과정도 설명할 수 있다.

10개의 기본적인 변화과정 내용을 요약하면 다음과 같다.

① 인식고취(consciousness raising) : 높은 수준의 의식과 정보를 찾는 과정으로 피드백, 대면하기, 설명하기, 책읽기, 미디어캠페인 등을 통해 증가시킬 수 있다.

② 극적 안도감(dramatic relief) : 감정 경험과 표출과정으로 애도하기, 역할극, 개인적 고백, 미디어캠페인 등으로 사람들의 마음을 움직이게 한다.

③ 환경 재평가(environmental reevaluation) : 자기환경과 문제들에 대한 감정적 · 인지적 재인식 과정으로 감정이입훈련, 다큐멘터리, 가족개입과 같은 방법을 통해 개인의 습관이 그 사회환경에 어떻게 영향을 주는가를 알 수 있도록 한다.

④ 사회적 개선(social liberation) : 개인적 변화를 지지하는 사회적 변화 의지의 과정으로 소수집단옹호, 역량강화, 정책형성 등을 통해 증진될 수 있다.

⑤ 자기 재평가(self-reevaluation) : 자기 자신과 문제들에 대한 감정적인 지적 재인식 과정으로 가치명료화, 건강 역할모델의 기법들을 통해 스스로 평가할 수 있도록 돕는다.

⑥ 자극통제(stimulus control) : 환경 또는 경험을 재구축하여 문제 자극이 덜 발생하도록 하는 과정으로 회피, 환경재조정, 자조집단형성 등을 통해 증진될 수 있다.

⑦ 지지관계(helping relationship) : 개방 · 보호 · 신뢰 · 진실 · 감정이입을 포함한 관계로 라포 형성, 치료적 동맹관계, 상담자의 전화, 짝짓기 등이 지지의 원천으로 사용가능하다.

⑧ 역조건화(counter-conditioning) : 문제행위를 보다 긍정적 행위나 경험으로 대치하는 건강한 행동의 학습으로 휴식, 주장하기, 탈감작화, 니코틴 대체물, 긍정적 자기진술 등이 있다.

⑨ 강화 관리(reinforcement management) : 긍정적 행위는 강화하고 부정적 행위는 처벌하는 과정으로 조건부계약, 명시적 혹은 은밀한 강화제, 집단표창 등으로 증진시킬 수 있다.

⑩ 자기개선(self liberation) : 신념에 근거하여 변화하고 행할 수 있다는 믿음의 과정으로 새해결심, 대중앞에서 공언하기, 선택가능한 것이 많을 때 행위변화를 가능케 하는 의지를 증가시킬 수 있다.

Prochaska 등(1992)은 개인이 겪는 변화과정을 경험적 변화과정(experiential processes of change)과 행위적 변화과정(behavioral processes of change)으로 구분한다. 경험적 변화과정은 주로 행위와 관련된 정서, 가치관, 인식작용 등 내면적인 것에 중점을 두고 있으며 변화를 준비하려는 초기단계에 있는 사람들에게 흔하다. 반면에 행위적 변화과정은 행위변화 자체에 중점을 두고 있으며 건강행위를 이미 지속하는 변화단계 후반에 속하는 사람들에게 보다 일반적이다. 경험적 변화과정에는 인식고취, 극적 안도감, 환경 재평가, 사회적 개선, 자기 재평가가 포함되며, 행위적 변화과정에는 자극통제, 지지관계, 역조건화, 강화 관리, 자기개선이 포함된다.

변화과정은 변화단계와 관련이 있으므로 보건교육 시 대상자별 변화단계를 진단하여 각 단계별로 적절한 변화과정을 이용하여 효과적으로 교육할 것이 강조된다(표 5-2).

표 5-2 변화단계별 변화과정

	변화단계				
	계획이전 단계	계획단계	준비단계	행동단계	유지단계
변화과정	인식고취, 극적 안도감 환경 재평가				
		자기 재평가			
			자기개선		
				강화 관리, 지지관계 역조건화, 자극통제	

자료원 : Prochaska & Velicer, 1997

3-2 대인관계 수준의 이론

1) 사회인지이론(Social Cognitive Theory)

사회인지이론은 인지능력이 있는 개인과 환경 그리고 행위 간에 상호작용을 통해 나타나는 인간 행동의 역동성을 설명한다. 이것은 Bandura(1962)의 '모방을 통한 사회학습'이라는 논문발표 이후 끊임없이 개발되어 현재의 사회학습이론을 구성하는 주요 개념들을 만들어냈다. 사회인지이론이 보건교육 및 다양한 건강행위 프로그램과의 관련성을 뒷받침하는 점은 행위변화에 대해 다양한 이해들로 구성되어 인지주의, 행동주의 및 나아가 정서적인 이해를 가능하게 하는 종합적 이론이기 때문이다.

사회인지이론은 학습이 일어나는 과정과 인간행위관련요인들을 이해함으로써 광범위한 건강문제를 파악할 수 있는 통찰력을 제공하는 포괄적으로 구축된 개념적 틀로 간주된다. 사회인지이론에 근거를 둔 건강증진프로그램은 아동과 청소년의 심혈관건강프로그램(Child and adolescent trial for cardiovascular health, CATCH), 영양습관개선(Gimme5!), 음주습관개선(Project Northland), 심혈관 및 기타 만성질환감소프로젝트, 금연전화상담, 콘돔사용, 컴퓨터를 이용한 천식관리, 웹기반 청소년 흡연 단념 프로그램 등이 있다(Glanz, Rimer & Lewis, 2002; Glanz, Reimer & Viswanath, 2008).

사회학습이론은 상호결정론, 행동능력, 결과기대, 자기조절, 자기효능감, 관찰학습과 강화 등의 주요 개념으로 구성되어 있다.

(1) 상호결정론(Reciprocal determinism)

상호결정론은 인간이 살고 있는 환경이 개인과 행동의 단순한 산물이 아니듯이 행동 또한 환경과 개인과의 단순한 결과로 나타난 것이 아니라는 것이다. 즉 구성요소 간에 끊임없이 서로 영향을 주고받고 있으므로 바람직한 행위변화를 위해서는 그 문제행동에만 몰두하지 않고 문제행동이 나타나는 환경과 문제행동을 하는 개인의 변화에도 관심을 가져야 한다.

(2) 행동능력(Behavioral capability)

특정행동을 수행하려면 표적행동이 무엇인지 분명해야 하고, 그것을 수행할 수 있는 기술이 필요하다. 따라서 표적행동을 수행하기 위해서는 이에 대한 학습이 선행되어야 가능하다. 기술훈련을 통해서 숙달학습을 촉진시키는 변화전략이 필요하다.

(3) 결과기대(Expectations)

개인은 특정상황에서 자신의 행동에 대한 반응으로 특정사건이 일어난다는 것을 학습하면 동일한 상황이 발생되었을 때 동일한 사건이 일어날 것을 예측한다. 따라서 목적하는 바람직한 행동이 있다면 그것을 통해 반응으로 나타날 긍정적인 결과를 구성하는 것이 필요하다. 청소년시기의 흡연은 나이가 많은 동료, 성인의 역할모델로부터 성인이 된 것 같은 느낌, 금기사항에 대한 호기심과 흥분, 섹시한 외모일 것이라는 기대를 학습하고 예측한다. 따라서 이러한 흡연에 대한 부적절한 결과기대를 바꾸어 주는 것이 청소년 흡연예방을 성공적으로 이끌기 위해 필요하다(Flay, 1985).

(4) 자기조절(Self-regulation)

인간은 경험에 의해 학습된 기준으로 자기평가의 기초를 형성하고 자신의 수행이 그 평가기준을 충족시키면 스스로 긍정적인 평가를 내리는 반면, 그 기준에 도달하지 못하면 부정적으로 평가한다. 이러한 평가에 의한 내적 강화가 타인에 의한 외적 강화의 영향력보다 크다는 점에서 상대적 효율성이 강조되었다.

자기조절 행위는 순환적 과정으로 자신의 행동을 관찰, 판단, 반응함으로써 수행기준을 성취해 간다. 즉, 자신의 행동을 다양한 측면에서 감시·관찰한 후, 자신의 평가기준과 비교·판단하고, 그에 따른 긍정적·부정적 자기반응으로 보상과 처벌을 부여하는 일련의 과정에 의해 행위가 조절된다고 본다. 이 과정에서 가장 중요한 요소는 행동을 변화시키는 동기화로, 자신이 무엇보다도 강력한 영향력을 미칠 수 있다. Bandura는 인간행동의 대부분은 이와 같은 자기평가적 결과로 조절된다고 강조한다.

(5) 자기효능(Self-efficacy)

Bandura는 인간은 자신의 행동변화에 있어 많은 인지적 요소에 의해 영향 받는데, 그 중에서도 주요 인지적 요소를 자기효능(self-efficacy)이라고 강조하였다.

자기효능감은 구체적인 상황에서 목표달성을 위해 수행에 필요한 행동을 조직하고 수행하는 데 대한 개인의 판단 또는 기대로서, 자신의 행위에 의해 어떤 결과가 있을 것이라는 결과에 대한 판단과는 구별된다. 다시 말해, 자신이 무엇을 할 수 있느냐에 대한 자신의 인상을 말하는데, 자신과 타인의 성공과 실패에 대한 직접적·대리적 경험이 가장 강하게 영향을 준다. 지각된 자기효능은 주어진 행위를 부분적 또는 독립적으로 수행하는 데 결정요소로 작용한다.

Bandura는 자기효능의 증진방법으로 성공적인 성취감, 대리경험, 언어적 설득과 생리적 상태 조절을 제시하였고, 여기서 얻은 자기효능의 정보를 인지적으로 처리하고 통합함으로써 자기효능을 형성한다고 하였다. 이 중에서도 성공적인 성취감이 가장 강력한 자기효능의 자원으로 보았다. 이는 일정수준의 행위를 성공적으로 수행함으로써 자신감을 갖게 되는 직접적인 경험의 결과이기 때문이다.

교육자는 학습자로 하여금 성공적으로 경험할 수 있도록 현실적으로 성취 가능한 목표를 설정하게 하고, 대인관계나 보건교육을 통한 자신감의 지지와 설득적 의사소통 기술을 적용하도록 하며, 역할모델이 되어 주어 그들로 하여금 대리경험을 시도하도록 해 준다.

(6) 관찰학습(Obseravational learning)

환경이 행동에 대한 모델로 작용하여 학습이 가능한 것이다. 개인이 다른 사람의 행동과 그로 인해 얻게 되는 다양한 강화(보상 또는 처벌)를 관찰하여 이뤄진다. 이는 강화를 얻기 위해 행동하거나 시행착오를 거쳐야 하는 행동주의 이론에 근거한 비효율성을 제거시켰다.

(7) 강화(Reinforcement)

강화는 재발가능성을 증가시키거나 혹은 감소시킬 수 있는 개인의 행동에 대한 반응을 말한다. 강화는 외적 강화, 내적 강화로 구분되며 외적 강화는 조작적 조건화와 같은 직접강화, 관찰학습에 의한 대리강화가 있고, 내적 강화는 자기통제에 의한 강화를 말한다. 내적 강화 위주의 교육프로그램이 학습량, 학습의 유지기간, 학습주제에 대한 관심을 유도하는데 더욱 효과적으로 알려져 있다.

3-3 지역사회 수준의 이론

1) 지역사회조직 이론(Community Organization Theory)

지역사회조직이라는 용어의 사용은 19세기 말 빈곤층, 이민자를 대상으로 출발하여 20세기에는 근로자, 인권문제, 여성, 동성애, 장애인, AIDS 위기, 낙태금지 등을 대상으로 활용되었다. 세계보건기구(1986)에서는 이것을 개인의 건강에 영향을 미치는 결정인자에 대한 사람들의 통제력을 높이고, 높은 수준의 대중적 참여를 이끌어 내며, 다양한 주체들 간의 협력을 강조하는 접근법으로 정의하였으며 이것을 가지고 전세계적으로 수천 개의 건강도시(Healthy Cities)운동을 전개하였다.

지역사회조직은 현실이 그렇듯이 실제 다양한 변화모형으로 조직유형들이 개발되었다. 로스맨(Rothman, 2001)은 지역사회조직 유형을 지역개발(locality development), 사회계획(social planning), 사회행동(social action)으로 분류하였다. 지역개발은 합의와 협력을 강조하며 집단의 정체성과 지역사회감각을 갖는 것을 목표로 과정지향적이다. 사회계획은 외부 전문가에 의한 합리적이고 경험적인 문제해결을 강조하여 과업지향적이다. 사회행동은 지역개발과 사회계획의 특성을 모두 강조하여 지역사회의 문제해결 능력을 증진할 뿐 아니라 취약한 집단과 더 큰 규모의 집단 간에 존재하는 권력과 권리의 불균형을 개선하고자 한다.

최근에는 외부집단에 의해 주도되는 전통적인 지역사회개발의 한계를 극복하려는 시도가 있다. 이러한 모형은 단순히 지역사회를 개선하기 보다는 지역사회의 강점을 강조하거나(Gardner, 1991), 실제 역량을 키울 수 있도록 지역사회 주도적 역할 수행을 강조한다.

지역사회조직에 관한 통합된 모형은 존재하지 않지만 지역사회수준에서의 변화에 영향을 미치거나 변화를 측정하는데 필요한 핵심적인 개념으로는 역량강화(empowerment), 지역사회능력(community capacity), 참여(participation), 관련성(relevance), 이슈선택(issue selection), 비판의식(critical consciousness) 등이 있다.

(1) 역량강화(Empowerment)

개인, 조직, 지역사회가 형평성과 삶의 질 향상을 위해 그들의 사회적, 정치적 환경을 변화시키는데서 그들의 삶에 대한 통제력을 얻는 사회적 행동과정을 말한다. 이는 지역사회조직이론에서 핵심적인 실천원리이다. 이론이면서 동시에 방법론이 되기도 하는 지역사회 역량강화는 개인, 조직, 지역사회의 변화과정과 결과를 모두 포함한다. 개인에서 역량강화는 자신의 삶에 대한 통제력, 개인이 속한 사회적 상황에 대한 비판적 인식, 나아가 정치적 효능감이나 변화에의 참여를 포함하는 내적 자존감의 확장으로 본다(Zimmerman, 1990). 조직에 대한 역량강화는 조직이 사회변화에 영향을 주고 있는지 여부와 새로운 자원을 획득하는데 필요한 조직의 효율성 획득과 관련된 결과를 말한다. 지역사회에서 역량 강화는 개인들이 지역사회조직에 참여함으로써 지역사회 의식의 증가, 참여과정 증가, 지역 사회경쟁력 향상, 정책 및 조건변화, 불평등감소 등을 얻을 수 있다.

(2) 지역사회능력(Community capacity)

이 개념은 사회 및 공중보건문제를 파악하고 자원동원 및 대처하는 지역사회능력에 영향을 주는 지역사회의 특성이다(Goodman 외, 1999). 지역사회능력에는 적극적인 참여, 리더십, 풍부한 사회적 네트워크, 기술과 자원, 비판적 반영, 지역사회의식, 역사이해, 가치천명 및 권력접근성 등을 포함하고 있다. 이 중 사회적 네트워크는 지역사회 내에서 타고난 조력자나 리더를 확인할 수 있으며 타고난 리더를 통해 그들이 속한 네트워크를 파악할 수 있게 하고, 집단 내 고위험집단을 알아내어, 지역주민들이 자신의 지역사회를 사정하고 그들의 네트워크를 강화하는데 필요한 행동을 취하도록 참여하게 한다. 또한 리더십 개발은 지역사회 구성원들의 비판적 사고와 이슈 및 새로운 해법을 확인하는데 필요한 리더, 한편 집단이 자신과 관련된 내용을 가장 생산적으로 논의할 수 있게 지원하는 리더로 구분하여 집단의 역량과 효과성을 키우도록 한다.

(3) 참여와 관련성(Participation & relevance)

동등한 파트너로서 지역사회구성원의 참여를 말한다. 지역사회구성원은 지역사회의 삶에 적극적으로 참여하여 리더십기술과 사회적 네트워크를 얻고, 권력에 접근할 수 있도록 한다. 지역사회조직은 반드시 사람들이 있는 곳에서 시작해야 하며, 지역사회구성원으로 동등하게 참여하여 그들의 욕구, 공유된 권력, 자원인식을 근거로 해서 그들이 해결해야 할 의제를 만들도록 한다.

(4) 이슈선택(Issue selection)

이는 지역사회가 직면한 문제 또는 불편한 것과 쟁점 또는 강하게 느끼고 있는 것을 효과적으로 구분하는 것을 말한다. 좋은 쟁점의 특징은 운명론적인 태도나 신념을 강화시키지 않도록 반드시 성공 가능한 것이어야 한다. 또한 단순하고 구체적이며 문제해결과정에 구성원들을 의미있게 참여시킬 수 있어야 하며 많은 사람들에게 영향력이 있는 것이어야 하고 보다 큰 계획의 일부이어야 한다. 이슈를 선택하는데 자주 활용되는 방법으로는 포커스그룹(focus group), 면대면 자료수집, 명목집단과정(norminal group process), 대화를 통한 문제제기방법 등을 들 수 있다. 한편 지역사회조직은 이슈에 근거한 지역사회 자원동원보다는 지역사회교육, 리더십개발 및 지원, 지속가능한 지역조직구축에 대한 요구가 증가하여 단지 이슈해결에만 매이지 않고 유기체로서 지역사회가 성장할 수 있는 새로운 지역사회조직 과정으로 의미가 더욱 부각되고 있다. 따라서 지역사회 이슈선택을 지역사회 강점과 자산을 더욱 강조하는 방법으로 결합시켜 해결하려는 움직임도 있다.

(5) 비판의식(Critical consciousness)

개인, 조직, 지역사회의 역량강화를 연결하기 위해 필요한 것은 비판의식이다. 이것을 의식화(conscientization)라고 부르기도 한다(Freire, 1970). 이것은 조건과 그 조건을 바꾸기 위한 사람들의 역할에 대해 사회분석을 통해 얻게 되는 자각(awareness)으로 시간이 지나도 폭넓은 시각을 유지하고 지역사회조직 노력을 계속하게 하는 주요한 요인이며 개인의 역량강화와 지역사회역량강화를 잇는 가장 중요한 연결고리 가운데 하나이다.

2) 혁신확산이론(Diffusion of Innovations Theory)

건강행위를 수행하게 하는 성공적인 중재방법을 개발하는데 관심이 폭발적인데 비해 중재방법을 효과적으로 확산하기 위한 전략개발은 미진하다. 그러나 확산을 통한 성공적인 중재방법들은 공중보건에 미치는 영향력을 더욱 증가시킬 수 있다. 혁신확산이론은 사회 전체이거나 혹은 한 사회에서 다른 사회로 새로운 것으로 인식되는 아이디어, 상품, 사회적 수행이 어떻게 퍼지는가를 설명한다. 로저스(Everett Rogers) (1931~2004)에 의하면 혁신확산은 혁신이 사회 속에서 시간이 흐르면서 교류되어지는 과정이라고 정의한다. 확산이론은 콘돔사용, 금연, 건강전문가에 의한 새로운 기술 및 시험사용과 같은 다양한 건강행위, 프로그램의 채택에 대해 연구되어지고 있다.

(1) 혁신확산의 단계

① 혁신개발(Innovation development)

이 단계는 아이디어의 초기단계에서 아이디어의 개발 및 생산과정에 발생하는 모든 결정과 활동을 말한다. 이 이론의 사용자는 관심을 가질 만한 대상파악, 혁신을 더욱 발전시키기 위해 혁신의 내용, 디자인, 표현방법에 관한 정보와 피드백 제공과 같은 일에 적극적이어야 한다.

② 보급(Dissemination)

자원시스템(resource system : 혁신프로그램을 개별적 혹은 집단적으로 홍보하는 것을 의미)과 사용자시스템(user system : 잠재적 사용자) 간의 협력하는 파트너십을 의도적으로 만드는 과정이다. 즉 혁신프로그램이 보다 널리 이용가능해지도록 설계된 계획적이며, 체계적인 노력이다. 여기서는 대상자에게 혁신을 확산시키기 위한 가장 좋은 의사소통 통로와 시스템을 파악하는 것이 필요하다. 건강프로그램의 확산은 공식적 경로, 대중매체 및 비공식적 경로를 사용할 수 있다.

③ 채택(Adoption)

대상자들의 혁신내용(프로그램)에 대한 이해에 대한 것으로 혁신, 설득, 태도개발, 결정, 실행 및 확인의 단계를 거친다. 이 단계에 영향을 미치는 요인은 채택자의 욕구, 가치태도, 혁신에 대한 반응, 채택가능성을 높이는 요인들, 잠재적 집단에서 새로운 것을 채택하게 하는 방법, 채택의 장애요인 및 극복방안 등을 들 수 있다.

④ 실행(Implementation)

혁신프로그램을 최초로 사용하는 것을 말한다. 이 단계는 채택자의 자기효능감과 사용 기술을 향상시키고 혁신을 시도하도록 지원한다.

⑤ 유지(Maintenance)

이것은 혁신프로그램을 실제로 계속 사용하고 실천하는 것이다. 이 때 다양한 이유로 혁신프로그램은 중단될 수 있다. 건강전문가들의 과제는 프로그램 중단요인을 알아내고 해결하는 것이 필요하다.

⑥ 제도화(Institutionalization)

프로그램이 일상적인 활동이나 정책, 입법의 과정으로 이어지는 것을 의미한다.

(2) 확산과정에서 영향요인

혁신확산에는 인터넷처럼 빠르게 널리 확산되는 것이 있는 반면에 미약하거나 혹은 전혀 채택이 되지 않거나, 채택되었다가 이내 중단되는 것도 있다. 이러한 다양한 결과가 나타나는 것은 세 가지 면에서 설명된다. 첫째는 혁신의 특성, 둘째, 채택자의 특성, 셋째, 환경특성이다.

Rogers(1995)는 혁신의 채택범위, 속도, 확산과정에 영향을 줄 것 같은 혁신의 특성을 알고자 시도하였다(표 5-3). 이것은 건강연구자들에게는 혁신개발단계에서 고려할 점이며, 건강전문가들에게는 혁신을 보급할 때 잠재적 집단과 채택자들에게 제공할 필요가 있는 정보이다.

채택자의 특성에 대해 Rogers(1995)는 수학적으로 설명하였다. 이것은 혁신자(2.5%), 조기채택자(13.5%), 다수의 초기채택자(34%), 다수의 후기채택자(34%), 느림보(16%)로 구분된다. 이러한 구분은 표적 인구집단을 대상으로 한 중재전략을 설계하고 실행하는데 강력한 근거자료를 제공한다.

상황이나 조직의 다양한 양상 또한 확산과정에 영향을 미친다. 이것은 지형적 특징, 사회문화적 특징, 정치상황, 국제화 및 획일화 등으로 구분되며 이중 지형적 특징은 개별적인 채택자에게 직접적 혹은 사적으로 영향을 주지만 나머지 요인은 개별적 채택자는 물론 조직이나 시스템 수준의 채택자들에게도 영향을 미친다. 왜냐하면 사회문화적 요인은 정치나 조직변수와도 관련이 있기 때문이다.

표 5-3 확산에 영향을 주는 혁신의 주요특성

특 성	핵심질문
상대적 이점	기존의 것보다 나은가?
적합성	대상에게 적합한가?
복잡성	사용하기에 용이한가?
시도가능성	채택결정에 앞서 미리 시도 가능한가?
관찰가능성	혁신의 결과를 관찰하고 쉽게 측정할 수 있는가?
사회적 영향력	사회환경에 부정적으로 영향을 미칠 수 있는가?
가역성	원래대로 되돌리거나 중지하는 것이 쉬운가?
소통가능성	분명하고 쉽게 이해 가능한가?
시간	최소한의 시간투자로 혁신을 채택 가능한가?
위험 및 불확실성 수준	최소한의 위험과 불확실성으로 혁신을 채택 가능한가?
헌신정도	적정한 참여로 효과적으로 사용 가능한가?
수정가능성	시간이 지남에 따라 수정과 발전이 가능한가?

4 건강기획모형

1) 그린(Green) 등의 프리시드 – 프로시드(PRECEDE – PROCEED) 모형

보건교육 계획에 관한 지침이 되는 틀로써 Green 등(1991)이 제시한 PRECEDE-PROCEED 모형을 많이 사용하고 있다. 이것은 어떤 결과와 관련되는 요인들간의 관계를 예측, 설명하려는 이론이 아니라 이론적용을 위한 구조를 제공하여 가장 적절한 중재전략을 찾고 실행하는데 사용된다. 이 모형은 가능한 모든 길을 제시하는 목적지향적인 로드 맵(road map)이면서, 한편 보다 구체적인 방안을 제시하는 이론이라 볼 수 있다(Glanz, Reimer & Viswanath, 2008).

1980년 Green 등은『보건교육 기획』(Health Education Planning)이란 저서에서, 인간의 건강행위를 변화시킴으로써 건강문제의 발생이 감소되고 궁극적으로는 삶의 질(quality of life) 향상까지도 가져올 수 있다고 보는 PRECEDE 모형을 제시하여 큰 주목을 받았다. PRECEDE는 Predisposing, Reinforcing, and Enabling Causes in Educational Diagnosis and Evaluation의 약자이다.

Green 등은 1991년에 건강증진의 계획, 수행 및 평가부분에 좀 더 포괄적인 정책, 조직체 및 사회환경적 요인을 PRECEDE에 추가한 건강증진모형, 즉 PRECEDE-PROCEED (Policy, Regulatory and Organizational Constructs Educational and Environmental Development) 모형을『건강증진기획』(Health Promotion Planning)이란 저서에서 제시하였다. 이 모형은 PRECEDE의 진단과정과 PROCEED의 수행과 평가과정으로 구성되어 있다. PRECEDE 모형은 건강증진 안에 보건교육, 정책, 규정이 하위개념으로 들어가 있으며, 서로 상호작용하고 있다. 또한 PROCEED를 통해 최종적인 결과로부터 원인을 찾아내는 연역적 추론과정을 거치게 된다.

2005년 개정된 모형에는 유전학분야의 급속히 증가된 새로운 지식의 통합을 이유로 유전학적 요인을 포함하였으며 프로그램 기획시 건강과 관련하여 행동요인, 환경요인 그리고 유전적 요인으로 반드시 고려하도록 제시하였다(그림 5-9).

이 모형은 저소득 도시가정 내 어린이 상해 감소프로젝트(The SAFE HOME Project)와 흑인성인의 2형당뇨 환자관리개선프로그램(Project Sugar1) 등의 적용사례가 있다(Glanz, Reimer & Viswanath, 2008).

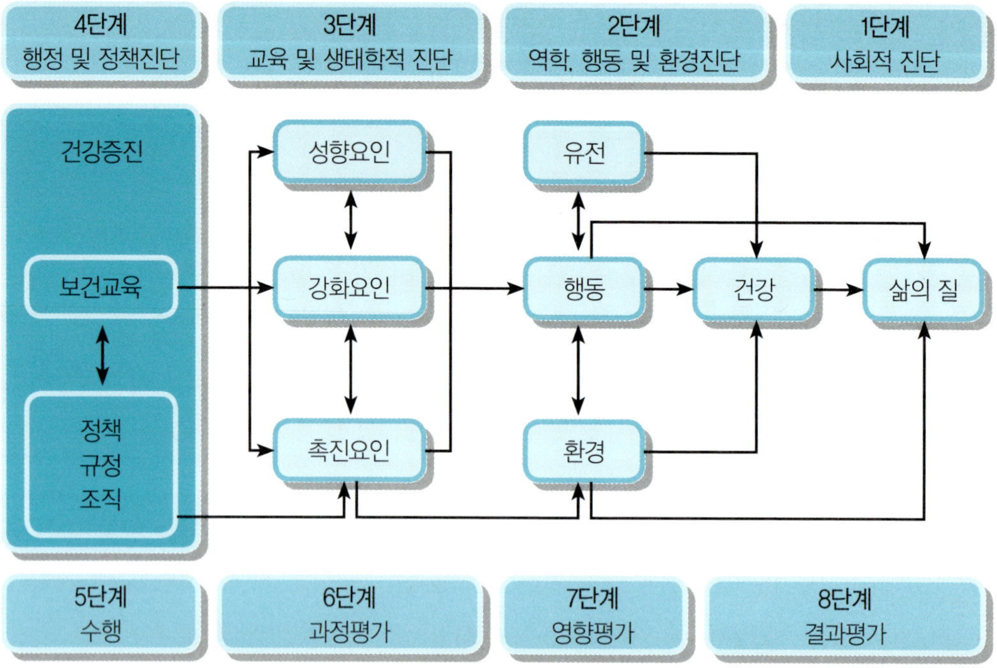

그림 5-9 PRECEDE-PROCEED Model(Gielen, McDonald, Gary, & Bone, 2008에서 인용)

(1) 1단계 : 사회적 진단

이 모형에 의하면 보건교육, 보건정책과 조직 등은 대상자의 건강과 삶의 질의 변화를 가져온다는 점에서 대상자의 사회문제에 대한 분석과 확인은 보건교육 계획에 있어 필수적이다. 즉 사회적 진단은 대상자의 삶의 질을 증진시키는데 영향을 미치는 주요 요인을 규명하는 과정이다.

삶의 질에 영향을 끼치는 요인에 대한 사정은 여러 가지 사회지표(예 : 센서스 자료, 대중매체 등)를 이용하는 객관적 사정과 대상자의 견해를 토대로 조사하는 주관적인 조사방법이 있다.

(2) 2단계 : 역학, 행동 및 환경 진단

이 단계에서는 1단계에서 파악된 사회문제와 연관하여 대상자의 주요 건강문제를 파악, 다른 지역과 집단과의 차이를 규명하게 된다. 또한, 건강문제를 일으킬 가능성을 증가시켜 주는 위험요인을 행위요인(예 : 음주, 식이, 운동습관 등), 환경적 요인(예 : 주거, 보건정책과 사회규범 등)과 유전요인으로 나누어 사정해야 한다. 그 결과 보건교육을 통해 변화될 가능성이 있는 보건문제의 우선순위를 정하게 된다. 건강행위의 진단은 대상자의 적극적이고 효율적인 행동과 생활양식을 파악함으로써 보건교육의 성공에 중대한 영향을 끼친다. 환경적 진단은 건강에 영향을 주는 물리적 요인(예 : 소음, 공해 등)과 사회적 요인(예 : 인구밀도, 사회환경 등)을 분석하게 된다. 유전요인은 건강증진프로그램을 통해 수정되기는 어렵지만 개입이 필요한 고위험군을 찾아낼 수 있다. 예를 들어 유방암검진프로그램의 홍보는 가족력이 있는 여성들에게 특별히 관심을 기울여야 한다. 나아가 유전요인, 행위, 환경과의 상호작용에 대해 이해하는 것은 건강기획전문가에게 중재목표를 설정하는데 정보가 되기도 한다.

(3) 3단계 : 교육 · 생태적 진단

3단계는 보건교육의 내용설정을 위한 단계로서 건강행동, 생활양식과 환경에 영향을 미치는 중요한 요인으로 성향요인(predisposing factor), 강화요인(reinforcing factor)과 촉진요인(enabling factor)이 있다.

성향요인은 행위의 근거나 동기를 제공하는 내재된 요인으로 지식, 태도, 신념, 가치관, 자기효능 등이 포함되며, 변화에 대한 동기를 촉진시키거나 억제시키기도 한다.

강화요인은 주로 학습자가 다른 사람으로부터 받아들이는 영향정도와 관계가 있으며 행위의 변화를 격려하는 긍정적 강화요인과 축소나 제거시키는 부정적 강화요인이 있다. 여기에는 행위의 유익성, 보상, 사회적 지지, 처벌 등이 포함되나 개인차가 있으므로 개개인의 강화요인을 충분히 파악하고 적절히 이용하도록 해야 한다.

촉진요인 또는 가능요인은 건강행위의 변화나 수행을 가능하도록 도와주는 기술과 자원을 말한다. 기술은 신체운동, 휴식요법, 의료기기 이용에서부터 자가 간호 실시까지 다양한 범위를 가진다. 자원에는 보건의료시설, 인력, 학교 등이 포함되며 비용, 거리, 교통수단, 사용 가능한 시간 등과 이러한 자원에 대한 이용가능성이나 접근도 등을 의미한다.

접근성이 떨어지는 이유는 제한된 시설이나 부적절한 인력 및 자원, 수입의 부족, 법률의 제한 등 주로 사회적 체계로 인해 초래된다.

이러한 교육적 진단의 핵심은 성향요인, 강화요인, 촉진요인 중에서 바람직한 행위변화에 도움을 주는 요인을 선택하는 것이다. 이들 요인은 각각 독립적으로 영향을 주는 것이 아니라 혼합되어 나타나는 특성이 있으므로 보건교육 계획 시 고려되어야 한다.

(4) 4단계 : 행정 · 정책적 진단

행정진단과정에서는 계획실행에 필요한 자원과 사업진행에 방해요인들을 진단 · 검토하고, 정책진단은 성공적인 사업진행과 관련되는 정책, 규칙 등을 파악하여 사업의 활성화를 꾀하게 된다. 바로 이 단계가 PRECEDE모델에서 PROCEED모델로 전환되는 지점이 되기도 한다.

(5) 5단계 : 수행

이 단계에서는 교육대상, 환경 및 대상자의 교육적 요구에 적합한 프로그램을 개발하고 실행가능성이 높도록 하는 수행방안을 마련해야 한다. 개인적 전략뿐만 아니라 사회 · 행정 문제와 자원의 이용가능성과 장애성 등에 대한 고려와 적절한 처리대책을 마련함으로써 프로그램의 성공률을 높여야 한다.

(6) 6 · 7 · 8단계 : 평가

평가라 함은 프로그램을 수행한 후, 그 결과에 대한 사후평가와 전 과정 속에서 지속적인 평가가 실시되어야 한다. 6단계 과정평가(process evaluation), 7단계 영향평가(impact evaluation)와 8단계 결과평가(outcome evaluation)를 거쳐 프로그램의 성공여부를 평가하게 된다.

과정평가는 전문가 활동의 적절성을 전문적 입장과 행정적 측면에서 평가하게 된다. 영향평가는 건강행위 관련 지식, 태도, 행위에 대한 프로그램의 영향력을 평가하는 것으로 비용절감(cost effectiveness)의 측정이 가장 간명한 기준으로 통용되고 있다. 결과평가는 평가 초기단계에 계획된 건강상태 도달이나 삶의 질을 측정하는 것으로 생정지수(사망률, 유병률 등)와 사회지표(실업률, 영양상태 등)가 주요 지표이다.

지금까지 대부분의 건강 및 건강행위의 변화에 대한 책임을 개인에게 지우는 경향이 많았으나, Green 등의 PRECEDE-PROCEED 모형은 개인이 일상생활을 해 나가는 사회적 맥락이 개인의 건강과 건강행동에 미치는 영향임을 강조하면서 조직체, 법규와 제도, 그리고 공공정책의 변화를 중요한 부분으로 부각시켰다.

5 보건교육 관련이론의 선택

보건교육이 다루어야 할 문제나 상황은 다양하기 때문에, 이에 대응할 적합한 지식이나 기술을 모두 포괄할 수 있는 이론은 없다. 각 상황이나 문제는 매번 새로운 것이기 때문에 새롭게 검토되어야 하고, 이를 해결하기 위해서는 각각의 문제해결에 도움이 되는 전략이 개발되어야 한다.

보건교육자는 보건교육의 여러 이론을 숙지하고 있으면서 프로그램의 전개단계나 국면에 따라 그에 알맞은 이론을 적절하게 선택하는 융통성을 기를 필요가 있다. 또한 교육대상자의 구체적 상황에 잘 적용될 수 있으면서 가장 효과가 높고 예산상의 제약을 수용할 수 있는 이론의 선택은 보건교육의 실제적인 측면에서 보건교육자가 고려해야 할 점이다.

건강문제의 발생과 관련한 생태학적 측면을 고려하면 보건교육에서 다룰 문제는 개인적인 것뿐 아니라 대인관계에서, 집단에서, 지역사회에서 모두 관여하고 있기 때문에 그에 적절한 이론의 선택 역시 필요하다(표 5-4). 따라서, 보건교육을 위한 프로그램의 계획이나 수행에 필요한 이론을 선택할 경우 다음의 사항을 점검하는 것이 필요하다.

첫째, 보건교육 프로그램 대상의 규모정도에서 개인인지, 소집단 혹은 큰 인구집단인지?

둘째, 다루고자 하는 쟁점의 특성에서 산전관리 등과 같이 일회적인 문제인지, 유방검진과 같이 주기적으로 반복하여 일어나는 문제인지?

셋째, 관련되는 행동이 개인적 성격의 것인지, 정책결정 등과 같이 공식적 상황에서 구체화되는 것인지?

넷째, 이론이 실제로 응용될 때 소요될 것으로 예상되는 자원의 제약상태는 어떠한지?

다섯째, 이론이 이용될 대상집단의 가치관과 이론의 가설이 얼마나 근접하는지?

표 5-4 다양한 수준에서 건강행위변화에 사용가능한 이론들

변화전략	전략의 예	접근수준	유용한 이론
개인행위변화	• 교육과정 • 안내책자 인쇄 • 사회적 마케팅중심의 캠페인 (공익캠페인)	개인	• 건강신념모형 • 계획된 행위이론 • 횡이론적 모형 • 예방행위채택과정모형 (Precaution Adoption Process Model)
↕	• 멘토링 프로그램 • 비전문적인 조언하기	대인관계	• 사회인지이론
환경변화	• 매체를 통한 옹호캠페인 • 기업정책변화 지지하기	지역사회	• 혁신확산이론 • 지역사회조직이론 • 의사소통이론

자료원 : US Department of Health and Human Services & National Institutes of (Rothman, 2001)

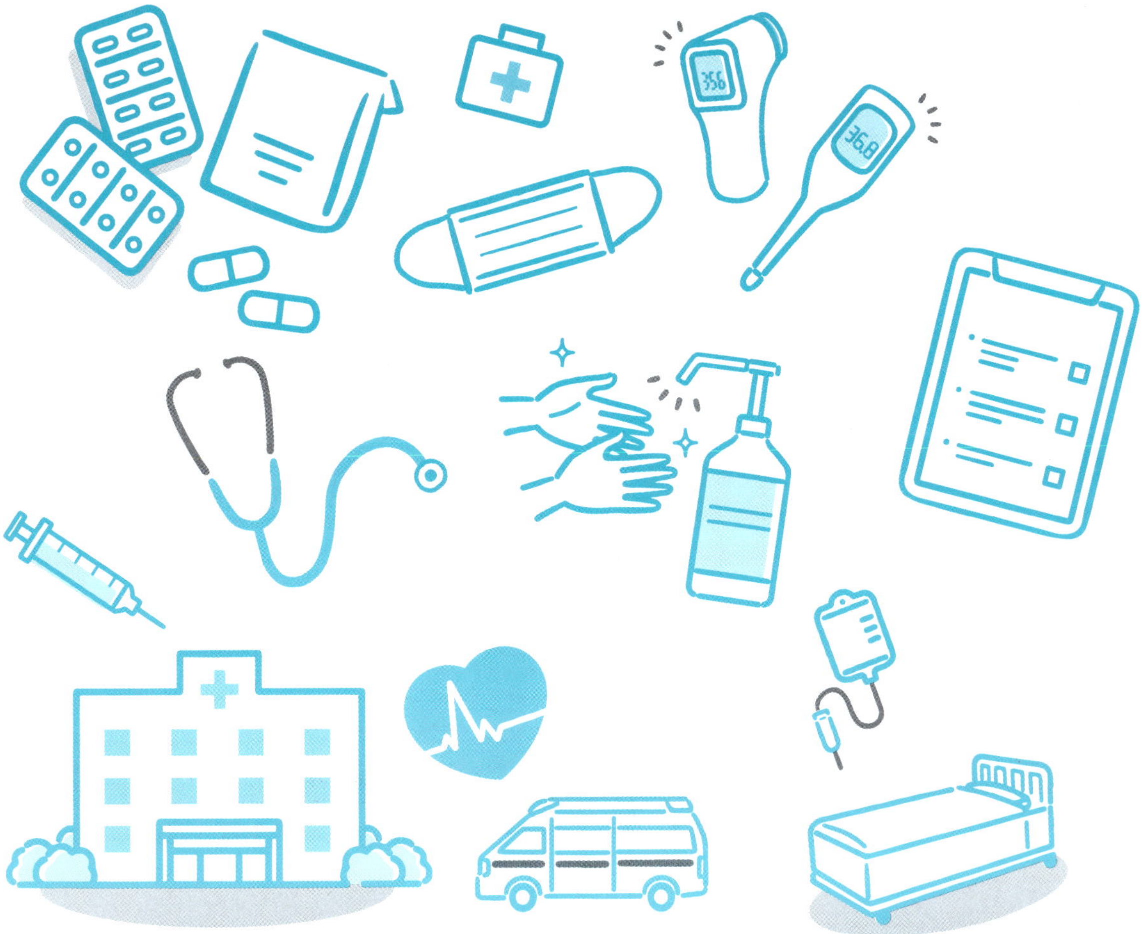

06 보건교육 계획

1. 보건교육 요구사정
2. 학습목표 설정
3. 학습내용 선정
4. 보건교육 계획서

제6장

보건교육 계획

학습목표

- 보건교육 요구를 사정한다.
- 보건교육의 우선순위를 결정한다.
- 보건교육의 목적을 설정한다.
- 보건교육의 학습내용을 선정한다.
- 보건교육 계획서를 작성한다.

어떤 사업이든 사전에 철저한 계획을 수립하고 실시해야 효율적으로 목표에 도달할 수 있다. 보건교육도 지역사회, 학교, 산업장, 보건의료기관 등 교육현장에 맞게 계획하여 실시해야만 효율적으로 할 수 있다. 보건교육사업의 계획과정은 많은 시간을 할애하는 부분으로, 효과적인 계획을 수립하는 것은 보건교육의 수행보다도 더욱 어렵다.

보건교육사업의 계획은 거시적인 측면과 미시적 측면으로 구분할 수 있다. 거시적 측면은 보건교육 프로그램을 계획하는 구조적인 틀과 관련이 되며, 미시적인 측면은 구체적인 보건교육현장에서 수행하는 학습지도내용과 관련이 된다. 그러나 이 두 가지 접근은 명확히 구분되는 것은 아니며, 서로 보완적으로 운영됨으로써 개인 · 집단 · 지역사회 · 국가 대상으로 포괄적 보건교육 계획이 완성될 수 있다.

WHO 제1차 보건교육전문위원회(1974)에서는 보건교육의 계획과 추진에 있어서 다음 사항을 지침으로 할 것을 권장하고 있다.

① 보건교육은 전체 보건사업 계획의 일부로서 처음부터 함께 계획되어야 한다.

② 지역사회 진단(예비조사)이 선행되어야 한다.

③ 보건교육 계획에 교육대상자들이 참여해야 한다.

④ 지역사회 자원을 파악한다.

⑤ 보건교육은 뚜렷한 목표가 있어야 하며, 그 목표달성을 위하여 구체적인 계획을 세워야 한다.

⑥ 작은 범위의 시범사업으로부터 시작하여, 점차 확대하는 방법이 바람직하다.

⑦ 모든 보건요원은 훌륭한 보건교육의 실천자가 되어야 한다.

⑧ 보다 효율적인 보건교육사업 수행을 위하여 보건교육 전문가의 자문을 받는다.

⑨ 보건교육에는 예산이 요구되며, 이 예산은 사업의 우선순위에 따라 사용되어야 한다.

보건교육을 계획하는 과정은 [그림 6-1]과 같다.

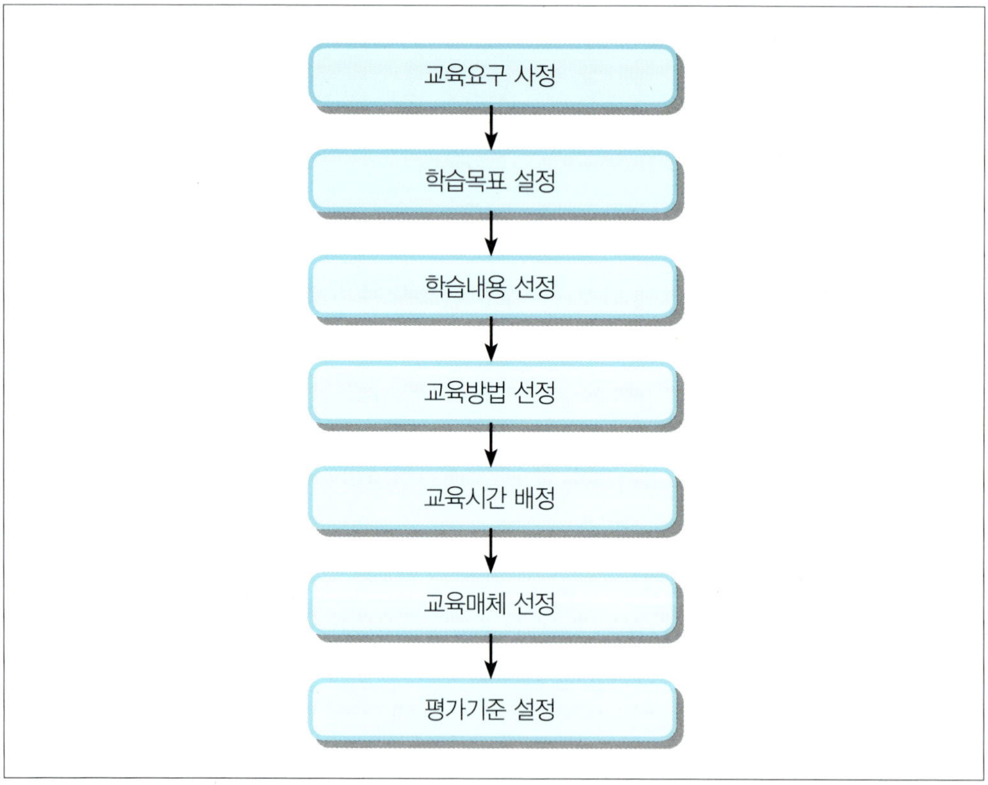
교육요구 사정
학습목표 설정
학습내용 선정
교육방법 선정
교육시간 배정
교육매체 선정
평가기준 설정

그림 6-1 교육계획 과정

1 보건교육 요구사정

보건교육을 계획하는 첫 단계로서 대상자들이 가지고 있는 건강문제가 무엇이며 잘못 알고 있는 건강과 관련된 지식, 태도, 생활습관 등이 무엇인지를 찾아내는 단계이다. 건강과 관련된 문제들 중 일부는 단기적으로 해결할 수 없고, 법이나 제도와 예산지원이 있어야만 해결할 수 있는 문제들도 있다. 그러나 일부는 교육을 실시한다면 단시일 내에 해결할 수 있는 문제들이므로 이를 발견하는 것이 교육요구 사정단계라 할 수 있다.

교육요구 사정단계를 네 단계로 분류하면 다음과 같다.

1단계, 과거에 어떠한 문제가 있었는지 확인하여 기준과 표준을 정한다.

2단계, 어떠한 자료가 수집되어야 하는지, 어떠한 내용으로 어디에서 수집할 수 있는지, 어떻게 수집하는 것이 가장 좋은지를 결정한다.

3단계, 자료수집과 분석을 한다.

4단계, 문제의 본질과 내용을 기술한다.

1) Bradshaw(브래드셔)의 교육요구 유형

Bradshaw(1972)는 교육요구를 다음의 네 가지 유형으로 분류하였다.

(1) 규범적 요구(Normative needs)

보건교육 전문가에 의해 정의되는 요구로서, 절대적인 것은 아니고 보건교육 전문가의 전문적 판단을 반영하는 것이다. 그러므로 학습자 혹은 교육대상의 주관적인 느낌이나 생각과 차이가 날 수도 있다.

(2) 내면적 요구(Felt needs)

학습자가 바라는 바대로 정의된 요구로서, 말이나 행동으로 나타나기 전 단계에서 학습자가 교육의 필요성, 의문 등을 품고 있는 상태를 뜻한다.

(3) 외향적 요구(Expressed needs)

학습자의 내면적 요구에서 비롯되어 말이나 행동으로 나타난 상태를 뜻한다. 이러한 요구는 질문이나 행위, 교육에 대한 요청 등을 통해서 나타난다. 그러나 학습자들은 종종 아무것도 묻지 않거나, 어떠한 행동도 나타내지 않을 수 있기 때문에 교육자는 외향적 요구에만 의존해서는 안 된다.

(4) 상대적 요구(Comparative needs)

집단마다 갖는 고유의 특성에서 비롯되는 요구로서, 이는 사회적 상황 및 배경으로부터 도출되는 요구이다. 즉, 다른 집단에 비하여 미 충족된 부분에 대한 고유의 보건교육 요구를 뜻하며, 이를 규명하기 위해서는 각 집단이 지니는 고유한 특성이나 문화, 생활 방식, 문제해결 방식, 자원 등을 기초로 하여 보건교육 요구가 파악되어야 한다.

2) 개인, 가족, 지역사회의 보건교육 요구사정

지역사회, 학교, 산업장, 보건의료기관의 각 현장의 보건교육을 계획하는 첫 단계는 교육을 통하여 변화시켜야 할 문제의 실체를 확인하기 위하여 대상자의 원하는 교육요구를 사정하는 단계이다. 교육요구는 대상자에게 기대하는 수행수준과 대상자가 실제 수행하는 수준 간의 차이로 그들이 알고자 하는 것과 아는 것의 차이를 말한다. 이 차이로 인하여 특정문제에 대한 지식 · 태도 · 행위의 부족이 나타나므로, 교육요구를 사정함으로써 무엇을 어느 정도 교육해야 하는지 파악될 수 있겠다.

보건교육 요구를 사정할 때 중요한 것은 보건교육자의 단편적인 입장에서 요구를 사정하는 것은 불충분하며, 반드시 학습자를 참여시키는 것이다.

(1) 개인의 보건교육 요구

개인의 보건교육 요구는 개인의 건강문제를 기초로 파악되고, 그 요구는 개인의 건강관리를 담당한 보건 · 의료 전문가가 분석한 건강문제, 자신이 호소하는 건강문제, 타인보다 불건강한 상태 등에서 알 수 있다.

(2) 가족의 보건교육 요구

가족의 보건교육 요구는 가족의 성장과 발달, 그리고 가족의 건강문제에서 파악된다.

그 요구는 전문가가 분석한 가족 건강문제, 타 가족보다 불건강한 문제, 그리고 가족이 표현하는 건강문제와 가족이 알고 실천하고자 하는 건강지식 및 행위에서 알 수 있다.

(3) 지역사회 보건교육 요구

지역사회 보건교육 요구는 보건교육을 통하여 변화할 수 있는 지역사회 건강문제들에서 파악된다. 지역사회 건강진단에 의한 보건교육 요구, 지역사회주민의 건강에 대한 느낌이나 표현에 의한 보건교육 요구, 타 지역사회에 비해 충족되지 않은 보건교육 요구 등에서 알 수 있다.

3) 보건교육 요구사정을 위한 정보수집 방법

대상자의 보건교육 요구를 사정하기 위한 정보는 개인, 가족, 집단, 지역사회의 주요 건강관련 문제나 보건교육자 스스로 분석할 수 있는 문제, 다른 분야 종사자들이 파악할 수 있는 문제, 그 밖에 건강문제를 발생하는 행동과 그의 원인 등에서 찾아볼 수 있겠다. 이러한 정보는 보건교육이 실시되기 이전과 이후의 모든 단계에 걸쳐 수집될 때 효과적인 보건교육이 이루어질 수 있겠다.

주된 보건교육의 정보수집 방법은 각종 기존자료 조사, 직접 관찰법, 대상자 면담, 질문지 용법, 대표자 회의 개최방법, 지역사회 진단 등이 있다.

(1) 기존 자료조사

기존자료를 활용하는 것은 간접정보 수집으로 정부나 각종 관련 기관에서 발행된 보고서, 회의록, 통계자료, 연구논문 등의 자료를 통하여 많은 정보를 수집할 수 있다. 이는 정보수집 시 시간과 노력을 절감할 수 있으므로 경제적이고 효율적인 자료수집 방법이다.

(2) 직접관찰(Observation)

관찰은 보고, 듣고, 느낌으로써 정보를 수집하는 것이다. 무엇을 어떻게 관찰할 것인가를 미리 결정하여, 적절한 시기에 정확하고 철저하게 관찰하여 정보를 수집해야 한다. 개개인에 대한 관찰뿐 아니라 집단 및 지역사회 전체에 대한 관찰도 이루어져야 하며, 관찰에 다른 사람을 포함시켜 의견을 나누는 것도 좋다.

(3) 대상자와 면담(Interview)

면담은 토의나 질의응답을 통하여 정보를 수집하는 것이다. 면담의 목적이 일반적인 정보수집을 위함인지, 구체적인 정보수집을 위함인지에 따라 누구를 대상으로 무엇을 어떻게 물을 것인가를 선택해야 한다. 면담 시에는 대상자가 의견을 자유롭게 표현할 수 있도록 개방형 질문으로 묻는 것이 바람직하다.

(4) 질문지 이용법

질문지를 활용하여 자료를 수집하는 것으로 매우 구체적이고 직접적인 자료수집 방법이나, 시간과 비용이 많이 든다. 대상자의 보건교육을 정확하고 효율적으로 실시하기 위해서는 질문지 내용과 구성이 치밀하게 계획되어야 한다.

(5) 대표자 회의를 개최하는 방법

(6) 지역사회 진단 방법

4) 보건교육사업의 지침 및 기준 확인

개인이나 가족, 지역사회의 보건교육 요구가 사정되면 이를 충족시키기 위한 보건교육사업을 전개하게 된다. 지역사회, 학교, 산업장, 보건의료기관 등 사업을 전개하고자 하는 조직이나 기관이 설정하고 있는 기준이나 지침을 확인하고, 담당인력에 대한 업무규정이나 지침을 확인하는 것이 보건교육을 계획하는데 필수적인 요소라 하겠다.

5) 보건교육사업의 우선순위 설정

보건교육 대상에서 분석된 교육 요구를 모두 충족시킨다는 것은 불가능하다. 따라서 보건교육자는 지역사회 요구에 대한 총체적인 사정을 한 후에 제한된 자원으로 분석된 요구를 충족시킬 수 있는 범위 내에서 우선순위를 정해야 한다. 이때 다음의 몇 가지 원칙을 바탕으로 학습목표우선순위를 결정할 수 있다.

(1) 많은 사람에게 영향을 미치는 문제
(2) 건강상 심각한 영향을 미치는 문제
(3) 실현가능한 문제
(4) 효율성이 높은 문제
(5) 개인이나 집단, 지역사회의 관심과 자발적인 참여가 높은 문제를 우선적으로 계획한다.

2 학습목표 설정

보건교육사업의 우선순위가 결정되면 각 우선순위에 따른 사업목적을 설정해야 한다.

목적이란, 사업을 계획할 때 이 사업의 최종단계에서 도달하고자 하는 결과나 효과를 기술하는 것이다. 보건교육사업에서 목적을 설정하는 이유는 두 가지로 설명할 수 있는데, 첫째는 목적을 명확히 설정함으로써 보건교육사업을 집행하기 위한 계획을 세울 수 있으며, 둘째는 사업평가를 위한 기준을 제시할 수 있기 때문이다.

목적은 "누구에게(to who), 무엇을(what), 얼마만큼(how much), 어디서(where), 언제(when)한다."로 구성되어 있다. 예를 들면 학교 현장에서 "초등학교 3학년 학생들에게 성교육을 연간 각 반별로 5회씩 교실에서 실시한다"라고 구체적인 목적이 설정되어야 한다.

목적설정 시 고려해야 할 사항은 실현 가능성, 관찰 가능성, 측정 가능성, 논리성, 상위 체계와의 관련성이다. 즉, 실현시킬 수 있는 목적을 설정해야 하며, 눈으로 명확히 관찰할 수 있어야 하고, 사업효과를 측정할 수 있어야 한다. 또한, 보건교육의 진행이 논리적이어야 하고, 변화시키고자 하는 최종목적과 관련이 되어야 한다.

1) 학습목표의 개념

현대 보건교육은 대상자 중심으로 이루어지므로, 교육목표라는 용어보다는 학습목표라고 기술하는 것이 바람직하다.

학습목표란, 학습의 결과로서 대상자에게 나타날 바람직한 지식, 태도, 행동의 변화를 말한다. 학습목표는 그 자체로서 학습자가 도달해야 할 수준을 제시해 주는 것 외에도 교육의 방향을 결정해 주고, 교육내용 선정의 준거가 되며, 평가의 기준이 되는 기능이 있다.

구체적인 학습목표가 뚜렷이 설정되어 있지 않다면 교육자는 대상자에게 무엇을 어떻게 얼마만큼 가르쳐야 할지, 어떤 방법으로 평가해야 할지에 대해서 아무런 기준도 없는 것이기 때문에 학습목표를 설정하는 것은 매우 중요하다.

2) 학습목표의 분류

교육을 통하여 인간이 변화할 수 있는 영역을 블룸(Bloom, 1956)은 인지적 영역(cognitive domain), 정의적 영역(affective domain), 심동적 영역(psychomotor domain)으로 분류하였다.

인지적 영역은 6단계이다. 암기(knowledge)하고, 이해(comprehension)하고, 적용(application)하고, 분석(analysis)하고, 종합(synthesis)하고, 평가(evaluation)하는 인간의 지적 능력을 증진시키는 부분을 의미한다.

정의적 영역은 5단계이다. 인간의 태도, 느낌, 감정 등을 변화시키는 부분이며, 내면화의 수준에 따라 감수(receiving or attending), 반응(responding), 가치화(valuing), 조직화(organization), 가치체계에 의한 인격화(characterization by a value system)로 분류한다.

심동적 영역은 7단계이다. 인간의 기술적 능력을 변화시키는 부분을 의미한다. 지각(perception), 태세(set), 안내에 따른 반응(guided response), 기계화(mechanism), 복합 외적 반응(complex overt response), 적응(adaptation), 창조(origination)로 분류할 수 있으며, 복합성의 수준이 증가함에 따라 신체적인 기술을 수행할 수 있는 수준도 증가한다.

각 영역별 학습목표의 행동용어는 [표 6-1]과 같다.

표 6-1 Bloom의 학습목표 영역별 행동용어

학습 목표의 영역	인지적 영역						정의적 영역	심동적 영역
	지식(암기)	이해	적용	분석	종합	평가		
행동 용어	정의하다 반복하다 기록하다 나열하다 기억하다 지명하다 연관하다 밑줄치다	번역하다 다시쓰다 토의하다 묘사하다 설명하다 표현하다 판명하다 찾다 보고하다 검토하다 말하다	해석하다 응용하다 채택하다 이용하다 시범하다 극화하다 연습하다 예시하다 운영하다 개략하다	분류하다 분석하다 구별하다 계산하다 시험하다 검증하다 대조하다 비판하다 검사하다 토론하다 조사하다 질문하다 관련하다 해결하다	구성하다 계획하다 제외하다 설계하다 형성하다 정리하다 조립하다 수집하다 건립하다 창조하다 관리하다 조직하다 준비하다	판단하다 사정하다 평가하다 채점하다 비교하다 값을 정하다 개정하다 등급을 매기다 선정하다 감정하다 견적하다	수용하다 가입하다 선택하다 솔선하다 요청하다 완성하다 해결하다 변경하다 고수하다 조력하다	조립하다 짓다 측정하다 연결하다 고정시키다 조정하다 분해하다 깨끗이하다 시작하다 실시하다

일반 교육과정에서는 Bloom의 6가지 수준으로 학습목표를 분류하지만, 건강관련 교육과정에서는 실제 임무를 수행할 때의 상황에 따라 사실의 기억(recall of facts), 자료의 해석(interpretation of data), 문제해결(problem solving)로 좀 더 단순화시킨 Mc-Quire의 3가지 수준이 더 많이 이용된다(표 6-2).

또한, Bloom은 지적 영역의 체계적인 분류 이외에 학습목표를 [표 6-3]과 같이 내용(content)과 행동(action)으로 이원화시켰다. 즉, 학습자의 지적 성취는 내용과 행동의 상호작용 결과라고 보았으며, 이는 오늘날 학습결과 평가에서 기준의 역할을 담당하고 있다.

그리고 학습 후 내용에 따른 행동의 단계를 체계적으로 평가할 수 있어서 학교보건 등에서 평가 시에 활용할 수 있는 좋은 기초자료가 되고 있다.

표 6-2 McQuire의 학습목표 영역별 행동용어

학습목표의 영역	암기수준	이해수준	문제해결수준
행동용어	정의하다 확인하다 이름을 대다 진술하다 열거하다	비교하다 식별하다 예를 들어 설명하다 토의하다 해석하다	결정하다 사용하다 분류하다 창작하다 비평하다 연관시키다

표 6-3 이원분류표 예시

행동 / 내용	암기	이해	적용	분석	종합	평가
보건교육의 원리		○				
보건교육 계획					○	
보건교육의 실제			○			

3) 학습목표의 구성요소

학습목표는 보건교육을 실시한 결과로 학습자들이 지녀야 할 지식, 태도 및 취해야 할행위에 대하여 기술한다. 즉, 학습내용과 기대되는 행동을 진술함으로써 목표의 타당성을 확보할 수 있다. 학습목표는 학습자인 대상(client), 학습할 내용(content), 학습자의 변화를 알 수 있는 기준(criteria)이나 조건(condition), 교육 후 학습자에게 기대하는 행동(action)

의 요소로 구성되는 것이 원칙이나, 일부 요소(대상, 조건, 기준)는 생략할 수도 있다.

예시 : "학생들은(대상) 주어진 시간 내에(조건) 정확히(기준) 응급처치법을(내용) 시범할 수 있다(행동)"와 같다.

4) 학습목표의 분류 및 작성요령

학습목표에는 일반적 학습목표(General Behavioral Objectives, GBO)와 구체적 학습목표(Specific Behavioral Objectives, SBO)가 있는데, 일반적 학습목표는 구체적 학습목표에 대한 상위목표로서 구체적 학습목표를 포괄할 수 있어야 한다. 하나의 일반적 학습목표를 위하여 여러 개의 구체적 학습목표가 설정된다.

학습목표는 상위목표와의 관련성, 논리성, 실현 가능성, 관찰 가능성, 측정 가능성의 다섯 가지 일반 원칙을 가지고 기술해야 하며 구체적인 작성요령은 다음과 같다.

① 행동용어로 기술한다.
② 학습자 위주로 작성한다.
③ 학습 후의 결과로 최종행위를 기술한다.
④ 한 문장 안에는 단일성과만을 기술한다.
⑤ 구체적 학습목표는 일반적 학습목표의 범위 내에서 기술하며 일관성이 있어야 한다.

예시 : '당뇨병 대상자와 그 가족'에 관한 일반적 학습목표와 구체적 학습목표는 다음과 같다.

(1) 일반적 학습목표(GBO)

대상자는 2024년 3월 10일부터 2024년 11월 10일까지 당뇨의 일상생활 관리를 잘 할 수 있다.

(2) 구체적 학습목표(SBO)

① 대상자와 그 가족은 2024년 3월 10일부터 2024년 5월 10일까지 당뇨에 관한 지식을 함양하고 그에 관해서 5가지 이상 설명할 수 있다.
② 대상자는 2024년 3월 10일부터 2024년 5월 10일까지 하루 4번 혈당체크로 혈당

사정능력을 함양할 수 있다.

③ 대상자와 그 가족은 2024년 3월 10일부터 2024년 11월 10일까지 당뇨식이의 중요성에 대해 이해하고 3가지 이상 실천할 수 있다.

④ 대상자와 그 가족은 2024년 3월 10일부터 2024년 11월 10일까지 당뇨운동법을 실천하여 당뇨예방 및 건강습관을 생활화 할 수 있다.

3 학습내용 선정

학습목표에 맞는 학습내용 선정기준을 선정한다. 특히 보건사업을 주관하는 공급자 중심의 일방적인 학습내용을 선택해서는 안 된다. 학습내용 선정 시 방향을 제시해 주며 선정된 학습내용을 평가할 수 있게 하는 준거는 다음과 같다.

① **타당성** : 대상자의 건강향상에 반드시 필요하고 중요한 내용이어야 한다.

② **영속성** : 다양한 상황에 활용될 수 있어야 한다.

③ **넓이와 깊이의 균형** : 너무 광범위하거나 피상적이어서는 안 되며, 일부 제한된 내용만을 깊게 다루어서도 안 된다.

④ **학습목표와의 관련성** : 학습목표를 달성하기 위한 것이어야 하므로 학습목표와 관련된 내용이어야 한다.

⑤ **참신성** : 누구나 알고 있는 진부한 내용을 되풀이하는 것이 아닌 새롭고 참신한 내용 이어야 한다. 따라서 문헌고찰을 충실히 하여 가장 최신의 이론이나 정보를 선정해야 한다.

⑥ **유용성** : 대상자의 건강관리를 위하여 기여하는 내용이어야 한다.

⑦ **사회적 현실에의 적절성** : 대상자가 살고 있는 현실적 여건에 적합한 내용이어야 한다.

1) 학습지도 단계

보건교육 계획서에 있어서 학습지도의 내용은 보통 도입, 전개, 종결의 3단계로 기술하는 것이 일반적이다.

(1) 도입단계(Initiatory activities)

도입단계는 본 수업을 전개하려는 시작단계로, 학습자들이 스스로 다음 단계로 이행될 수 있도록 학습의욕을 환기시키고 충분한 계획과 준비를 시키며 과거의 학습내용들을 관련지어 준다. 비교적 짧은 시간 안에 이루어지므로 대개 5~10분 정도가 적절하다. 보통 이 단계에서는 보건교육을 하고자 하는 주제, 내용, 목적에 대하여 설명하거나 보건교육의 중요성 등이 제시된다.

① 학습자의 동기유발

학습효과에 커다란 영향을 끼치는 것은 학습자의 동기이므로 교육자는 수업에 대한 학습자의 동기유발에 대해 다양한 방법들을 알고 이용하도록 해야 한다.

㉠ 보건교육자는 학습자로 하여금 교육 후 주어진 수업목표를 달성했을 때 그들에게 주어지는 이익 등을 설명함으로써 동기를 갖게 할 수 있다.

㉡ 보건교육자는 보건교육 주제를 일상생활에서 흔히 볼 수 있는 현상과 연결시켜 설명하고, 특히 교사의 경험담을 얘기하는 것은 학습자에게 커다란 관심을 유발시킨다.

㉢ 보건교육자는 학습과제를 설명하거나 표현해 주는 시청각 자료를 통해 보여 주어 학습자의 호기심을 유발시킨다.

② 학습목표의 제시

교육자는 교육 후 학습자들이 성취해야 할 지식, 태도, 그리고 행동에 대한 학습목표들을 알려 주어 학습자에게 목표지향적인 활동을 하도록 한다. 학습목표를 행동적 용어로 진술하면 교육자에게는 가르칠 내용, 방법, 학습자료를 선택하는 데 도움이 된다.

㉠ 보건교육자는 학습자에게 구체적으로 학습목표를 설명해 준다.

㉡ 보건교육자는 진술된 학습목표를 TV 모니터, 칠판 등의 교육매체를 이용해 보여 주거나 읽어 주면서 구두로 설명해 주어 교육자와 학습자 모두 학습목표를 분명하게 정리하게 된다.

③ 과거 학습경험과 연결하기

보건교육은 학습자의 건강습관이 개인마다 다르므로, 과거 개인경험이 매우 중요하다. 따라서 과거 학습경험과 현 학습과제를 연결시켜 줌으로써 그 관계를 분명하게 이해하면 새로운 학습과제의 해결이 용이해질 수 있다.

㉠ 보건교육자는 학습자에게 교육주제와 관련된 경험을 이야기하도록 한다.

(2) 전개단계(Developmental activities)

전개단계는 학습의 중심적 단계로서 전체 학습의 65~70%를 차지한다. 학습주제와 관련된 건강지식을 습득하고 필요한 기술을 익혀서 건강행위의 기틀을 마련하는 본격적인 학습활동이 이루어진다. 이 단계에서는 여러 가지 학습활동을 교육내용에 따라 효과적으로 구성되도록 하고, 효과적인 학습을 위해 다양한 학습매체를 사용하도록 한다.

① 학습내용의 제시

보건교육자가 학습자에게 효율적으로 교육내용을 제시하기 위해서는 다음과 같은 방법을 알아두어야 한다.

㉠ 보건교육자는 학습내용을 제시할 경우 학습자들이 꼭 알아야 할 기본개념부터 시작하는 것이 좋다. 즉, 학습과제의 분석표를 기초로 가장 기본적인 학습과제로부터 시작하여 점차 일반적인 학습과제에 이르기까지 순차적으로 제시하는 것이다.

㉡ 보건교육자는 간단하고 단순한 학습내용을 먼저 소개하고, 점차 복잡한 학습내용을 소개하도록 한다.

㉢ 보건교육자는 한 시간에 가르칠 학습내용을 학습자의 수준과 특성, 수업의 조건과 활동상황 등을 고려하여 적당한 범위의 교육내용을 선정한다.

② 학습자의 참여유도

학습은 교육자 혼자 일방적으로 운영하는 것이 아니므로 학습자의 적극적인 참여를 이끌어내야 한다. 집단이나 개인별로 학습자의 참여를 유도해야 하며, 참여할 수 있는 충분한 시간을 할애해 주어야 한다. 학습자들이 능동적으로 수업에 참여하도록 하는 방법을 알고 이용하도록 해야 한다.

㉠ 보건교육자는 학습자의 선수학습정도와 학습내용에 대해 학습자의 생각과 의견을 표현하도록 질문한다.

㉡ 보건교육자는 교육도중에 학습자들에게 조금 전에 배운 지식이나 태도, 행동 등에 대해 표현하도록 질문을 한다.

㉢ 보건교육자는 학습할 내용에 대해 토론할 기회를 제공하고 모둠별로 간단한 문제

를 해결하고 발표할 기회를 제공한다.

㉣ 보건교육자는 학습내용을 다양한 형태로 반복설명하여 학습자들이 쉽게 내용을 잘 연결시키도록 도와준다.

③ 다양한 학습방법 및 매체 사용

교육자는 학습목표를 효율적으로 달성하기 위해서 다양한 학습지도 방법을 알고 이용할 수 있어야 한다.

㉠ 보건교육자는 학습목표, 학습상황, 학습자료의 특성, 학습자의 수준에 따라 다양한 학습방법을 선택한다.

㉡ 보건교육자는 적절히 학습방법을 변화시켜 가면서 효율적인 교육을 하도록 한다.

㉢ 보건교육자는 학습내용을 정확하고 재미있게 전달하기 위해서 다양한 학습매체를 사용한다.

(3) 종결단계(Culminating activities)

종결단계는 앞의 단계에서 학습한 것을 종합하고 조직하고 결론짓는 총괄적인 단계로서, 학습목표가 달성되는 단계라고 볼 수 있다.

이 단계에서는 그동안 강의한 내용의 줄거리를 정리하고 학습자에게 중요한 부분을 질문하거나 심화학습을 하도록 보충자료를 제시하며 학습 전반에 대한 평가를 실시하기도 한다.

① 학습내용에 대한 요약정리

종결단계에서 요약 · 정리해 줌으로써 학습자가 부분적으로 파악하고 있는 학습내용을 전체적인 맥락에서 이해시켜 하나의 완성과제로서 수행해 보는 기회를 마련해 준다. 보건교육자는 전체적으로 무엇이 중요한지, 그리고 필수적으로 알아두어야 할 내용이 무엇인지 요약 · 정리한다.

② 연습을 통한 강화와 학습과제에 대한 설명

㉠ 보건교육자는 학습한 내용을 학습자가 실제상황이나 이와 유사한 상황에서 적용시킬 수 있도록 연습의 기회를 제공해야 한다.

㉡ 보건교육자는 학습한 내용과 관련하여 혼자서 계속적으로 교육해 나가야 할 내용에 대해 설명한다.

③ 보충자료 제시

보건교육자는 교육시간 동안 충분히 다루지 못했던 학습내용과 학습자가 더 알고자 하는 주제에 대한 보충자료나 참고도서들을 언급해 준다.

④ 학습 전반에 대한 평가

학습과 관련한 전반적인 평가를 실시한다. 교육내용, 학습목표 성취여부, 교육환경과 효율성 여부 등을 평가한다. 평가는 다음 학습을 위해 중요하므로 보건교육자는 전체 교육시간을 조절하여 평가하는 시간을 갖도록 하는 것이 바람직하다.

2) 학습자의 동기유발 및 적극적인 참여유도

효율적인 학습이 이루어지기 위해서는 학습자가 실시하는 교육에 대해서 적절히 동기가 유발되어야 한다. 즉, 학습에 대한 동기란 학습하려는 추진력이며, 학습자가 수업을 임하는 데 있어 주의집중하거나 흥미를 갖고 공부하는 것을 말한다.

동기란, 크게 학습자 자신이 자발적으로 하려고 하는 의욕인 내적 동기(개인적 바람, 목표, 목적, 흥미 등)와 학습자로 하여금 학습활동을 일으키도록 하는 외부의 자극인 외적 동기(보상, 칭찬, 처벌 등)로 구분할 수 있으나, 이 둘은 서로 유기적인 관계를 갖고 있다.

동기는 학습능률을 증가시키므로 학습에 있어 필수적이다. 학습자에게 학업에 적극적으로 동참하도록 하는 동기(motivation)는 개인의 신념과 일치할 때, 개인이 자기표준에 도달할 때, 학습된 행동이 강화를 받을 때, 효과적인 모델을 발견했을 때, 그리고 자신도 해낼 수 있다고 여길 때 유발된다.

일단 동기가 유발되면 학습자는 자신도 해낼 수 있다는 자신감이 생기게 된다. 동기유발에 다음과 같은 원리를 적용할 수 있다.

① 학습자가 학업의 유익성을 알게 되면 학습을 자극한다.

② 학습자가 스스로 알고자 하는 경우에 더욱 효과적이다.

③ 내적 동기를 자극하는 것이 외적인 것보다 더 오래가며 자기 결정적이다.

④ 약간의 불안은 동기부여에 도움이 된다.

⑤ 성공이 실패보다 동기부여에 더 효과적이다.

⑥ 동기부여는 여러 가지 방법이 조화될 때 증가한다.

⑦ 동기를 유발시키는 방법은 크게 자연적 유발과 인위적인 유발로 나눌 수 있다.

(1) 자연적 동기유발 방법

① 학습하고자 하는 목적을 학습활동에 들어가기 전에 명확히 제시해 준다.

② 학습자의 흥미를 환기시킨다.

③ 학습 진행 결과를 학습자들에게 알려 준다.

④ 학습에 대한 성취감을 느끼게 한다.

(2) 인위적 동기유발 방법

학습자의 개인차를 고려하여 적절하게 칭찬과 벌을 이용하여 동기유발을 시킨다.

켈러(Keller, 1990)는 "교육자는 수업을 통해 학습자가 수업주제에 대해 주의집중하고 자신과의 관련성을 찾아서 자신감과 만족감을 갖도록 해 주어야 한다."고 하였다. 그러므로 교육자는 함께 문제를 해결하기 위해서 학습자의 동기요인을 찾아 학습지도에 반영하고 그들의 적극적인 참여를 유도하는 지도자이며 협조자의 역할을 수행해야 할 것이다.

보건교육자는 일방적으로 학습내용을 전달하는데서 그치는 것이 아니라, 학습자로 하여금 자신의 과제를 스스로 잘 수행할 수 있다는 자신감을 강화시키고, 학습자 스스로 자신의 학습을 통제할 수 있는 자율성을 갖게 함으로써 더욱 동기화시킬 수 있는 자율적인 학습 분위기를 조성해야 한다.

3) 교육방법 선정

설정된 학습목표에 따라 적절한 교육방법을 선정해야 보다 효과적인 학습을 유도할 수 있다. 구체적인 내용은 '제7장 보건교육방법 및 매체'에서 다루기로 한다.

4) 교육시간 배정

학습목표에 도달하기 위해서는 이에 요구되는 적절한 시간이 배정되도록 계획해야 한다. 예를 들어서, 시범을 실시할 경우 학습이 이루어졌는지를 확인하기 위하여 학습자들이 재시범을 실시할 시간계획을 고려해야 한다.

5) 교육매체 선정

교육방법이나 학습내용에 따라 효과적인 교육매체를 선정한다. 구체적인 내용은 '제7

장 보건교육방법 및 매체'에서 다루기로 한다.

6) 평가기준 설정

계획한 교육에 대하여 어떤 기준에 의해서 평가할 것인지 구체적인 내용은 '제8장 보건교육 평가'에서 다루기로 하며, 평가의 목적, 내용, 범주, 방법, 시기 등을 교육계획 시에 설정해야 한다. 평가에 포함되어야 할 내용은 투입된 노력, 사업진행 정도, 목표달성 정도, 사업의 효율성, 사업의 적합성에 대한 평가 등이다.

(1) 보건교육사업 평가기준 예시

① **사업 목표** : 관내 장년기 여성 300명을 대상으로 3월과 9월에 총 2회에 걸쳐 유방자가검진의 중요성에 대해 보건교육을 실시한다.

② **평가 시기** : 분기별 연 2회

③ **평가 방법** : 관찰, 면접, 질문지

④ **평가 범주** :

내용	점수
▣ 투입된 노력에 대한 평가 : 교육에 투입된 총 인원, 시간, 비용	
적절	10점
보통	5점
부적절	0점
▣ 사업진행에 대한 평가 : 보건교육의 실시	
계획된 시기에 진행	20점
계획된 시기 이외 진행	10점
미실시	0점
▣ 목표달성 정도에 대한 평가	
• 참여 인원 수 : 총 2회에 걸쳐 참여한 연 인원	
250명 이상	20점
150~250명 미만	10점
150명 미만	0점
• 교육 후 실천 정도 : 적기 유방자가검진율	
80% 이상	20점
60~80% 미만	10점
60% 미만	0점
• 태도 : 유방자가검진의 필요성에 대한 인지도	
80% 이상	10점
60~80% 미만	5점
60% 미만	0점

▣ 사업의 효율성에 대한 평가 : 비용-효과분석/비용-편익분석	
적절	10점
보통	5점
부적절	0점
▣ 사업의 적합성에 대한 평가 : 교육 만족도	
80% 이상	10점
60~80% 미만	5점
60% 미만	0점
총 점	/100점

(2) 보건수업 평가기준 예시

① 주제 : 성폭력 예방

② 학습 목표 : 교육 후 학생들은 성폭력을 예방하는 방법을 알고, 상황에 따라 대처할 수 있다.

③ 평가 방법 : 관찰, 평정표

④ 평가 시기 : 수업 중

⑤ 평가 범주 :

구 분		관찰 관점	관찰 내용
▣ 수업 설계		1. 학습지도안(학급 특성과 학습 내용의 고려)	
		2. 학습목표의 진술, 제시, 성취 가능성(학생 수준 고려)	
▣ 기본자질	교사	3. 적극적인 수업(전개, 지도력, 학습 밀도 등)	
		4. 교수 태도(언어, 자세, 안정감)	
		5. 판서 혹은 정리 요령	
	학생	6. 학습용구 사용 능력	
		7. 자기 주도적 학습 활동(태도, 습관, 참여 정도)	
		8. 자기 표현력(발표력, 선수학습, 내용 동원 능력, 서사력)	
▣ 교수 · 학습 활동	지도 과정	9. 출발행동의 진단과 활용(학생의 능력과 학습 내용의 조화)	
		10. 동기유발과 문제의식(동기화의 수준, 문제 제시 방법)	
		11. 학습목표에 적합한 학습 방법(계획, 대안, 학생 활동)	
		12. 학습목표 달성에 알맞은 수업원리의 적용(지식, 기능, 태도, 전략)	
	학습 집단	13. 수준별, 개별학습과 협동학습의 조화(개인차, 학습속도 고려)	
		14. 학습집단 구성 및 활용(목표접근, 자율 · 책임 · 협동심발양 · 도우미친구 활동)	

	자료 환경	15. 자료준비 및 활용도(준비, 자료의 유인성, 목표접근, 창의력, 사고력, 선택적 자율학습 가능성)	
		16. 열린 학습 환경 조성(수업 분위기, 공간활용, 시설 환경의 다양화, 교육적 접근)	
	정리	17. 본시학습 내용 정리 환류(개별화, 강화, 정리)	
	발전	18. 발전적 예습과제의 제시(능력, 시간의 적절성)	
▣ 학습성취 정착		19. 형성평가, 수행평가 상황(시기, 다양성, 결과 환류)	
		20. 학력 정착도(내용, 수준, 전이, 결과의 활용)	

자료원 : ○○초등학교(2024). 교육실습생 수업참관표.

4 보건교육 계획서

보건교육 계획서는 교육자의 자유재량권에 속하기 때문에 교육자에 따라, 학습내용에 따라 얼마든지 창의적이고 개성적으로 작성할 수 있다. 그러나 기본적으로 보건교육 계획서에 포함되어야 할 내용은 교육주제, 교육대상, 교육장소, 교육시기, 전체 학습진행 과정과 시간, 학습목표, 학습내용, 교육방법, 교육매체, 평가방법, 참고문헌 등이 일목요연하게 제시되어야 한다.

1) 보건교육 계획서 작성의 필요성

교육계획서는 교육계획안(교안), 학습지도안 또는 교수 · 학습 계획서(안)라고도 하며, 교육자가 설정된 학습목표 도달을 위하여 제한된 시간 내에 꼭 필요한 내용을 빠트리지 않고, 학습자들을 목표한 변화에 도달하게 하기 위한 도구이다.

보건교육이 효과적으로 이루어지기 위한 계획서 작성의 필요성과 고려사항을 살펴보면 다음과 같다. 필요성은

① 교육목표와 그 달성을 위한 구체적인 절차나 방법, 수단 등을 제시해 준다.

② 보건교육 지도내용을 명료하게 조직하여 제시해 준다.

③ 보건교육지도의 효율성을 높여주고 보건교육의 성과를 극대화시켜 준다.

④ 계획적이고 체계적인 계획서는 보건교육 지도를 용이하게 해준다.

⑤ 잘 짜여진 계획서는 보건교육의 내용을 풍부하게 해주고 대상자의 이해를 용이하

게 해준다.

또한 보건교육 계획서를 작성할 때에는 다음과 같은 점을 고려해야 한다.

① 반드시 교육자 자신이 작성해야 한다.

② 교육시간, 교육매체, 평가방법 등을 현실에 맞고 실천가능하게 작성해야 한다.

③ 학습자가 성인인 경우에는 보건교육 계획서를 교육 전에 제시하여 구체적인 목표를 제시해 줌으로써 학습효과를 더욱 높일 수 있다.

④ 보건교육 계획서에 명시된 구체적인 학습내용의 요약서를 계획서 뒤에 첨부한다.

2) 보건교육의 집행계획

보건교육사업의 목적을 설정하면 다음 단계는 목적을 성취시키기 위한 집행계획을 수립하는 것이다. 집행계획을 수립할 때 고려해야 할 사항은 다음과 같다.

(1) 교육주제

보건교육 계획서의 맨 처음에 보건교육을 통하여 전달하고자 하는 보건교육명(주제)을 기재한다. 보건교육의 주제는 '제목식', '방법식', '문제식'의 세 가지 보건교육주제형태가 있으며, 교육대상과 주제의 특성에 따라 가장 적합한 형태를 선택한다.

① **주제식** : 보건교육의 주제를 명사 그대로 사용하는 방법이다.
예) 운동과 건강

② **방법식** : 능동적으로 무엇을 하자는 식으로 기재하는 방법이다.
예) 운동을 생활화합시다.

③ **문제식** : 의문 또는 질문식으로 기재하는 방법이다.
예) 운동이 건강에 미치는 영향은 무엇인가?

(2) 교육대상

보건교육 대상자의 특성을 자세히 기록한다. 교육대상이 누구이며, 몇 명에게 몇 회 실시할 것인가를 계획해야 한다. 교육주제나 교육방법에 따라 대상자 수를 결정해야 하며, 교육담당자가 관리할 수 있는 능력범위 내에서 계획해야 한다. 즉, 집단의 성격, 집단 구성원의 수, 성별 등을 기록하고 보건교육 요구 사정단계에서 조사한 내용을 참조한다.

(3) 교육장소 및 일시

보건교육을 실시할 지역명, 건물명, 방 호수를 기록하고, 교육을 실시하는 년, 월, 일, 요일, 시간을 기록한다.

교육대상을 동원하여 교육을 해야 할 경우 지역사회의 특성과 교육주제에 따라 적절한 시기를 결정해야 한다. 예를 들어, 농촌지역의 경우 농번기에는 주민들이 교육장소에 모이기 어렵다는 점을 고려해야 하며, 교육주제에 따라 계절별로 적절한 시기를 설정하는 것이 보다 교육효과를 높일 수 있다.

(4) 교육담당자

누가 교육을 직접 담당할 것인가를 계획해야 한다. 교육주제에 따라서는 관련분야 전문가를 초청할 수도 있으므로 계획 시에 교육담당자를 구체적으로 명시해야 한다.

(5) 교육예산

계획된 교육을 실시하는 데 필요한 예산이 얼마인지 사전에 정확하게 계획하여 예산에 반영해야 한다. 예산계획은 구체적이고 현실적이어야 한다. 일반적으로 교육에 소요되는 예산으로는 유인물, 인쇄비, 교육 보조자료 준비비, 교육 기자재 구입비, 외부강사 초빙 시 강사료, 교육준비를 위한 참고문헌 구입비 등이 있다.

(6) 관련기관 및 부서

보건교육사업을 원활히 수행하기 위해서는 지역사회, 학교, 산업장, 보건의료기관 등 관련기관이나 부서의 협조가 요구되므로, 계획 당시 관련기관 및 부서와 담당자를 명시하고, 사전에 계획서를 송부하고 공동으로 토의하여 계획함으로써 각자의 역할을 미리 알 수 있도록 해야 한다.

3) 보건교육 평가계획

평가계획은 계획의 또 다른 시작이므로 반드시 계획 속에 포함되어야 하며, 사업의 효과나 결과도 계획에 포함되어 있어야 한다. 평가계획에는 다음의 4단계가 포함되어야 한다.

① 평가측정을 명확히 할 수 있는 계획

② 평가자료를 수집하고 분석할 수 있는 계획
③ 활동에 따른 적절한 회환을 할 수 있는 계획
④ 문제와 기준을 재정립할 수 있는 계획

사업초기에 측정가능한 지표로서 목적이 잘 설정되어 있으면 측정 시 자료를 검토하고 분석함으로써 평가를 시작할 수 있다. 보건교육 후 바람직한 결과는 궁극적으로 올바르게 행위가 변화하는 것이므로, 평가계획에서는 보건교육사업 진행시기에 따라 대상집단의 지식과 태도의 변화, 행위변화를 측정할 수 있는 내용이 포함되어 있을수록 바람직하다.

보건교육 계획서 양식으로는 다음의 두 가지 양식이 가장 많이 활용되고 있다. [표 6-4]는 보건소 등 지역사회 보건교육과 산업장 보건교육 시 많이 활용되는 양식이며, [표 6-5]는 학교에서의 보건교육 시 많이 활용되는 양식이다. 각각의 양식에 따른 실제 보건교육 계획서의 내용은 '부록'을 참조하기 바란다.

표 6-4 보건교육 계획서 양식 예시(1)

보건교육 계획안

주　제 :
교육대상 :
교육장소 :
교육일시 :
일반적 학습목표 :

구분 학습단계	구체적 학습목표	학습내용	교육방법	소요시간	교육매체	평가방법
도 입						
전 개						
종 결						

참고문헌 :

표 6-5 보건교육 계획서 양식 예시(2)

학습지도안

제　목:
일　시:
장　소:
대　상:　　학년　　반
지도교사:
I. 단원명
  대단원:
  소단원:
II. 단원개관(단원 설정의 이유)
III. 단원의 학습목표
IV. 학습지도상의 유의점
V. 학습지도계획(차시별 학습주제 및 내용)
VI. 지도과정
  1. 본시의 주안점(목표)
  2. 지도내용

학습 단계	학습내용	학습활동		학습의 흐름	시간	자료 및 유의점
		교사	학생			
도 입	• 인사 • 전시학습 내용확인 • 학습동기 유발 • 본시학습 목표제시					
전 개	• 본시학습 내용					
종 결	• 정리 • 평가 • 차시예고 • 인사					

참고문헌:

4) 보건교육사업 계획서

보건교육사업 계획서는 [표 6-6]과 같이 작성할 수 있으며, 보건교육 진행상황을 전체적으로 파악할 수 있는 보건교육사업 계획서를 작성한다. 보건교육사업 계획서에 포함되어야 할 내용은 교육주제, 교육대상, 교육시기, 교육담당자 협조기관 및 인력, 소요예산, 평가기준 등이 명시되어야 하며, 연간, 월간, 주간 계획서로 따로 구분하여 작성할 수도 있다. 또한, 각 교육내용(주제)별로는 보건교육 계획서를 구체적으로 작성하여 이를 기준으로 교육에 임해야 한다.

표 6-6 보건교육사업 계획서 예시

내용(주제)	대상	교육시기(월)												교육담당자	협조기관	소요예산	평가 및 기록
		1	2	3	4	5	6	7	8	9	10	11	12				

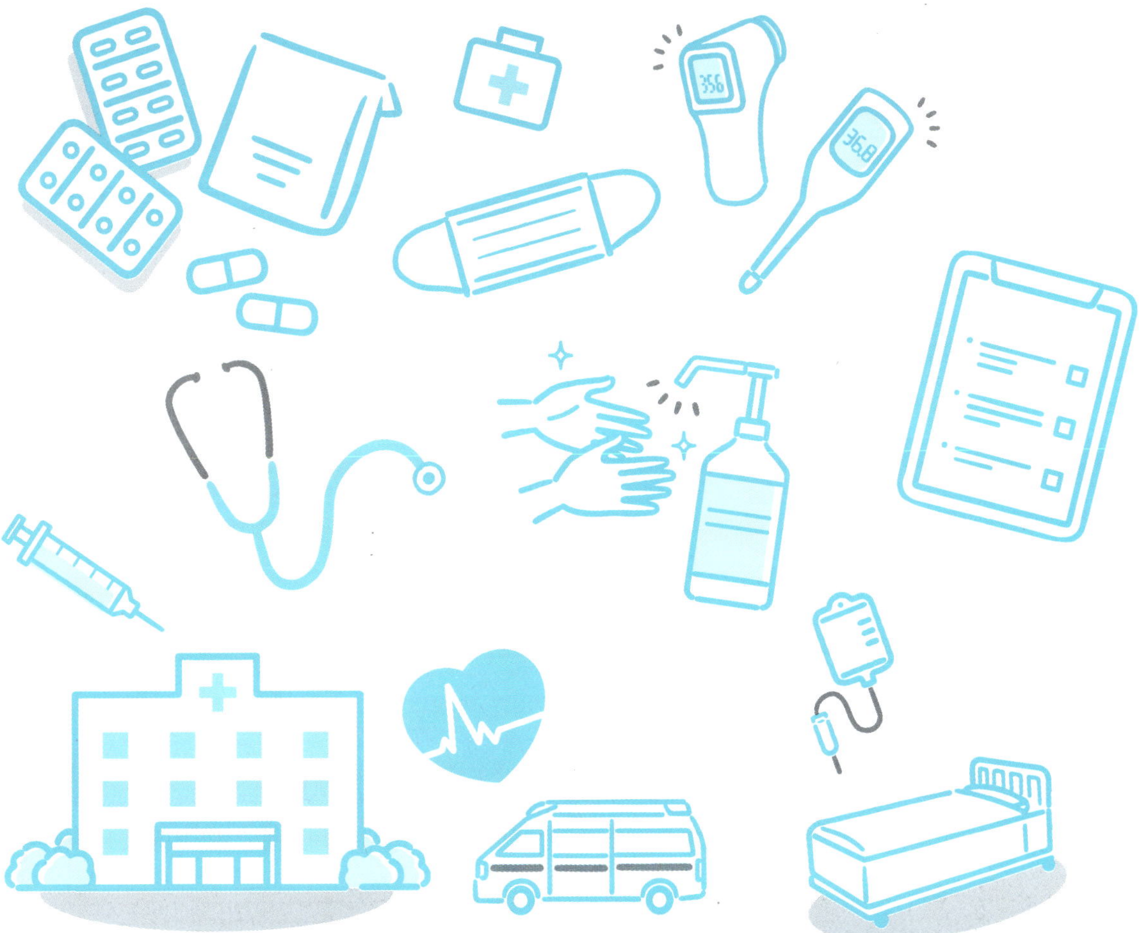

07 보건교육방법 및 매체

제7장

보건교육방법 및 매체

제1절 보건교육방법

학습목표

- 보건교육방법 및 매체의 유형별 장단점을 구분한다.
- 보건교육방법 선정기준을 제시한다.

보건교육방법이란, 개인이나 집단, 또는 지역사회에 건강과 관련된 지식(knowledge), 태도(attitude), 행위(practice)에 영향을 미칠 목적으로, 건강 관련 정보를 효과적으로 전달하고 건강 행동을 유도하기 위해 사용되는 전략과 기술을 의미한다. 이는 학습자들의 필요와 학습 환경에 맞추어 다양한 방식으로 설계되며, 계획된 학습내용을 제시하는 방법을 말한다. 보건교육방법은 크게 계통학습(Systematic Learning)과 문제해결학습(Problem Solving Learning)으로 나눌 수 있다.

이 장은 보건교육의 방법의 선정기준과 교육방법의 유형을 개별보건교육과 집단보건교육, 매스미디어를 활용한 교육방법으로 구성하였다. 개별보건교육은 면접과 상담, 개별처방 교수방법으로 구분하였고, 집단보건교육은 강의법, 문답법, 토의법, 브레인스토밍, 시범, 견학, 역할극, 인형극, 시뮬레이션, 프로젝트법, 문제기반 학습(PBL), 게임기반 학습, 웹기반 교육, 정보통신기술 활용교육, 원격학습 방법, 유비쿼터스 학습, 플립드 러닝, 하브루타, 캡스톤 디자인, 액션 러닝 방법을 포함하고 있다. 매스미디어를 활용한 교육방법으로 전시, 캠페인, 헬스 커뮤니케이션의 내용을 포함하였다.

1 보건교육방법의 선정기준

교육방법을 대별하면 계통학습(systematic learning)과 문제해결학습(problem solving learning)으로 나눌 수 있다.

계통학습(systematic learning)은 학습의 주체가 교사 중심으로 사전에 계획된 체계적인 교육 과정을 통해 정보를 단계적으로 전달하고 학습자의 지식을 축적시키는 학습방법이고, 문제해결학습(problem solving learning)은 학습주체가 학습자 중심으로 학습자가 직면한 문제를 스스로 해결하도록 유도하며 학습 과정을 통해 지식과 기술을 습득하는 방법이다. 이 두 방법은 학습 목표와 접근 방식에서 차이가 있으며, 학습자의 필요와 상황에 따라 적절히 선택하여 활용한다.

각각의 교육방법은 나름대로의 장단점을 가지고 있으므로 보건육방법을 선정하는 기준을 고려하여 선택한다면 추구하는 학습목표에 보다 잘 도달할 수 있을 것이다.

1) 교육대상자(학습자)

(1) 학습자의 크기

대상자의 수가 몇 명인가는 방법선정에 큰 영향을 미친다. 우선 학습자가 40명 이상의 대집단일 때는 강의법이 대표적인 방법이며, 평균 30명 정도의 중집단에서는 교사의 질문과 학습자의 대답이 주가 되는 문답법 또는 대화법(recitation, discourse)이 대표적인 방법이다. 그리고 평균 10명 정도의 소집단에서는 토의법, 역할극, 집단게임, 시뮬레이션, 소집단 협동학습 등이 유용하고, 학습자가 1명일 때는 개별교수로서 개인교수, 자습, 완전학습, 프로그램 학습 및 교수기계, 컴퓨터 보조수업, 개별처방 교수방법(IPI) 등이 있다.

(2) 학습자의 교육정도

교육이 효과적으로 이루어지기 위해서는 대상자의 교육정도, 능력, 과거경험, 사회·경제적 수준을 고려해야 하나, 이 중 가장 중요한 요소는 '교육정도'이다. 학력이 낮을수록 언어만 사용하거나 추상화시킨 방법을 선택하기보다는, 흥미롭게 참여하여 토의하고 실천함으로써 목표에 도달할 수 있는 역할극, 집단토의, 시범의 방법을 채택하는 것이 좋다.

이외에도 학습자의 학습스타일이 적극적인지, 성찰적인지, 논리적인지, 실용적인지를 고려하고, 학습자의 학습경험 정도, 학습자가 학습으로부터 얻고자 하는 기대의 정도에 따라 학습방법을 고려한다.

2) 교육내용과 학습목표

학습목표의 내용과 수준을 가장 잘 반영하는 방법을 선택해야 한다. 내용면에서 예를 들면 '수돗물의 소독과정'을 기술하는 것이 목표라면 현장학습이 유용하고, '수인성 전염병의 예방법'을 설명하는 것이라면 개인보고서를 작성하도록 권할 수 있으며, '스트레스 관리법'을 선택하는 목표에서는 집단토의나 역할극을 활용할 수 있다.

수준면에서도 단순한 '지식(인지적 영역)'의 이해인지, '태도(정의적 영역)' 변화를 추구하는 것인지, 아니면 복잡한 '기술(심동적 영역)'을 익혀야 하는 것인지에 따라 방법선정이 달라진다.

3) 교육자원

(1) 교육장소 및 시설

교육장소의 특성에 적합한 방법을 선택해야 한다. 교육대상자의 수가 100명이 되더라도, 장소가 계단식이거나 또는 의자가 자유롭게 움직일 수 있고 마이크 설비가 갖추어져 있어서 뒷좌석까지 다 보고들을 수 있다면 역할극이나 패널토의가 가능하다. 그러나 경로당, 교실, 운동장에서 교육을 해야 한다면 대상자가 소수라 하더라도 강의를 선택하는 것이 현명할 것이다.

(2) 교육자의 학습지도 기술

교육자는 다양한 교육방법에 대하여 똑같은 능력과 기술로 접근할 수 없다. 자신의 장점이 발휘될 수 있는 보다 편안한 방법이 있으므로 이러한 방법의 활용빈도를 높이고, 능숙하지 못한 방법을 사용하는 것은 자제하는 편이 현명하다. 그러나 교육자는 다양한 교육방법의 활용을 위해 노력해야 할 것이다.

(3) 교육시간과 시기

교육에 배정된 시간과 시기를 고려한다. 짧은 시간에 다양한 방법을 적용하기는 곤란하며, 농촌의 농번기나 농한기 혹은 수술 직후 등 시기에 적합한 방법을 모색한다.

4) 조직의 기대

조직이 어떤 학습방법을 선호하는지, 조직이 원하는 구체적인 학습목표가 있는지, 조직이 요구하는 특정한 평가나 측정의 방법이 무엇인지 고려한다.

2 교육방법의 유형

최근에 많이 활용되고 있는 보건교육방법의 종류를 대상자의 수에 따라 개별보건교육과 집단보건교육으로 분류하여 살펴보고자 한다.

1) 개별보건교육

개별보건교육은 개인의 능력을 이해하고 각자에 알맞은 적절한 지도와 도움을 주는 교육방법이다. 두 사람이 상호작용하는 가운데 변화를 유도함으로써 인지결과에 초점을 둔다. 개인적인 비밀이 요구되는 특별한 보건문제가 있을 때 주로 사용하며, 인간적이고 친밀한 관계 및 분위기가 조성되어야 하는 보다 직접적인 보건교육방법이다.

(1) 면접(Interview)

보건교육에서 면접은 학습자와 교육자가 1:1 로 소통하며, 학습자의 건강상태를 파악하고 행동변화를 유도하기 위한 방법이다. 학습자 중심의 맞춤형 접근 방식과 학습자와 상호작용을 통해 건강 정보 제공 및 행동 계획 수립하는 접근 방식이 있다.

면접자는 건강관련 지식의 전문성, 의사소통 능력, 공감 및 신뢰 형성, 문제 해결 능력, 학습자의 개인기밀 유지 등의 윤리적 자질이 요구된다. 면접의 장점 및 단점과 유의점, 진행과정은 다음과 같다(표 7-1).

표 7-1 면접의 장단점과 유의점 및 진행과정

장 점	단 점
• 개별화된 접근 : 학습자의 상태와 요구에 맞춘 맞춤형 교육 가능 • 신뢰형성 : 상호작용을 통해 학습자와의 관계 강화 • 효과적인 피드백 : 학습자가 자신의 개선 방향을 명확히 인식 가능 • 행동변화 유도 : 상황에 맞는 실질적 해결책 제시 가능	• 면접 준비와 진행에 드는 자원이 많음 • 대상자마다 긴 시간이 필요하며 대규모 교육에는 비효율적 • 면접자 역량 의존 • 면접자의 능력에 따라 효과 좌우 • 학습자의 적극성이 부족할 경우 효과 저하 • 집단 상호작용 및 지지를 제공할 수 없다.

유의점 및 진행과정

- 유의점
  - ① 학습자의 준비 상태
  - ② 중립적 태도
  - ③ 비언어적 소통 관찰
  - ④ 정보의 기밀성
- 진행과정
  - ① 준비 단계
    - 학습자의 배경과 건강상태 사전 조사
    - 질문 목록과 면접 목적을 명확히 설정
  - ② 도입 단계
    - 학습자와의 라포(rapport) 형성
    - 면접 목표와 과정 설명으로 신뢰감 조성
  - ③ 본 단계
    - 학습자의 건강상태와 행동을 파악하는 질문 진행
    - 문제에 맞는 맞춤형 정보와 해결책 제공
  - ④ 마무리 단계
    - 학습자에게 요약과 피드백 제공
    - 향후 계획과 행동 목표 설정, 필요시 추가 상담 제안

(2) 상담(Counseling)

상담은 대화를 통하여 피상담자로 하여금 자신의 문제를 인식하고 문제의 원인을 탐색하여 스스로 문제해결 방안을 찾도록 돕는 방법이다. 보건사업 현장에서 가장 많이 활용되고 있는 방법이며, 특히 개인의 비밀에 속하는 건강문제의 해결에 효과적이다. 상담의

장점 및 단점과 유의점, 진행과정은 다음과 같다(표 7-2).

표 7-2 상담의 장단점과 유의점 및 진행과정

장 점	단 점
• 병원, 학교, 산업장, 가정, 지역사회 등 보건사업 현장 어디에서나 적용 가능 • 개인의 비밀에 속하는 건강문제 해결에 효과적 임 • 한 사람만을 상대로 정확한 문제의식을 가지고 상담하므로 집단교육에 비해 교육 효과 높음 • 각자에 알맞은 실천 가능한 변화 유도 용이 • 대상자 스스로 문제해결 방안 모색 • 모이는 시간을 할애하는 행정적 노력 불필요	• 많은 인원과 시간이 소요되므로 경제성 낮음 • 집단 상호작용 및 지지를 제공 불가능 • 상담을 위한 특별한 공간 필요

유의점 및 진행과정
① 피상담자가 믿고 마음을 열 수 있도록 수평적이며 신뢰적인 관계(rapport) 형성 ② 피상담자에 대한 긍정적 태도를 가짐 ③ 현재의 문제점만을 가지고 공감대를 형성하도록 노력함 ④ 피상담자가 자유롭게 의사를 표시할 수 있도록 부드럽고 조용한 상담분위기 조성 ⑤ 개방형 질문과 경청을 통해 대상자 자신이 문제를 확인하는 것을 도움 ⑥ 피상담자의 감정을 잘 수용함 ⑦ 변화의 주체는 피상담자이므로 문제해결을 위해 도와주는 역할 이외에 지시나 강요 등을 피함으로써 문제해결에 있어서 대상자의 참여를 유도함 ⑧ 상담 중 알게 된 사실에 대해서는 비밀을 엄수함 ⑨ 상담의 단계 • 1단계 : 대상자가 스스로 문제를 인식하도록 도움 • 2단계 : 대상자가 문제의 원인을 파악하도록 유도함 • 3단계 : 대상자가 가능한 많은 해결책을 찾도록 격려함 • 4단계 : 대상자가 적절한 해결책을 선택하도록 도움

☞ **참고 : 보건교육방법 중 면접과 상담의 차이**

구분	면접 (Interview)	상담 (Counseling)
정의	학습자의 건강상태와 행동을 평가하고 필요한 정보를 제공하기 위한 일회적이고 구조화된 대화 방식	학습자의 건강문제를 해결하거나 행동변화를 유도하기 위한 지속적이고 심층적인 상호작용 과정
목적	• 건강상태 파악 및 정보 제공 • 학습자의 요구와 문제를 평가하여 건강행동을 개선할 수 있는 기반 마련	• 학습자의 건강문제를 심층적으로 이해 • 행동변화를 유도하고 지속적인 지원을 통해 건강 목표를 달성

접근 방식	• 구조화된 질문과 대답 중심의 대화 • 면접자는 주로 질문을 통해 정보를 수집하고 필요한 정보를 전달	• 자유로운 대화와 공감적 접근 • 상담자는 학습자의 감정을 이해하고 정서적 지원을 통해 문제 해결을 도모
진행기간	• 단기적, 일회적인 경우가 많음 • 주로 특정 문제나 상황을 빠르게 파악하고 해결책을 제시	• 장기적, 지속적인 과정 • 학습자가 문제를 스스로 해결할 수 있도록 행동 변화와 자기효능감을 강화
주요 초점	• 객관적인 정보와 행동 개선 방안 제공 • 학습자의 상태를 평가하고 지식을 전달하는 데 중점	• 학습자의 정서적 상태와 개인적 문제 해결에 초점 • 신뢰 관계 형성과 학습자 중심의 해결책 탐색
대화의 특성	• 면접자가 대화를 주도하며 구조화된 질문을 통해 정보 수집 • 학습자의 비언어적 신호나 감정보다 정보 전달에 집중	• 학습자가 대화를 주도할 수 있도록 공감을 기반으로 한 상호작용 • 학습자의 감정과 문제 해결 과정을 심층적으로 탐구
면접자/ 상담자의 역할	• 면접자는 객관적인 평가자로서 정보를 수집하고 제공 • 문제 중심의 분석과 해결책 제시	• 상담자는 학습자의 정서적 지지 및 동반자 행동변화를 유도 • 학습자의 성장과 자기 이해를 돕는 역할 수행
활용 상황	• 건강 검진 후 결과를 설명하거나 예방 정보를 제공할 때 • 특정 건강 행동이나 습관을 개선하기 위한 정보를 제공할 때	• 만성질환 관리, 심리적 스트레스 해소, 행동변화가 필요한 경우 • 학습자의 동기 부여와 지속적인 건강관리를 위한 상황

(3) 개별처방 교수방법(Individual Prescribed Instruction, IPI)

학습자의 선수 학습수준, 학습 능력, 학습 속도를 분석하여 학습자 개인에게 적합한 학습목표와 자료를 처방하는 교육방법이다. 학습자의 속도에 맞춰 학습자의 현재 수준과 필요에 맞는 학습 내용을 제공하여 목표를 달성할 수 있도록 설계된다. 주로 학습자의 자율성과 주도성을 강화하며, 자기주도 학습과 개별화 교육을 강조한다. IPI는 학습자 개개인의 학습요구를 충족시키는데 효과적인 교수법으로 다양한 교육현장에서 활용 가능성이 크다. IPI의 장점 및 단점과 유의점, 진행과정은 다음과 같다(표 7-3).

개별학습방법에 속하는 프로그램 학습법(Programmed Instruction, PI)과 컴퓨터 보조학습(Computer Assisted Instruction, CAI)은 같은 원리에 의한 학습방법이나 매체를 책이나 소책자를 이용하는 경우 이를 프로그램 학습법이라 하고, 컴퓨터라는 매체를 통한 학습을 컴퓨터 보조학습이라 한다. 이러한 학습방법은 책, 소책자, 컴퓨터 프로그램을 통해 어떤 정보를 체계적으로 배우는 데 필요한 모든 단계들이 논리적인 방식으로 제시된다. 개별학습의 장단점과 유의점 및 진행과정은 다음과 같다(표 7-3).

표 7-3 개별학습의 장단점과 유의점 및 진행과정

장 점	단 점
• 개별화된 학습 경험 제공으로 학습효율성 극대화 • 학습이 느린 학생과 빠른 학생의 학습격차 완화 • 자기주도 학습 능력 함양 • 학습 만족도 증가로 성취감 높이고 흥미 유발	• 교사의 부담 증가 • 다수의 학생을 개별적으로 관리해야 함으로 체계적인 관리 시스템이 필요 • 개별 학생에게 지속적인 평가와 피드백 제공의 어려움이 있을 수 있음 • 학습자의 자율성 부족 시 한계

유의점 및 진행과정

① 학습자의 학습 수준과 자기주도 학습능력 고려
② 교사의 역할
- 학습과정에서 적절한 시점에 구체적, 건설적인 피드백 제공해야 학습자의 동기와 성취를 높일 수 있음
- 교사는 정보 전달자가 아닌 학습촉진자의 역할 전환
- 학습 자료 설계와 평가에 과도한 시간 투입을 하지 않도록 체계적인 관리도구와 시스템을 활용

③ 학습 자료와 도구 설계
- 학습자의 수준과 선호도에 맞는 다양한 학습 자료 준비
- 학습 자료의 질 관리(학습목표와 일치되는 내용, 정확성과 신뢰성의 기반으로 구성)
- 디지털 기술 활용 : 학습관리시스템(LMS)이나 인공지능(AI) 활용으로 효율성 높아짐

④ 평가와 피드백 : 공정성, 평가와 학습의 연계성, 성과 평가 방식 다양화
⑤ 학습자의 동기 유발 : 성취감 제공, 학습 목표의 명료화, 긍정적 강화(칭찬이나 보상 등)
⑥ 운영의 체계화 : 효율적 학습관리, 시간관리, 운영 기준 설정
⑦ 잠재적 문제와 한계극복 : 학습자 의존성 문제, 사회적 상호작용 부족
⑧ IPI의 진행 단계
- 사전 평가 단계 : 학습자의 현재능력과 학습목표 분석
- 개별 학습 계획 수립 단계 : 학습 목표 설정 & 학습자료 및 방법 처방
- 학습 실행 단계 : 학습자는 자신에게 제공된 자료와 방법에 따라 학습 진행
학습과정에서 교사의 피드백을 수시로 제공
- 중간 평가 및 조정 단계 : 학습 중간에 진도를 점검하고 학습 목표나 자료 수정
- 최종 평가 단계 : 학습목표 달성 여부 확인
결과에 따라 추가 학습 또는 심화 학습 설계

2) 집단보건교육

보건교육에 있어서 집단을 대상으로 한 접근방식은 대상자간에 바람직한 행위를 촉진 · 유지시키는 데 필요한 지지와 격려를 유도하며, 경험과 기술을 상호 교환할 수 있으

므로 매우 중요한 가치가 있다.

(1) 강의법(Lecture)

강의법은 가장 전통적인 교수방법이다. 대부분의 경우 대상자가 교육내용에 관하여 기본적인 지식이 없을 때나 많은 청중을 대상으로 다른 교육방법을 적용하기 어려울 때 이용된다. 교수자의 주도하에 일방적으로 학습자에게 학습정보를 전달하고 이해시키는 형태이다.

학습자가 40명 이상의 대집단일 때 대표적인 방법으로, 강의는 많은 양의 지식을 주입하는 데 유용하고, 대상자의 적극적인 참여 없이도 이루어질 수 있지만 교육자의 인격이 학습자에게 전달되는 것이 가장 이상적이다. 강의는 매우 흔하게 사용되는 교육방법이나 이를 잘해 내기 위해서는 준비와 조직, 전달을 잘 해야 한다(표 7-4).

표 7-4 강의 장단점과 유의점 및 진행과정

장 점	단 점
• 제한된 짧은 시간 안에 많은 학습자를 대상으로 동시에 전달 가능함 • 많은 정보를 체계 있게 정리하여 효과적으로 전달 가능함 • 강의할 내용을 교사의 재량안에서 보충, 첨가, 삭제가 용이하므로 학습자들의 동기유발을 위한 수단이 될 수 있음 • 학습자가 기본지식이 없을 때 이용하기 적합함 • 교사의 언어적 능력이나 태도에 따라 어떤 사건 · 사실을 보다 실감있고 흥미롭게 전달할 수 있어 역동적인 학습환경을 이끌어 나갈 수 있음	• 학습자의 개인차가 무시됨 • 교육자 중심 수업이므로 능동적 학습활동이 어려움 • 교사의 일반적 의사소통으로 학습자와의 상호작용이 어려움 • 강의를 통해 들은 지식이나 정보의 파지율이 낮은 편임 • 학습자의 주의집중이 어려움 • 현실과 동떨어진 지식 위주의 수업(교재 위주의 수업)이 되기 쉬움
유의점 및 진행과정	
① 교육자는 사전에 강의를 철저히 계획하고 준비해야 함 ② 대상이 쉽게 이해될 수 있는 정도의 내용과 용어를 사용해야 함 ③ 강의의 과정을 동적으로 전개해야 하고, 흥미 있고 열성적인 대화조로 개인적인 친분감을 가짐 ④ 강의 중에 언어교육이 가지는 한계를 극복하기 위하여 다양한 교육매체를 적극 활용해야 함 ⑤ 강의의 속도에 주의하고 생각할 여유를 가지게 하며, 수시로 토의를 삽입하고 유머감을 표출함 ⑥ 학습의 반응을 포착하면서 강의내용이나 형식을 자연스럽게 전환시켜야 함 ⑦ 강의 끝맺음을 정확히 하는 뜻에서 반드시 요약 · 설명해 주고 학습자가 질문할 수 있는 기회를 주도록 노력해야 함 ⑧ 강의 진행과정 • 1단계 : 전체과정에 대한 소개 및 진행요령(학습문제 파악) • 2단계 : 주제의 전개 및 발전(학습문제 해결) • 3단계 : 학습내용의 강조 및 요점정리(일반화)	

(2) 문답(질문)법(Question and answer method)

문답법은 20명 내지 40명 사이인 평균 30명 정도의 중집단에서 교육자의 질문과 학습자의 대답이 주가 되는 문답법 또는 대화법(recitation, discourse)이 대표적인 방법이다.

문답법은 교수자와 학습자 간의 질문과 답변을 통해 지식과 개념을 전달하고 이해를 촉진하는 교육 방법이다. 교수자가 질문을 던지고 학습자가 응답하는 과정에서 학습자가 주체적으로 사고하고 참여하게 되며, 상호작용을 통해 지식을 습득하고 자신의 생각을 표현할 수 있도록 유도한다. 문답법은 주로 집단 토론, 개별 지도, 학습 점검 등의 상황에서 활용될 수 있다.

질문과 응답을 계속하는 과정에서 학습자들의 호기심을 유발하고, 다양한 수준의 사고를 자극하여 스스로 탐구하는 능력을 키우고 배우게 한다. 또한 교육자와 학습자 상호간의 의사소통을 증진시키고, 학습에 대한 평가 및 정리의 수단으로도 사용된다.

문답법에서 사용되는 질문은 단순한 암기를 위한 시험문제 유형이 아니라 학습자의 정신활동을 통찰하여 해결의 시사를 주고 반성적 사고를 하도록 하며, 명확하고 간결하며 질문의 목적이 뚜렷한 것이어야 한다. 문답법을 활용할 때 중요한 점은 질문이 그 교육목적에 얼마나 부합되는가 이다. 문답법의 적절한 활용은 학습자의 흥미와 동기를 유발시킬 수 있으며, 중요한 학습내용에 주의를 집중시키고, 심층적인 사고를 유도하면서 문제해결 능력을 기르게 한다. 문답법의 장단점과 유의점 및 진행과정은 다음과 같다(표 7-5).

표 7-5 문답법의 장단점과 유의점 및 진행과정

장 점	단 점
• 적극적인 참여 유도 • 비판적 사고력 향상 • 이해도 확인 가능 • 의사소통 능력 증진	• 소극적인 학습자에게 불리 • 시간 소요: 충분한 논의와 피드백을 제공하기 위해 시간이 많이 필요할 수 있음 • 질문의 수준 조정 어려움 ; 학습자의 수준에 맞는 적절한 질문을 구성하는 것이 어려울 수 있음

유의점 및 진행과정
① 질문의 목적과 목표 설정 : 학습자의 수준과 교육 내용에 적합한 질문 수준을 조정 ② 질문의 유형 다양화 : 패쇄형, 개방형, 사고 촉진 질문(분석 · 평가 · 적용 중심) ③ 학습자의 참여 유도 ④ 피드백 제공과 조정 • 학습자가 질문에 답한 후 즉각적으로 적절한 피드백을 제공하여 학습 내용을 보강해야 함 • 올바른 응답뿐만 아니라 잘못된 응답에 대해서도 건설적인 피드백을 통해 학습 기회로 활용함 • 학습자의 반응에 따라 질문 난이도를 조정하여 학습 목표를 달성하도록 유도 ⑤ 질문의 논리적 흐름 유지 : 질문을 단계적으로 구성하여 점진적으로 학습 내용을 심화함 ⑥ 개별 차이를 고려한 접근

(3) 토의법(Discussion method)

토의법은 특정 문제를 해결하기 위한 가장 바람직한 방안을 찾기 위해서 각자의 의견을 협동적으로 제시하는 논의 방식이다.

토의법은 학교교육 분야와 성인교육 등 여러 분야의 교육 현장에서 널리 활용되고 있으며 학습자들이 능동적으로 토론을 전개함으로써 학습과제를 풀어나가는 수업형태이다.

집단토의, 분단토의, 배심토의, 심포지엄 등이 있고, 이들 내용을 간단히 정리하면 다음과 같다.

① 집단토의(Group discussion)

집단 내의 참가자들이 어떤 특정 주제에 대하여 자유로운 입장에서 상호의견을 교환하고 정리하며, 부족한 부분이나 요약을 교육자가 지원해 줌으로써 결론을 내리는 토론방법이다. 참가자 모두는 토론의 목적을 이해하고 시작해야 하며, 참가자의 수가 클수록 참가자의 토론 참여기회는 적어지므로 5~10명이 적당하다. 이 방법은 학습자 중심의 상호작용을 강조하며, 학습자가 단순히 정보를 수용하는 것이 아니라 비판적 사고, 논리적 사고, 문제해결능력, 의사소통 능력을 향상할 수 있도록 돕는다. 집단토의의 장단점과 유의점 및 진행과정은 다음과 같다(표 7-6).

표 7-6 집단토의 장단점과 유의점 및 진행과정

장 점	단 점
• 다양한 의견 공유 가능 • 학습자 중심의 능동적 학습 가능 • 비판적 사고력 및 창의적 사고력 증진 • 사회적 상호작용 능력 향상 • 민주적 태도 형성	• 비체계적인 논의 가능성 • 시간 관리 어려움 • 일부 학습자의 소극적 참여 • 객관성 유지의 어려움 • 전문적 지도 필요
유의점 및 진행과정	
■ 유의점 ① 명확한 주제 설정 필요 ② 사회자의 역할 중요 ③ 참여자의 적극적인 참여 유도 ④ 사전 자료 조사 필수 ⑤ 시간 엄수 및 논의 구조 조정 필요 ⑥ 다양한 시각 존중	

■ 진행과정
① 주제 선정 및 목표 설정
② 참여자 준비 단계(관련 자료 조사 및 사전 학습을 진행)
③ 토의 진행(사회자가 토의 방식과 규칙을 설명)
- 각 참가자가 순서대로 의견을 발표하고 논의함

④ 결론 도출 및 요약
- 논의된 내용을 정리하고, 주요 결론을 도출함

⑤ 사후 평가 및 피드백
- 참여자의 만족도 조사 및 피드백을 반영하여 개선점을 도출함

② 분단토의(Buzz session)

분단토의법은 대집단을 여러 개의 소집단으로 나누어 토론을 진행한 후, 다시 전체 집단에서 각 소집단의 논의를 공유하는 방식이다. 이 방법은 참여자의 적극적인 토론을 유도하고, 보다 깊이 있는 논의를 진행할 수 있도록 돕는 교육 방법으로, 소규모 그룹에서 효과적으로 논의한 후, 전체적인 합의를 도출하는 과정을 포함한다. 특히, 대규모 강의실에서 학습자 간 상호작용을 강화하거나 참여 기회를 공평하게 제공하고 싶은 경우 효과적으로 활용된다.

학습에 흥미를 높여 주고 능동적인 학습태도를 기르며, 전체 학습자의 참여를 통해 타인을 이해하고 협동하여 창조적인 생각을 이끌어 내기 위해 사용한다. 일명 '와글와글 학습법'으로, 전체 참가자를 제한된 시간 내에 소그룹으로 나누어 토론하게 한 뒤, 다시 전체 토의 시간을 가져 의견을 상호 교환하는 방법이다. 각 분단은 4~6명이 적정하며, 보통 6개 분단으로 나누어 토의를 진행한다. 분단토의의 장단점과 유의점 및 진행과정은 다음과 같다(표 7-7).

표 7-7 분단토의의 장단점과 유의점 및 진행과정

장 점	단 점
• 모든 학습자의 참여 보장 • 심층적 논의 가능 • 사회적 기술 향상 • 학습자 중심 교육 가능 • 창의적 문제 해결 가능	• 시간 소모가 클 수 있음 • 논의 수준의 차이 발생 • 일부 학습자의 소극적 참여 가능성 • 결론 도출이 어려울 수 있음 • 효과적인 진행을 위한 지도자 필요

유의점 및 진행과정

■ 유의점
① 명확한 주제와 목표 설정

② 적절한 그룹 크기 유지 – 그룹이 너무 크거나 작으면 효과적인 논의 어려움
③ 모든 구성원의 참여 유도
④ 시간 엄수 및 진행 관리 필요
⑤ 피드백 및 요약 정리 필수
⑥ 토론 기술 지도 필요

■ 진행과정
① 주제 선정 및 목표 설정
② 그룹 구성 및 역할 분배
③ 소그룹 토론 진행
④ 전체 공유 및 피드백
⑤ 결론 도출 및 정리
⑥ 사후 평가 및 개선점 분석

③ 배심토의(Panel discussion)

토의할 문제에 대해 사전에 충분한 지식을 가진 소수의 대표자들(배심원)이 다수의 청중 앞에서 그룹토의를 하는 방법이다. 이 배심토의는 사회자 외에 4~7명으로 구성된 전문가(배심원)가 토의될 주제에 대해서 각기 다른 의견을 발표하도록 하고, 사회자는 문제의 소개 및 대립의견을 청중에게 설명하여 토의를 유도시키며, 또한 적당한 때에 청중을 토의에 참가시켜 질문이나 발언의 기회를 준다.

이 방법은 사고활동을 자극하는 문제일 때, 문제해결을 위한 최선의 방법을 찾고자 할 때, 문제를 정리 정돈하고자 할 때 사용한다(표 7-8).

표 7-8 배심토의의 장단점과 유의점 및 진행과정

장 점	단 점
• 다양한 관점 제공 : 하나의 주제를 여러 시각에서 분석하여 균형 잡힌 논의를 할 수 있음 • 실시간 상호작용 가능 : 패널 간 토론뿐만 아니라, 청중과의 질의응답을 통해 생동감 있는 논의가 가능함 • 논리적 사고력 향상 : 다양한 논거를 검토하고, 반론을 고려하면서 논리적으로 사고하는 능력을 배양할 수 있음 • 전문가 네트워크 형성 : 학술, 경영, 정책 등 여러 분야에서 전문가 간의 협업과 네트워킹 가능 • 청중의 흥미 유발 : 일방적인 강의보다 흥미롭고 역동적인 방식으로 정보 전달 가능	• 논의의 초점이 흐려질 수 있음 : 패널 간 의견 차이가 크거나 논점이 분산되면 효과적인 토론이 어려울 수 있음 • 패널의 전문성에 따라 토론의 질이 좌우됨 : 적절한 전문가가 선정되지 않으면 깊이 있는 논의가 이루어지기 어려움 • 시간 관리가 필요함 : 다양한 의견을 수렴하는 과정에서 시간이 초과될 가능성이 있음 • 일부 패널의 발언 기회 제한 : 강한 성향의 패널이 논의를 독점할 경우, 다른 패널의 발언 기회가 줄어들 수 있음 • 청중의 관심도 유지가 어려울 수 있음 : 지나치게 전문적인 내용일 경우, 일반 청중이 이해하기 어려울 수 있음

유의점 및 진행과정

■ 유의점

① 사회자의 역할이 중요함 : 논의의 흐름을 조절하고, 패널 간 균형 잡힌 토론을 유도해야 함
② 명확한 토론 주제 설정 필요
③ 적절한 패널 구성 : 다양한 시각을 대표할 수 있는 전문가를 선정해야 하며, 특정 의견이 과도하게 편중되지 않도록 주의해야 함
④ 청중과의 상호작용 기회 제공 : 질의응답 시간을 충분히 마련하여, 청중이 적극적으로 참여할 수 있도록 유도해야 함
⑤ 시간 관리 철저 : 각 패널의 발언 시간을 균등하게 배분하고, 논의가 과도하게 길어지지 않도록 조정해야 함
⑥ 신뢰할 수 있는 정보 제공 : 근거 기반의 논의를 진행해야 하며, 주관적인 의견이 과도하게 개입되지 않도록 유의해야 함

■ 진행과정

① 준비 단계
- 주제 선정 및 목적 설정
- 사회자 및 패널 구성
- 패널과 사전 미팅을 통해 토론 진행 방식 조율
- 필요한 자료 및 발표 자료 준비

② 토론 진행 단계
- 사회자의 개회 및 패널 소개
- 배심토의의 목표 및 토론 방식 설명
- 패널의 기조 발언(각 패널별 3~5분)
- 패널 간 자유 토론
- 청중과의 질의응답(Q&A)

③ 마무리 및 평가 단계
- 패널별 최종 의견 정리
- 청중 피드백 수집
- 주요 논의 내용 요약 및 후속 조치 논의

---

④ 심포지엄(Symposium)

심포지엄(Symposium)은 특정 주제에 대해 여러 전문가가 각자의 연구나 견해를 발표하고 논의하는 공식적인 학술 회의 또는 세미나를 의미한다. 심포지엄은 단순한 강의 형식이 아니라, 동일한 주제에 대한 다양한 시각과 연구결과를 발표하는 자리로, 학술적인 논의와 정보 공유가 주된 목적이다. 발표 후에는 토론 및 질의응답을 통해 청중과 의견을 교환하기도 한다. 이러한 형식은 과학, 의학, 교육, 기술, 경제, 환경 등 다양한 분야에서 활용되며, 특히 연구결과를 발표하거나 새로운 개념을 논의하는 자리

에서 많이 사용된다.

설정된 주제에 대한 적절한 전문가 2~3명을 선정하여 10~15분 발표하게 한 후, 사회자의 진행에 따라 청중들과 질의 · 응답을 통해서 공개 토론하는 방법이다. 패널토의와 달리 심포지엄에서는 발표자나 사회자 및 청중 모두가 주제에 대한 전문가들이라는 점이다. 이때 사회자는 이 분야의 최고 전문가가 하는 것이 좋다.

심포지엄은 어떤 분야에 문제가 있다고 생각될 때, 해결방법을 분석하고자 할 때, 정책이나 제도의 변화를 시도할 때에 주로 사용한다(표 7-9).

표 7-9 심포지엄 장단점과 유의점 및 진행과정

장 점	단 점
• 체계적이고 심층적인 정보 제공 – 발표자들이 사전에 준비한 연구결과를 발표하므로, 깊이 있는 학술적 논의 가능 • 다양한 시각과 견해 공유 가능 : 같은 주제에 대해 여러 전문가가 발표하므로, 주제에 대한 폭넓은 이해 가능 • 전문가 및 연구자 네트워크 구축 • 정책 및 실무 적용 가능성 • 공식적인 기록 및 연구 기초 자료 활용가능	• 발표 중심의 형식으로 청중이 적극적인 참여가 어려울 수 있음 • 일방적인 정보 전달 가능성 • 발표자의 수준에 따라 심포지엄의 질이 결정됨 • 긴 시간 소요 – 여러 개의 발표가 연이어 진행됨으로 청중의 집중력 저하될 가능성 있음 • 조직 및 운영 비용 발생 : 대규모 행사일 경우, 운영비(장소 대관, 홍보, 발표 자료 제작 등)가 많이 소요될 수 있음

유의점 및 진행과정

■ 유의점

① 주제 선정이 명확해야 함

② 발표자의 전문성 확보 필요

③ 시간 관리가 중요함

④ 청중과의 상호작용 기회 제공 필요

⑤ 기록 및 자료 보관 필요

⑥ 운영 방식의 유연성 고려 : 하이브리드 심포지엄(온라인+오프라인) 방식 등을 활용하여 더 많은 사람들에게 접근성을 제공할 수 있음

■ 진행과정

① 기획 및 준비 단계

- 주제 선정 및 목표 설정
- 발표자 및 패널 섭외
- 행사 장소 및 일정 확정

② 발표 및 논의 자료 준비

- 발표자별 연구 자료 및 슬라이드 제작
- 패널 토론 및 질의응답 방식 확정

③ 심포지엄 진행 단계
- 사회자가 개회 및 발표자 소개
- 발표자들이 순서대로 연구 결과 발표 (각 발표 10~20분)
- 패널 토론 및 질의응답 진행

④ 정리 및 평가 단계
- 청중 피드백 수집
- 발표 자료 정리 및 공유
- 향후 연구 및 정책 반영 논의

☞ 참고 : 배심토의와 심포지엄 비교 분석

구분	배심토의(Panel Discussion)	심포지엄(Symposium)
정의	특정 주제에 대해 여러 패널이 토론하며, 사회자가 진행을 조율하는 토론 형식	특정 주제에 대해 전문가들이 각각 발표를 하고, 마지막에 질의응답을 진행하는 형식
목적	서로 다른 관점에서 논의하고, 청중과 상호작용을 통해 의견을 공유	특정 주제에 대한 전문적이고 체계적인 정보 제공
진행방식	• 사회자가 패널(3~6명)을 소개하고 주제를 제시한 후, 자유로운 토론 진행 • 청중이 패널에게 직접 질문할 수 있음 • 토론 방식이 유연하며, 의견 교환이 많음	• 각 발표자가 개별적으로 준비한 자료를 발표(보통 10~20분씩) • 모든 발표가 끝난 후, 질의응답 및 종합 토론 진행 • 발표자의 개인 연구결과나 견해가 중심이 됨
형식	패널 간 상호작용이 많고, 자유로운 토론 형태	발표 위주의 형식으로, 학술적인 성격이 강함
청중의 역할	• 적극적인 참여 가능(질문, 의견 교환) • 일부 배심토의에서는 청중 투표 등을 진행	• 주로 발표 내용을 경청하고, 발표 후 질의응답에서 질문 가능
패널(발표자)의 역할	• 서로 다른 시각을 가진 패널들이 논쟁 및 토론 • 즉흥적인 논리 전개가 많음	• 각 발표자가 준비한 내용을 체계적으로 발표 • 논쟁보다는 정보 제공 중심
사회자의 역할	• 논의 주제를 조정하고, 패널 간 균형을 맞추며 토론을 촉진	• 발표자의 순서를 조정하고, 발표가 끝난 후 종합 정리를 진행
활용분야	정치, 경제, 사회 문제, 공공정책, 교육, 보건 등 다양한 분야에서 활용	학술 세미나, 연구 발표회, 컨퍼런스, 과학 포럼 등 전문 지식이 필요한 분야에서 활용

(4) 브레인스토밍(Brainstorming)

브레인스토밍은 문제해결이나 아이디어 창출을 위해 여러 사람들이 자유롭게 생각을 나누며 창의적인 아이디어를 도출하는 방법이다. 이 과정에서는 비판 없이 다양한 아이디어를 제시하며, 이를 통해 참신하고 혁신적인 해결책을 찾는 것을 목표로 한다.

특별한 문제를 해결하기 위한 집단의 협동적인 토의로 어떠한 문제의 여러 면을 검토하는 방법이다. 이때 12명 내지 15명이 한 집단을 이루어 10분에서 15분 정도 단기 토의를 하는 것을 원칙으로 한다(표 7-10).

표 7-10 브레인스토밍의 장단점과 유의점 및 진행과정

장 점	단 점
• 창의력 촉진 : 다양한 의견을 개방적으로 수용하여 독창적인 아이디어 도출가능 • 참여와 협력 강화 : 모든 참여자가 평등하게 의견을 제시할 수 있어 팀워크가 향상 • 신속한 아이디어 생성 : 짧은 시간 내에 다양한 아이디어를 모아 문제 해결 방안 도출 가능	• 비효율적인 아이디어 증가 • 우세한 의견에 따른 편향 : 특정 개인의 강한 의견이 전체 방향을 좌우할 가능성 있음 • 소극적 참여자 문제 : 내성적인 성향의 학습자는 적극적으로 참여하기 어려울 수 있음

유의점 및 진행과정
■ 유의점 ① 비판 금지 원칙 준수 : 모든 아이디어를 존중하며 비판을 삼가야 창의적 환경을 조성할 수 있음 ② 자유로운 분위기 조성 : 참여자들이 부담 없이 의견을 제시할 수 있도록 유도해야 함 ③ 시간 제한 설정 : 불필요한 논의를 줄이고 핵심 아이디어 도출을 위해 적절한 시간 제한이 필요함 ■ 진행과정 ① 문제 정의 및 목표 설정 : 해결하려는 문제나 목표를 명확히 설정함 ② 참가자 선정 : 다양한 관점을 가진 사람들로 팀을 구성함 ③ 아이디어 제시 : 주어진 시간 동안 모든 참가자들이 자유롭게 아이디어를 제시하며, 이때 비판이나 판단 없이 모든 아이디어를 기록함 ④ 아이디어 평가 및 정리 : 브레인스토밍 세션이 끝난 후, 제시된 아이디어를 평가하고 정리함 ⑤ 최종 아이디어 선정 : 평가된 아이디어 중에서 최종적으로 실행할 아이디어를 선정함

(5) 시범(Demonstration)

이론과 더불어 시각적으로 볼 수 있는 실물을 사용하든지 실제장면을 만들어 내어 지도하는 방법이다. 즉, 실제로 적용을 해 보이든지 나타내 보이는 활동으로, 시범을 하는 동안 교육자는 전시나 작동 혹은 설명을 한다. 보건사업에서 많이 쓰이는 방법 중의 하나로서 현실적으로 실천을 가능하게 하는 효과적인 방법이다. 시범의 장점 및 단점과 유의점, 진행과정은 다음과 같다(표 7-11).

표 7-11 시범법 장단점과 유의점 및 진행과정

장 점	단 점
• 직접적인 학습 촉진 : 학습자가 실제 상황을 관찰함으로써 이해와 기억이 향상됨 • 복잡한 기술 전달 용이 : 말이나 글로 설명하기 어려운 절차나 기술을 쉽게 전달할 수 있음 • 동기 부여: 실제 시연을 통해 학습자의 흥미와 참여 유도 가능	• 시간과 자원 소모 • 대규모 교육의 어려움 • 개별 학습 속도 차이
유의점 및 진행과정	
① 시범이 그 집단의 요구에 부응하는지를 확인함 ② 수행을 어떻게 할 것인지를 결정함 ③ 주제에 대한 시범자료를 최대한 수집함 ④ 소재와 요약을 포함하여 단계적인 시범을 계획함 ⑤ 자료를 알기 쉽게 정리 · 준비하고 필요한 것만으로 제한함 ⑥ 강의와 시범을 연결하여 실시함 ⑦ 청중이 잘 볼 수 있도록 시범대를 준비함 ⑧ 시범 후 참가자 스스로 실시해 보도록 하여 잘못된 점은 정정시키고, 노력하도록 격려함 ⑨ 시범수업의 효과를 위해 시범장면을 비디오나 필름으로 녹화한 후 재생시켜 여러 번 반복하여 보여 주면 학습자에게 도움이 됨	

(6) 견학(Field visit)

학습자들이 교육기관을 벗어나 교육장소를 실제현장으로 옮겨 관련된 현장이나 시설을 직접 방문하여 직접 관찰하고 경험함으로써 목표한 학습을 유도하려는 교육방법이다. 이를 통해 학습자들은 이론과 실제를 연결하고, 학습 동기를 강화하며, 보다 깊은 이

표 7-12 견학의 장단점과 유의점 및 진행과정

장 점	단 점
• 실제성 강화 : 학습자들이 실제 현장을 직접 경험함으로써 이론적 지식을 현실에 적용하고 이해를 심화시킬 수 있음 • 학습 동기 유발 : 학습자들의 흥미를 높이고 적극적인 참여 촉진 • 다양한 학습 경험 제공 : 교실 내에서 얻기 어려운 다양한 경험과 정보를 습득할 수 있음	• 시간과 경비가 많이 요구되고, 경비의 투입에 비해 목적한 전체 상황을 볼 수 없는 경우가 많다. • 시간과 비용 소요: 현장 방문을 위한 시간과 비용이 많이 들 수 있으며, 이는 교육 계획에 제약이 될 수 있음 • 안전 사고 발생 문제 있으므로 사전 대비가 필요함 • 효과적인 집단 관리의 어려움
유의점 및 진행과정	
① 사전 준비 철저 : 방문 목적과 학습 목표를 명확히 하고, 관련 정보를 사전에 제공하여 학습자들이 준비함 ② 안전 관리 : 안전 수칙을 사전에 교육하고, 비상 상황에 대비한 계획을 수립함 ③ 사후 활동 계획 : 견학 후 학습자들이 경험을 공유하고 학습 내용을 정리할 수 있는 시간을 마련하여 학습 효과를 극대화함	

해를 도모할 수 있다. 견학의 장점 및 단점과 유의점, 진행과정은 다음과 같다(표 7-12).

(7) 역할극(Role play)

일상생활에서 경험하는 갈등상황을 집단 참가자들이 함께 즉흥적으로 연기해 보는 방법으로, 직접 실제상황 중의 한 인물로 등장하여 연극을 하면서 건강문제나 어떤 상황을 분석하고 해결방안을 모색하면서 학습목표에 흥미 있게 도달할 수 있는 방법이다.

갈등문제를 좀 더 객관화시키고 보다 분명하게 인식함으로써 자신이 미처 발견하지 못했던 자기의 언어나 행동을 보고 또한 타인의 것을 보면서 새롭게 다짐하게 되는 것이다. 즉흥적으로 만들어지는 연극은 주제설정이나 내용구성은 물론 각 배역들이 연기를 통해 다른 사람과 함께 역동적 과정을 경험하는 하나의 종합적인 완성 작업이다. 따라서 공동체 의식이 증진되는 경험을 갖게 된다.

역할극은 보통 강의나 집단토의 방법과 병행하여 활용되는 것이 보통이다. 또한, 소집단으로 행하는 것이 좋다. 즉 1~2명의 교육자와 4~5명의 학습자가 참여하는 것이 좋으며, 출연자가 많으면 극의 초점이 흐려지고 시간제약으로 인하여 깊이 있는 내용을 연출할 수 없게 된다. 역할극의 장점 및 단점과 유의점, 진행과정은 다음과 같다(표 7-13).

표 7-13 역할극의 장단점과 유의점 및 진행과정

장 점	단 점
• 서로의 비슷한 갈등에 공감하고 친근감이 생긴다. • 문제에 대한 객관적인 관점이 넓어지고 해결 방안 선택이 명료해짐 • 서로 간에 상호작용이 높아 공동체 의식을 형성하는 법을 배움 • 관중을 의식하며 행동할 수 있는 극복력이 생김 • 극중의 역할을 통해 심리적 정화를 경험함 • 진정한 대화와 만남은 상대방의 처지를 경험함으로써 가능함	• 다른 교육방법에 비해 많은 준비시간이 요구됨 • 갑자기 학습자 중에서 극중 인물을 선택하기가 용이하지 않은 경우가 많음 • 역할극을 시행하는 인물이나 보조 및 주위환경이 사실과 거리감이 있을 때 문제 속으로 학습자를 흡수하지 못하므로 교육목표에 도달하지 못하고 시간낭비만을 가져오게 됨
유의점 및 진행과정	

① 진행절차 : 주제의 제시 → 사전계획 → 학습자들 중에서 역할선택 → 준비(극중 인물 및 보조자료 준비) → 시행 → 평가 및 토의 → 결론도출 → 교육자의 최종요약
② 역할극을 실시할 주제와 문제의 줄거리를 학습자에게 명확히 제시해야 한다.
③ 역할극이 끝난 다음에는 반드시 평가하는 시간을 가짐으로써 전체가 참여하며 해결하고자 하는 문제의 결론을 찾아내도록 교육자가 유도해야 한다.
  • 맡은 역할에 대해 어떻게 느꼈는가?
  • 맡은 역할은 일어났던 상황에서 만족스러웠는가?	

• 설정된 상황에서 보다 바람직한 결과를 가져오기 위해서 어떻게 하는 것이 좋겠는가?

④ 역할극을 보다 효율적으로 실시하기 위해서는 실제 상황과 유사하게 모든 환경이나 기구가 준비되어야 하므로 간단한 실제의 시각적 보조자료를 준비하면 효과적임

⑤ 출연하지 않겠다는 사람을 억지로 출연시키거나 맡지 않겠다는 역할을 강제로 맡기는 것을 피해야 함

(8) 인형극(Puppets)

인형극은 인형을 활용하여 특정 주제나 이야기를 연출하는 공연 예술로, 보건교육에서는 건강 관련 지식과 태도를 전달하는 데 사용된다. 특히 유아나 아동을 대상으로 할 때, 인형극은 복잡한 건강 정보를 쉽게 전달하고 학습자의 관심과 참여를 유도하는 효과적인 방법이다. 드라마의 이야기처럼 인형들의 행동을 통해서 사람들이 실생활에서 어떻게 행동할 수 있는지를 보여 주고, 옳고 그른 것이 무엇인가를 보여 주는 방법이다.

인형극의 종류에는 꼭두각시와 줄 인형, 장갑이나 손 인형, 그림자 인형, 종이주머니 인형 등이 활용된다. 인형극의 장점 및 단점과 유의점, 진행과정은 다음과 같다(표 7-14).

표 7-14 인형극의 장단점과 유의점 및 진행과정

장 점	단 점
• 흥미 유발 : 인형극은 시각적이고 동적인 요소를 통해 학습자의 관심을 끌고 학습 동기를 높임 • 이해도 향상 : 복잡한 건강 정보를 이야기와 시각적 표현을 통해 쉽게 전달하여 학습자의 이해 도모 • 기억력 증진 : 스토리텔링과 시각적 이미지를 결합하여 학습 내용의 기억을 강화함 • 참여 촉진 : 학습자들이 인형극에 감정이입하고 적극적으로 참여하게 되어 교육 효과를 높임	• 상당한 준비 시간과 비용 소요됨 • 숙련된 인형 조종자와 연출자 필요 • 유아나 아동 대상으로 성인대상 교육은 제한적임
유의점 및 진행과정	
① 교육 목표 명확화 : 인형극의 주제와 내용을 교육 목표에 맞게 명확히 설정해야 함 ② 문화적 적절성 고려 : 학습자의 문화적 배경을 고려하여 내용과 표현을 구성해야 함 ③ 사전 준비 철저 : 인형극의 내용, 대사, 연출 등을 사전에 충분히 연습하고 준비해야 함 ④ 사후 활동 연계 : 인형극 후 학습자들과 토론이나 활동을 통해 학습 내용을 정리하고 강화해야 함	

(9) 시뮬레이션(Simulation)

실제와 비슷한 상황을 연출 후 활동에 참여하여 실제 상황 대처를 향상하는 교육방법이다. 실제의 문제 상황을 단순 명료화시킨 모의상황 속에서 가장 기본적이고 중요한 요

소만을 선택하여 그 요소에 한정하여 교수상황을 설정한다. 시뮬레이션의 장점 및 단점과 유의점, 진행과정은 다음과 같다(표 7-15).

표 7-15 시뮬레이션의 장단점과 유의점 및 진행과정

장 점	단 점
• 안전한 학습 환경 제공 • 반복 학습 가능 • 즉각적인 피드백 • 자신감 향상	• 높은 비용 • 현실성과의 차이 : 아무리 정교한 시뮬레이션이라도 실제 상황과의 차이가 존재할 수 있음 • 효과적인 시뮬레이션을 위해서는 숙련된 교육자 필요

유의점 및 진행과정
① 명확한 학습 목표 설정 : 시뮬레이션의 목적과 목표를 명확히 하여 학습자들이 집중할 수 있도록 함 ② 사전 준비 철저 : 시나리오 개발, 장비 점검, 역할 분담 등 사전 준비 철저 ③ 디브리핑 시간 확보 : 시뮬레이션 후 충분한 디브리핑 시간을 통해 학습 내용을 정리하고 피드백 제공 ④ 현실감 있는 환경 조성

(10) 프로젝트법((Project-Based Learning)

프로젝트법(Project-Based Learning, PBL)은 학습자가 실제 문제를 해결하는 프로젝트를 수행하면서 지식과 기술을 습득하는 교육방법이다. 프로젝트 수행 과정에서 학습자는 자기 주도적으로 문제를 탐구하고 해결책을 도출하며, 협업, 비판적 사고, 창의성을 기르게 된다. '구안법'이라고도 하며 기존의 교실중심 · 강의중심의 주입식 교육을 배격하고, 학습자 중심으로 각자 스스로 연구 · 구상 · 추정 등을 통하여 자발적으로 지식, 기술, 적응능력을 습득하는 방법을 의미한다. 이 방법은 개인이나 소집단으로 이루어진 대상자들에게 학습목적을 제시하고 지침을 주면 이들은 시간을 내어 자료를 수집하고 계획 · 시행함으로써 어떤 문제를 해결하는 데 필요한 지식, 태도, 기술을 포괄적으로 습득하게 된다. 따라서 현장실습으로 학습목적을 달성할 수 있거나 심층적인 연구가 요구되는 과제인 경우에 적합하다. 프로젝트법은 실생활 문제해결을 위한 효과적인 교육방법이지만, 성공적인 적용을 위해서는 명확한 목표 설정과 평가 체계의 마련이 필수적이다. 프로젝트법의 장점 및 단점과 유의점, 진행과정은 다음과 같다(표 7-16).

표 7-16 프로젝트법의 장단점과 유의점 및 진행과정

장 점	단 점
• 문제해결능력 및 비판적 사고력 향상 • 자기 주도적 학습 능력 강화 • 협업 및 의사소통 능력 개발 • 창의적 사고 및 융합적 사고 능력 배양 • 실천적 경험 및 성취감 제공	• 시간 및 자원의 과다 소요 • 평가의 어려움 • 학습자의 능력에 따른 차이 발생 • 교사의 역할 증가 • 목표 달성의 불확실성
유의점	**진행과정**
① 명확한 목표 설정 ② 역할과 책임 분담의 명확화 ③ 적절한 지도 및 개입 ④ 평가 기준의 구체화 ⑤ 지속적인 피드백 및 동기 부여	① 프로젝트 계획 및 준비 단계 ② 문제 정의 및 조사 단계 ③ 실행 및 개발 단계 ④ 발표 및 평가 단계 ⑤ 반성 및 개선 단계

(11) 문제기반 학습(Problem-Based Learning, PBL)

문제기반 학습법(Problem-Based Learning, PBL)은 학습자가 실제적인 문제를 해결하는 과정에서 스스로 지식을 탐구하고 적용하는 교육방법이다. 이 접근법은 전통적인 강의 중심의 학습과 달리, 학습자가 적극적으로 참여하고 비판적 사고 및 문제해결능력을 개발하도록 유도한다.

문제기반 학습(PBL)은 학습자들에게 실제적인 문제를 제시하고, 그 제시된 문제를 해결하기 위해 학습자들 상호간에 공동으로 문제해결방안을 강구하고, 개별학습과 협동학습을 통해 공동의 해결(안)을 마련하는 일련의 과정에서 학습이 이루어지게 되는 학습방법이다.

PBL에서 내용 측면의 교수자 역할은 문제를 개발하고, 학습자원을 준비하고, 운영 측면의 교수자 역할은 튜터활동을 계획하고 학습공간을 마련하는 것이다. PBL문제는 비구조화된 문제, 실제적인 문제, 관련성이 있는 문제, 복잡한 문제의 특징을 갖는다. PBL은 수업내용 및 방법을 안내하고, 학습자와 교수자의 역할을 안내하여야 한다. 학습자의 역할은 문제 해결자, 자기주도적 학습자, 협렵적 학습자이고, 교수자 역할은 교수설계자, 학습 촉진자, 학습결과 평가자로 구분할 수 있다. PBL 교육방법으로 우선 PBL 절차를 설명하고, 전체 학생들과 함께 간단한 연습문제를 풀어보고, 팀별로 연습문제를 풀어본다. PBL 절차를 연습할 수 있는 기회가 없으면, 학생들이 PBL을 더 어려워하므로 연습은 꼭 필요한 과정이다. 교수자는 PBL교육방법을 통하여 학습자가 문제해결과정을 경험하고, 과학적 추론활동, 결과물에 대한 평가(성찰)를 경험시키고 싶어 하는 활동이다. 문제기반 학습법은 학습자의 능동적 참여와 자기 주도적 학습을 촉진하는 강력한 방법이지만, 적절한 문제 설계 및 교수자의 촉진자 역할이 성공적인 학습 성과를 좌우한다. PBL의 장점 및 단점과 유의점, 진행과정은 다음과 같다(표 7-17).

표 7-17 PBL의 장점 및 단점과 유의점, 진행과정

장 점	단 점
• 비판적 사고 및 문제해결능력 강화 • 자기 주도적 학습 촉진 • 협업 및 의사소통 능력 향상 • 학습 동기 유발 및 실용적 학습 • 융합적 사고 및 창의력 개발	• 학습 시간 및 자원 소요 증가 • 평가의 어려움 • 학습자의 능력 차이 발생 • 교수자의 부담 증가 • 학습 내용의 깊이 부족 가능성
유의점	**진행과정**
① 적절한 문제 선정 ② 교수자의 촉진자 역할 강조 ③ 협력 및 팀워크 환경 조성 ④ 평가 체계의 명확화 ⑤ 학습 자원 및 기술 지원 확보	① 문제 제시 단계 ② 문제 분석 및 계획 단계 ③ 조사 및 정보 수집 단계 ④ 해결 방안 도출 및 실행 단계 ⑤ 발표 및 평가 단계 ⑥ 반성 및 피드백 단계

(12) 게임기반 학습(Game-Based Learning, GBL)

게임기반 학습(Game-Based Learning, GBL)은 학습이기 보다는 놀이라고 생각하는 게임의 속성을 이용한 교육방법으로 학습자가 흥미로운 환경, 즉 경쟁적이고 도전적인 요소를 첨가한 학습환경 속에서 정해진 규칙에 따라 수행함으로써 학습목적에 도달하도록 하는 것이다. 이는 모의적 상황을 연출하고 학습자가 개인 혹은 집단적으로 그 상황을 체험함으로써 과제에 대한 해결책을 모색하는 상호학습방법이다. 게임법은 반드시 일정 규칙이 존재하며 이러한 규칙은 학습내용과 관련 있어야 한다. 이것은 어린이부터 성인에 이르기까지 흥미로운 학습과정이 될 수 있는 점에서 활용가치가 있으며 의도한 학습 목표 외에도 의사소통기술, 인내심과 경쟁심, 호기심, 규칙을 존중하는 태도를 형성할 수 있다. 또한 게임은 교육프로그램의 도입부문이나 하나의 과정이 끝나고 다음의 과정으로 바뀔 때 분위기를 새롭게 하기 위해서 사용하거나, 혹은 프로그램의 전 과정이 끝날 때 사용해도 좋다. 특히 디지털 기술의 발전과 함께 온라인 학습 및 혼합 학습 환경에서 널리 활용되고 있다. 게임법의 장점 및 단점과 유의점, 진행과정은 다음과 같다(표 7-18).

표 7-18 게임기반 학습의 장단점과 유의점 및 진행과정

장 점	단 점
• 학습 동기 부여 및 참여도 향상 • 실생활 적용 능력 강화 • 협업 및 경쟁을 통한 사회적 기술 향상 • 반복 학습을 통한 개념 정착 • 개별 맞춤형 학습 제공	• 학습 목표와의 부합성 문제 • 높은 개발 및 도입 비용 • 평가의 어려움 • 기술 접근성 문제 • 중독 및 시간 관리 문제

유의점 및 진행과정

■ 유의점
① 학습 목표와의 연계, 학습자 수준별 게임 설계 필요
② 학습 효과 평가 방안 마련
③ 게임의 적절한 난이도 조정
④ 학습자의 기술 접근성 보장
⑤ 윤리적 및 시간 관리 문제 고려

■ 진행과정
① 계획 단계
- 교육 목표 및 학습자 특성을 분석하여 적절한 게임 설계
- 게임 요소(보상, 스토리, 피드백 등) 선정 및 적용 계획 수립

② 개발 및 실행 단계
- 인터랙티브한 교육용 게임 콘텐츠 개발
- 학습자에게 게임 사용 방법 및 학습 목표 명확히 전달
- 초반 가이드라인 및 튜토리얼 제공

③ 참여 및 피드백 단계
- 학습자의 게임 참여를 모니터링하고 피드백 제공
- 학습자의 실시간 반응 및 참여 수준 분석

④ 평가 및 조정 단계
- 학습 효과 분석을 통해 게임 설계 및 콘텐츠 조정
- 학습자의 성취도 평가 및 피드백 수집

⑤ 결과 분석 및 학습 적용 단계
- 게임을 통해 습득한 개념을 실생활에 적용하도록 유도
- 학습자의 성과를 평가하고 지속적인 학습 계획 수립

(12) 웹기반 교육(Web-Based Instruction, WBI)

웹기반 교육(Web-Based Instruction, WBI)은 인터넷 및 웹 기술을 활용하여 학습자가 온라인 환경에서 교육 자료에 접근하고, 교수자와 상호작용하며, 자기주도적으로 학습할 수 있도록 지원하는 교육방법이다. 보건교육 분야에서는 건강 정보 제공, 건강 행동 변화 유도, 질병 예방 및 관리 교육 등의 목적으로 웹기반 교육이 효과적으로 활용될 수 있다.

웹기반 교육은 물리적 거리의 제한을 극복하고, 다양한 멀티미디어 자료(텍스트, 동영

상, 오디오, 인터랙티브 콘텐츠 등)를 활용하여 학습의 효율성을 높이는 특징이 있다.

웹기반 교육(Web-Based Instruction, WBI)의 종류는 동기식(Synchronous) 웹기반 교육, 비동기식(Asynchronous) 웹기반 교육, 블렌디드 러닝(Blended Learning), MOOC(대규모 공개 온라인 강좌, Massive Open Online Courses)로 구분할 수 있다. 웹기반의 장점 및 단점과 유의점, 진행과정은 다음과 같다(표 7-19, 20, 21, 22, 23)

① 동기식(Synchronous) 웹기반 교육

학습자와 교수자가 동일한 시간에 온라인에서 실시간으로 상호작용하는 교육 방식이고, 화상회의, 실시간 채팅, 웨비나(Webinar), 라이브 강의 등이 포함된다.

표 7-19 동기식 웹기반 교육방법의 장단점과 유의점 및 진행과정

장 점	단 점
• 실시간 상호작용으로 즉각적인 피드백 제공 가능 • 그룹 토론과 질의응답을 통해 학습의 이해도를 높일 수 있음 • 팀 기반 학습이 가능하여 협업 능력을 증진	• 시간 제약으로 인해 학습자 참여가 어려울 수 있음 • 인터넷 속도 및 장비 문제로 원활한 학습이 어려울 수 있음 • 교수자가 실시간으로 강의를 운영해야 하므로 부담이 큼
유의점 및 진행과정	
① 학습자의 접근성을 고려한 적절한 시간 설정이 필요함 ② 웹 회의 도구(Zoom, Webex 등)의 기술적 문제를 사전에 점검 ③ 참여 유도를 위한 다양한 상호작용 기법 적용	

② 비동기식(Asynchronous) 웹기반 교육

학습자가 자신의 편의에 따라 시간과 장소에 관계없이 교육 콘텐츠에 접근하는 방식이고, 동영상 강의, 온라인 토론 게시판, 이메일을 통한 질의응답 등이 포함된다.

표 7-20 비동기식 웹기반 교육방법의 장단점과 유의점 및 진행과정

장 점	단 점
• 학습자가 원하는 시간과 장소에서 자유롭게 학습 가능 • 반복 학습이 가능하여 자기주도 학습에 적합 • 비용 절감 및 교육 콘텐츠의 대규모 배포 가능	• 학습자가 지속적으로 학습 동기를 유지하기 어려움 • 실시간 피드백이 어렵고, 학습자의 질문에 대한 대응이 지연될 수 있음 • 자기주도적 학습 역량이 부족한 학습자는 효과적인 학습이 어려움

유의점 및 진행과정
① 학습자의 학습 동기를 높이기 위한 퀴즈, 과제 등의 요소 포함 ② 명확한 학습 가이드와 일정 관리를 제공하여 학습 효과를 극대화 ③ 정기적인 교수자의 모니터링 및 지원 제공

③ 블렌디드 러닝(Blended Learning)

웹기반 교육과 전통적인 대면교육을 혼합한 방식으로 온라인 학습의 유연성과 오프라인 교육의 상호작용을 결합하여 효과적인 교육을 제공한다.

표 7-21 블렌디드 러닝 교육방법의 장단점과 유의점 및 진행과정

장 점	단 점
• 온라인과 오프라인 학습의 장점을 결합하여 효과적인 학습 가능 • 오프라인 활동을 통해 실습 및 피드백 강화 • 학습자의 다양한 학습 스타일을 수용할 수 있음	• 효과적인 운영을 위해 학습 계획 수립이 필요 • 오프라인 참여를 위한 추가적인 시간과 비용이 발생할 수 있음 • 교육자가 온라인 및 오프라인 활동을 모두 관리해야 하는 부담 존재
유의점 및 진행과정	
① 학습자의 참여도에 따라 온라인-오프라인의 비율을 조정 ② 실습과 이론의 적절한 균형을 고려한 커리큘럼 설계 ③ 학습자의 사전 기대와 요구 분석을 통한 교육 효과 극대화	

④ MOOC(대규모 공개 온라인 강좌, Massive Open Online Courses)

누구나 무료로 접근할 수 있는 웹기반 강좌로, 보건 관련 주제를 대중에게 교육하는 데 유용하고, Coursera, edX와 같은 플랫폼을 통해 제공된다. Coursera와 edX는 온라인 교육 플랫폼으로, 세계적인 대학 및 기관과 협력하여 다양한 온라인 강좌(MOOC, Massive Open Online Courses)를 제공하는 서비스이다. 두 플랫폼 모두 학습자가 자신의 속도에 맞게 학습할 수 있도록 다양한 주제의 강의를 제공한다.

표 7-22 MOOC웹기반 교육방법의 장단점과 유의점 및 진행과정

장 점	단 점
• 전 세계적으로 누구나 무료 또는 저비용으로 학습 가능 • 최신 보건 정보를 다수에게 빠르게 제공할 수 있음 • 글로벌 전문가와의 네트워킹 및 지식 공유 가능	• 개별 학습에 의존해야 하므로 학습자의 동기 부여가 어려움 • 일방적인 콘텐츠 전달 방식이 대부분으로, 상호작용이 제한적 • 학습자 간 수준 차이가 커서 학습 효과 편차가 클 수 있음

유의점 및 진행과정
① 주제에 적합한 학습 목표와 평가 방안을 명확히 설정 ② 학습자가 지속적으로 참여할 수 있도록 다양한 동기 부여 장치(배지, 인증서 등) 활용 ③ 학습 지원 커뮤니티 제공을 통한 학습 지속성 유지

⑤ LMS(Learning Management System, 학습 관리 시스템)

온라인 교육 및 훈련 과정을 효과적으로 관리하고 제공하기 위한 소프트웨어 플랫폼이다. 교육기관, 기업, 정부기관 등에서 학습 과정을 계획, 실행, 평가할 수 있도록 도와주는 시스템으로, 학습자와 강사가 효율적으로 소통할 수 있는 기능을 제공한다. LMS는 오늘날 온라인 교육의 필수 도구로 자리 잡았으며, 기업과 교육기관에서 지속적으로 활용도가 높아지고 있고, 적절한 계획과 실행 전략이 필요하다.

표 7-23 LMS 학습 관리 시스템의 장단점과 유의점 및 진행과정

장 점	단 점
• 접근성 및 편의성 향상 • 비용 절감 및 효율성 증가 • 대규모 인원 대상 교육 및 콘텐트 재활용 가능, 지속적 운영이 용이함 • 데이터 기반 학습 성과 분석 – 학습자의 출석률, 진도율, 평가 점수를 실시간으로 추적 – 학습 패턴 분석을 통한 맞춤형 학습 제공 – 교육 프로그램의 효과성 평가 가능 • 교육의 표준화 및 일관성 유지 • 다양한 멀티미디어 콘텐츠 활용	• 학습자의 자율적 동기 부여 문제 • 기술적 한계 및 디지털 접근성 문제 • 실습 및 협력 학습의 한계 • 초기 도입 및 유지보수 비용 부담 • 개인정보 보호 및 보안 문제
유의점 및 진행과정	
■ 유의점 ① 학습자 중심의 콘텐츠 설계 • 다양한 학습 스타일(시각, 청각, 실습형)에 맞춘 콘텐츠 제공 • 짧고 집중적인 마이크로러닝(Microlearning) 기법 활용 ② 강사와 학습자 간 상호작용 강화 • 정기적인 실시간 화상 강의 제공 • 질의응답 포럼, 그룹 토론 등을 활용하여 학습 참여도 유도 ③ 모바일 및 디지털 접근성 고려 • 다양한 디바이스(스마트폰, 태블릿)에서 원활하게 작동하도록 UX/UI 최적화 • 저속 인터넷 환경에서도 작동 가능하도록 경량 콘텐츠 설계 ④ 지속적인 성과 분석 및 피드백 제공 • 학습자의 성취도를 분석하고 피드백을 제공하여 교육의 질 개선	

- LMS의 데이터를 활용한 교육 과정 개선

⑤ 보안 및 개인정보 보호 정책 준수
- GDPR, 개인정보보호법 등에 따라 사용자 데이터 보안 체계 구축
- 정기적인 보안 점검 및 접근 권한 관리 필요

■ 진행과정

① 교육 계획 및 준비 단계
- 교육 목표 및 대상 분석
- 학습 콘텐츠 제작 및 시스템 환경 설정
- 학습자 등록 및 공지

② 교육 실행 단계
- 콘텐츠 제공(강의 자료, 실습 과제 배포)
- 학습 진행 상황 모니터링 및 개별 피드백 제공
- 실시간 또는 비동기식 강의 수행

③ 평가 및 피드백 단계
- 평가(퀴즈, 프로젝트 과제, 수료 시험 등)를 통한 학습 효과 검증
- 피드백 제공을 통한 학습자 동기 부여 및 과정 개선

④ 교육 종료 및 성과 분석
- 성적 및 수료증 발급
- 학습자 피드백 수집 및 다음 교육을 위한 개선 사항 도출

---

(13) 정보통신기술(Information & Communication Technology, ICT) 활용 교육

정보통신기술(ICT, Information & Communication Technology) 활용 교육은 컴퓨터, 인터넷, 멀티미디어 도구 등을 이용하여 학습을 지원하고 향상시키는 교육방법이다. ICT 기술을 적용한 교육은 원격 학습, 혼합 학습(Blended Learning), 디지털 콘텐츠 활용 등을 포함하며, 21세기 교육 패러다임의 중요한 요소로 자리 잡고 있다. ICT 활용 교육의 장단점과 유의점 및 진행과정은 다음과 같다(표 7-24).

표 7-24 ICT 활용 교육의 장단점과 유의점 및 진행과정

장 점	단 점
• 학습 접근성 및 편의성 향상 • 학습의 개인화 및 맞춤형 교육 제공 • 상호작용 강화 및 협업 기회 확대 • 풍부한 멀티미디어 학습 자료 제공 • 교육의 효율성 및 비용 절감 • 평가 및 학습 성과 추적 용이	• 기술적 접근성과 격차 문제(Digital Divide) • 학습 동기 저하 및 집중력 부족 • 교육의 인간적 요소 부족 • 유지보수 및 운영 비용 부담 • 콘텐츠 품질 및 신뢰성 문제 • 보안 및 개인정보 보호 문제

유의점 및 진행과정

■ 유의점
① 교육 목표와 기술의 적절한 조화
② 디지털 리터러시 강화
③ 학습 성과 평가 체계 수립
④ 기술 인프라의 안정적 운영
⑤ 학습자와 교사의 적극적인 참여 유도

■ 진행과정
① 계획 단계
- 교육 목표 및 대상 분석
- 적절한 ICT 도구 및 플랫폼 선정(예: Moodle, Google Classroom, Zoom 등)
- 학습 환경 구축 및 인프라 점검

② 콘텐츠 개발 및 적용 단계
③ 교육 실행 및 피드백 수집
④ 평가 및 분석 단계
⑤ 분석 결과를 토대로 학습 콘텐츠와 교육 방법 개선

☞ **참고 : 정보통신기술(ICT) 활용 교육과 웹기반 교육(WBI) 비교**

구분	정보통신기술(ICT) 활용 교육	웹기반 교육(WBI)
정의	교육 활동을 촉진하기 위해 정보통신기술(컴퓨터, 인터 넷, 모바일 등)을 활용하는 포괄적인 개념	인터넷과 웹 기술을 기반으로 학습 콘텐츠를 제공하는 교육방법
적용 범위	오프라인 및 온라인 환경에서의 ICT 도구 활용	주로 온라인 환경에서 웹 브라우저를 통해 콘텐츠 제공
주요 기술	컴퓨터, 모바일 기기, 클라우드, AI, IoT 등	HTML, LMS, e-러닝 플랫폼, 웹 애플리 케이션
운영 방식	다양한 디지털 기술을 교육 과정에 접목하는 종합적인 방식	웹사이트를 통한 원격 학습 및 자료 공유 중심

(14) 원격학습 방법

원격학습(Distance Learning)은 교수자와 학습자가 물리적으로 분리된 상태에서 다양한 매체와 기술을 활용하여 교육을 수행하는 방법이다. 이는 시간과 장소의 제약을 극복하고 학습자에게 유연한 학습 환경을 제공한다. 원격학습 방법의 장단점과 유의점 및 진행과정은 다음과 같다(표 7-25).

표 7-25 원격학습 방법의 장단점과 유의점 및 진행과정

장 점	단 점
• 유연성 : 학습자는 자신의 일정에 맞춰 학습할 수 있어 시간 관리가 용이함 • 접근성 : 지리적 위치와 관계없이 교육에 참여할 수 있음 • 자기주도 학습 촉진	• 기술적 문제 : 인터넷 연결 상태나 디지털 기기 사용 능력에 따라 학습 효율이 좌우될 수 있음 • 상호작용 부족 : 교수자와 학습자 간의 직접적인 소통이 제한되어 학습 동기 저하 또는 학습이해도 저하 가능성 있음 • 자기관리 어려움 : 자기주도적 학습이 어려운 학습자는 학습 진도 관리 어려움

유의점 및 진행과정

■ 유의점

① 기술 지원 : 안정적인 인터넷 환경과 기술 지원 시스템을 구축

② 상호작용 강화 : 토론 게시판, 화상 회의 등 다양한 상호작용 도구를 활용하여 교수자와 학습자 간의 소통을 촉진

③ 학습 지원 체계 구축하여 학습효과 극대화

■ 진행과정

① 학습 목표 설정 : 명확한 학습 목표를 수립하여 학습 방향을 제시

② 콘텐츠 개발 : 멀티미디어 자료, 온라인 강의 등 다양한 형태의 학습 콘텐츠를 제작

③ 플랫폼 선택 : 학습 관리 시스템(LMS) 등 적절한 온라인 학습 플랫폼을 선택하여 학습 환경을 제공

④ 학습자 지원 : 기술 지원, 학습 자료 제공, 상호작용 도구 활용 등 학습자 지원 방안을 마련

⑤ 평가 및 피드백 : 퀴즈, 과제 제출, 토론 참여 등 다양한 평가 방법을 통해 학습 성과를 측정하고 피드백 제공

(15) 유비쿼터스 학습(Ubiquitous learning, U-learning)

유비쿼터스(ubiquitous)란 물이나 공기처럼 시공을 초월해 '언제 어디에나 존재한다'는 뜻의 라틴어로, 사용자가 컴퓨터나 네트워크를 의식하지 않고 장소에 상관없이 자유롭게 네트워크에 접속할 수 있는 환경을 말한다. 유비쿼터스 학습(U-learning)은 정보통신기술(ICT)의 발전을 활용하여 언제 어디서나 학습이 가능한 학습 환경을 의미한다.

이러한 유비쿼터스 환경을 기반으로 학생들이 시간, 장소, 환경 등에 구애받지 않고 일상생활 속에서 언제, 어디서나 원하는 학습을 할 수 있는 교육형태를 유비쿼터스 학습 또는 U-러닝이라고 부른다. 이는 유비쿼터스 컴퓨팅(Ubiquitous Computing) 개념에서 발전한 것으로, 학습자가 특정한 장소나 시간에 구애받지 않고 학습할 수 있도록 하는 것을 목표로 한다.

유비쿼터스 학습은 전통적인 면대면 교육, 온라인 학습(E-learning), 모바일 학습

(M-learning)의 장점을 결합하여 보다 개인화되고 유연한 학습 경험을 제공한다.

U-러닝의 도입으로 언제, 어디서나 원하는 학습이 이루어지고, 일상생활에서 접하는 다양한 문제해결에 필요한 학습을 즉시 할 수 있는 환경이 구현되었다. 교육 장소가 교실과 사이버 공간을 넘어 일상생활의 현실공간으로 확대되었고, 시간적 제약이 줄어들고 학습자의 능력과 생활패턴, 시간계획에 따라 최적의 학습이 가능해졌다. 독서, 조사, 관찰, 실험, 숙고하기, 대화와 토론, 피드백 등 고등정신 능력 함양과 관련된 수업방법을 통해 학생 주도의 학습활동이 강화되고 일상생활, 사물, 현장과 밀접히 연계된 학습방법 및 상호작용이 강화되었다. 특히 일상과 학교에서 수집된 학생 학습 이력이 축적, 분석되어 맞춤형 수준별 학습자료가 개개인에게 전송(Push)되며, 개인별, 수준별, 맞춤형 학습이 일반화되면서, 학부모의 학습과정 참여가 활발해지고 모니터링 기능이 강화되기에 이르렀다. 유비쿼터스 환경과 교육방법은 야외체험학습에서 자유롭게 이동하면서 사물에 관한 멀티미디어 학습정보가 실시간으로 제공되며, 메모 정보를 교환하거나 협동학습을 할 수 있게 됨으로써 교육의 질적 효과를 상승시켰다. 유비쿼터스 학습법의 장단점과 유의점 및 진행과정은 다음과 같다(표 7-26).

표 7-26 유비쿼터스 학습법의 장단점과 유의점 및 진행과정

장 점	단 점
• 접근성 향상 : 시간과 장소에 구애받지 않고 학습할 수 있어 학습자의 편의성이 높아짐 • 개인화된 학습으로 학습효과의 극대화 가능 • 학습 자원의 다양성 : 다양한 멀티미디어 자료와 실시간 정보를 활용하여 풍부한 학습 경험 제공	• 기술 의존성 : 인터넷 연결 및 디지털 기기에 대한 의존도가 높아, 기술적 문제 발생 시 학습에 지장을 줄 수 있음 • 학습 동기 저하 : 자기주도적 학습 능력이 부족한 학습자의 경우 학습 동기가 저하 가능성 • 개인 정보의 수집과 활용에 대한 우려 발생 가능성
유의점 및 진행과정	
■ 유의점 ① 안정적인 인터넷 연결과 적절한 디지털 기기의 제공 필요 ② 자기주도적 학습 능력의 향상을 지원 프로그램 필요 ③ 학습자의 개인 정보를 보호하기 위한 보안 대책 마련 ■ 진행과정 ① 학습 목표와 내용 정의 ② 학습 환경 구축 : 필요한 기술 인프라와 학습 플랫폼을 마련 ③ 학습자 맞춤형 콘텐츠 제작함 ④ 학습자에게 필요한 지원과 피드백 제공 ⑤ 학습 결과를 평가하고 개선 방안을 모색	

☞ 참고 : 전통적 학습과 E-learning, M-learning, U-learning 비교

구분	전통적 학습	E-learning	M-learning	U-learning
접근성	제한적	컴퓨터 필요	모바일 기기 필요	언제 어디서나 가능
상호작용	교사 중심	일방적	제한적	실시간, 맥락 인식 기반
학습환경	고정된 교실	온라인 환경	모바일 환경	유비쿼터스 환경
개인화	낮음	제한적	중간 정도	높음

(16) 플립드 러닝(Flipped learning)

플립드 러닝(Flipped Learning)은 전통적인 강의 중심 교육 방식과 달리, 학생들이 수업 전에 온라인 학습 자료(영상, 문서 등)를 활용하여 기본 개념을 학습하고, 수업 시간에는 문제해결, 토론, 실습 등 심화 학습을 진행하는 교수법이다. 이를 통해 학습자는 단순 지식 습득을 넘어 적용, 분석, 평가, 창의적 사고력을 개발할 수 있다. 이 교육방법은 학습자 중심의 자기주도 학습을 강화하고, 협력적 문제해결능력을 키울 수 있지만 효과적인 운영을 위해 사전 학습 지원, 학습 활동 설계, 적절한 평가 방식 도입이 필수적이다. 교수자는 강의 자료 제작, 학생의 참여 독려, 수업 내 학습 활동을 체계적으로 설계해야 하며, 학생들은 적극적인 학습 태도를 유지해야 한다. 플립드 러닝이 제대로 운영된다면, 교육의 질을 높이고, 학생들의 학습 경험을 더욱 풍부하게 만들 수 있다. 플립드 러닝 방법의 장단점과 유의점 및 진행과정은 다음과 같다(표 7-27).

표 7-27 플립드 러닝 방법의 장단점과 유의점 및 진행과정

장 점
• 자기주도적 학습 능력 향상 • 효율적인 수업 시간 활용 – 단순 지식 전달보다 토론, 실습, 문제해결 등 고차원적 학습 활동에 집중 가능 – 교수자는 학생들의 이해도를 즉각적으로 확인하고 피드백 제공이 가능 • 학습자 간 상호작용 강화 – 협동 학습과 토론을 통해 사회적 학습(Social Learning) 환경 조성 – 학생들 간 활발한 피드백 교환가능 – 팀워크 및 문제해결능력의 향상 • 다양한 학습 자료 활용 가능 – 동영상 강의, 시뮬레이션, 인터랙티브 콘텐츠 등을 활용하여 멀티미디어 기반의 학습 경험을 제공할 수 있다. – 모바일 및 온라인 플랫폼을 통해 접근성 향상

단 점

- 사전 학습 부담 증가
- 교수자의 준비 부담 증가
- 기술 의존성
- 평가 방식의 한계

유의점 및 진행과정

■ 유의점

① 사전 학습 독려 및 보상 시스템 구축
- 학습자가 사전 학습을 수행하도록 유도하기 위해 퀴즈, 출석 점수 반영, 보상 제도를 도입 필요

② 다양한 학습 스타일 고려
- 동영상, 텍스트, 인터랙티브 콘텐츠 등 다양한 학습 자료를 제공하여 개별 학습자의 학습 유형에 맞출 필요 있음

③ 활동 중심의 수업 설계
- 단순 질의응답이 아닌, 문제해결, 프로젝트, 팀 기반 학습(PBL) 등의 참여형 학습을 강화해야 함

④ 디지털 격차 해소
- 디지털 기기 및 인터넷 접근성이 부족한 학생들을 위한 대체 학습 자료 제공

⑤ 효율적인 평가 방법 도입

■ 진행과정

① 학습 목표 설정
② 사전 학습 자료 제작 및 제공
③ 학생들의 사전 학습 수행
④ 학습 활동 설계
⑤ 수업 진행
⑥ 피드백 및 평가

(17) 하브루타(Havruta)

하브루타(Havruta)는 히브리어로 '친구'를 의미하는 '하베르(חבר)'에서 유래한 용어로, 유대인의 전통 토론법인 하브루타는 '두 사람이 일정한 기간동안 함께 있으며 함께 공부하는 것'이다. 하브루타의 원어적인 의미는 '친구, 짝, 파트너'를 뜻한다. 하브루타는 보통 2명이 짝을 이루어 질문과 토론을 통해 지식을 탐구하고 심화하는 학습 방법이다.

이 교육방법은 친구가 스승이 될 수 있는 것이고, 또 내가 스승이 되어 상호작용을 하면서 서로가 토론하고 다양한 생각과 의견을 적극 수용하여 고정된 사고를 확장시켜주는 학습 형태로 볼 수 있는 것이다. 하브루타는 짝과의 토론, 논쟁수업 방식이다. 머리를 비평적이고 분석적이며 조직적이고 통합적으로 만들며 뇌를 격동시키고 사고력을 신장시킨다. 반면, 하브루타는 교사의 정답에 의존하지 않고 교사와 동등하게 진리를 탐구하

기 때문에 학생이 토론과정에 더욱 집중할 수 밖에 없다. 기정사실로 굳어진 정답에 대해서도 또 다른 질문을 해야 하는 것이 하브루타의 속성이기 때문에, 교사가 최종적으로 정답을 알려주는 것 자체가 불가능하다. 이미 정해진 단 하나의 정답을 알려는 것보다는 남들과 다른 자신만의 해답을 찾는 데 꼭 필요한 비판적 사고력을 계발하기 위해 노력하며 끝없는 탐색과 제한 없는 학습이다.

하브루타 수업의 원리는 두 사람이 스스로 학습의 능동적인 주최자가 되기 때문에 혼자 학습하여 나아가는 것이 아니라 상대방의 학습에도 책임을 부여하기 때문에 서로 상호의존적인 관계에 있다. 하브루타 교육의 특징은 질문발생 → 호기심유발 → 능동적 수업참여 → 사고력 증진→ 설득력, 문제해결, 창의력 계발이다.

하브루타 수업의 원리는 3단계로 진행된다. 1단계는 경청하기와 재확인하기, 2단계는 반문하기와 집중하기, 3단계는 지지하기와 도전하기이다. 하브루타 교육의 유형은 질문 중심 하브루타 수업, 논쟁 중심 하브루타 수업, 비교 중심 하브루타 수업, 친구 가르치기 하브루타 수업, 문제 만들기 하브루타 수업이 있다. 하브루타 교육방법의 장단점과 유의점 및 진행과정은 다음과 같다(표 7-28).

표 7-28 하브루타 교육방법의 장단점과 유의점 및 진행과정

장 점	단 점
• 비판적 사고력 향상 • 의사소통 능력 증진 • 자기주도적 학습 촉진 • 창의성 개발	• 학습자 간 수준 차이 • 심도 있는 토론 진행시 예정된 시간을 초과할 수 있어 수업 관리에 어려움이 발생 • 준비 부족 시 효과 저하
유의점 및 진행과정	
■ 유의점 ① 학습자들의 성향, 지식 수준 등을 고려하여 짝 구성의 신중함 ② 토론의 주제와 목표 설정 ③ 적극적인 참여 유도하는 분위기 조성 및 소극적인 학습자에게는 추가적인 지원과 격려 ④ 토론 시간과 발표 시간을 적절히 배분하여 수업 진행 ■ 진행과정 ① 토론 주제나 문제 선정 ② 짝 구성 : 학습자들을 2인 1조 또는 소그룹으로 구성 ③ 질문 생성 : 각 조는 주제와 관련된 질문을 생성하고, 이에 대한 답을 탐구 ④ 토론 진행 : 생성된 질문을 바탕으로 짝 또는 그룹 내에서 토론 진행 ⑤ 결과 공유 : 토론 결과를 전체 학습자들과 공유하고, 추가적인 논의 진행 ⑥ 피드백 제공 : 교수자는 토론 과정을 관찰하고, 학습자들에게 피드백 제공	

(18) 캡스톤 디자인(Capstone design)

'Capstone'은 건축물의 최상부를 장식하는 '완성석(冠石)'을 의미하며, 이는 학생들의 전공 학습의 마지막 단계에서 종합적인 실무능력을 갖출 수 있도록 하는 교육의 핵심 개념을 반영한 것이다. 캡스톤 디자인(Capstone Design)은 학생들이 학습한 이론과 실무역량을 종합적으로 적용하여 실제 문제를 해결하는 프로젝트 기반 학습(Project-Based Learning, PBL) 방식이다. 산업체, 연구기관, 공공기관 등에서 발생하는 실질적인 문제를 해결하는 과정에서 창의적 문제 해결력, 협업 능력, 실무역량을 함양하는 것을 목표로 한다. 이 교육방법은 실무능력과 창의적 사고력을 키울 수 있는 중요한 기회가 되고, 특히 교수자는 팀워크 관리, 평가의 객관성 확보, 산업체 협업 등의 도전 과제를 해결하기 위해 효과적인 지도와 평가 시스템을 마련해야 한다. 캡스톤 디자인 교육방법의 장단점과 유의점 및 진행과정은 다음과 같다(표 7-29).

표 7-29 캡스톤 디자인 교육방법의 장단점과 유의점 및 진행과정

장 점	단 점
• 비판적 사고력과 창의적 문제해결능력 향상 • 실무역량과 현장 적응력 향상으로 취업 경쟁력 높아짐 • 협업 및 의사소통 능력 배양 등 팀워크 역량 향상 • 창의적 아이디어 도출 기회 제공 • 프로젝트 결과물(보고서, 발표 자료, 프로토타입 등)은 학생들에게 취업 및 대학원 진학을 위한 포트폴리오 자료로 활용	• 많은 시간과 노력이 필요하며, 예산 및 장비 등 자원 부담 • 팀원 간 역할 불균형 문제로 갈등 발생가능성 • 평가 기준의 주관성 • 산업체와의 협업 난이도 – 기업 및 기관과의 협업 프로젝트에서는 외부 이해관계자의 기대치를 충족하는 것이 도전 과제가 될 수 있음
유의점 및 진행과정	
■ 유의점 ① 명확한 학습 목표 및 프로젝트 범위 설정 ② 정기적인 미팅 및 피드백을 통해 협력 과정에서의 갈등 최소화 ③ 프로젝트의 실무적 적용성을 높이기 위해 산업체 및 전문가 네트워크 활용 ④ 평가 루브릭(Rubric)을 사전 설계 후 평가의 객관성 확보 ⑤ 학생들 스스로 문제해결을 할 수 있도록 자기주도적 학습 지원 ■ 진행과정 ① 주제 선정 : 해결해야 할 실질적인 문제를 설정하고 프로젝트의 방향성을 결정함 ② 팀 구성 및 역할 분담 : 학생들의 전공 및 역량을 고려하여 팀을 구성하고, 역할을 배분함 ③ 문제 분석 및 기획 : 프로젝트 목표를 명확히 하고, 실현 가능한 솔루션을 기획함 ④ 자료 조사 및 연구 : 기존 연구 및 사례를 조사하여 프로젝트 수행에 필요한 배경지식을 습득함 ⑤ 설계 및 개발 : 아이디어를 구체화하고, 프로토타입을 제작하여 실질적인 해결책을 도출함 ⑥ 테스트 및 수정 : 개발된 결과물을 실험하고, 피드백을 받아 개선함 ⑦ 최종 발표 및 평가 : 프로젝트 결과를 발표하고, 교수 및 전문가의 피드백을 받아 평가받음	

(19) 액션 러닝(Action learning)

액션 러닝(Action Learning)은 학습자들이 소규모 팀을 구성하여 실제 문제를 해결하는 과정에서 질문과 성찰을 통해 학습하는 교육방법이다. 이 교육방법은 학습자들이 현실 세계의 복잡한 문제를 다루며, 이를 해결하는 과정에서 개인과 조직의 역량을 동시에 향상시키는 것을 목표로 한다.

액션 러닝은 문제(과제), 학습 팀, 질문과 서찰, 실행의지, 학습의지, 러닝코치 등의 6가지 구성요소가 있다. 첫째, 문제는 교육에 참여하는 개인이나 팀의 실제적인 문제를 다루는 것이다. 둘째, 학습 팀이다. 학습 팀은 창의력을 극대화 할 수 있는 4~8명이 적당하다. 필요시 외부 전문가 및 인적 자원을 활용할 수 있다. 이질적인 집단구성은 참여자의 신선하고 참신한 관점을 견지할 수 있고, 각자의 상황이나 역할에 친숙하거나 새로운 역할의 경험을 가능하게 한다. 셋째, 질문과 성찰이다. 학습 팀이 스스로 문제의 본질과 효과적인 문제해결방법에 대하여 탐구하고 질문하고 성찰하는 가운데 학습이 일어난다. 넷째, 실행의지이다. 액션러닝은 실질적인 문제해결을 전제로 한다. 다섯째, 학습의지로 문제해결에 필요한 지식습득의 의지이다. 학습의지가 강해져 실행의지가 빛을 발하게 된다. 여섯째, 러닝코치(learning coach)이다. 러닝코치의 역할은 학습 팀이 문제와 관련된 내용을 가르치는 것이 아닌, 구성원들이 서로에게 배울 수 있는 환경을 조성하고 자신감을 기르고 성찰하는 방법을 찾도록 돕는 것이다. 액션 러닝의 진행의 기본 전제는 과제파악 및 명료화, 원인 분석, 해결안 도출, 해결안 실행, 성찰 및 평가의 과정이라 할 수 있다. 액션 러닝(Action Learning) 교육방법의 장단점과 유의점 및 진행과정은 다음과 같다(표 7-30).

표 7-30 액션 러닝(Action Learning) 교육방법의 장단점과 유의점 및 진행과정

장 점	단 점
• 실제 문제해결능력 향상 • 팀워크 및 의사소통 능력 강화 • 비판적 사고 및 성찰 능력 증진 • 학습 동기 부여	• 시간 및 자원 소모 • 팀 구성의 어려움 • 성과 평가의 주관성

유의점 및 진행과정

■ 유의점

① 명확한 문제 정의

② 팀 구성의 다양성 확보 : 다양한 배경과 역량을 가진 학습자들로 팀을 구성하여 다양한 관점을 수용

③ 질문과 성찰의 촉진

④ 러닝 코치의 지원 : 학습 과정을 지원하고 촉진하는 러닝 코치를 배치하여 학습 효과를 극대화

■ 진행과정

① 문제 선정 : 조직 또는 학습자가 직면한 실제 문제를 선정함
② 팀 구성 : 4~8명으로 구성된 학습 팀을 조직
③ 문제 분석 및 계획 수립
④ 질문과 성찰 : 질문을 통해 문제를 깊이 있게 탐구하고, 성찰을 통해 학습을 강화
⑤ 해결책 실행
⑥ 결과 평가 및 피드백으로 학습내용 정리

---

3) 매스 미디어를 활용한 교육

보건교육은 개인 및 지역사회의 건강증진을 목표로 하며, 매스 미디어를 활용하면 대중에게 효과적으로 정보를 전달할 수 있다. 특히, 건강 정보의 확산, 예방 교육, 행동 변화 유도 등의 측면에서 다양한 미디어가 활용될 수 있다. 대량 학습자에게 효과적으로 정보를 제공할 수 있으며, 디지털 기술을 접목하여 학습 효과를 극대화할 수 있다.

매스 미디어는 단순히 방송, 인쇄, 디지털 미디어에 국한되지 않고, 참여형, 개인 맞춤형, 이벤트 중심 미디어까지 포함될 수 있다. 보건교육에서는 대상자 특성에 따라 다양한 매스 미디어를 조합하는 전략이 효과적이고, 보건교육자로서 건강증진을 위해 매스 미디어를 이용하는 것은 매우 중요하다.

보건교육 현장에서 많이 활용하는 매스 미디어 교육으로 우선 전시, 캠페인, 헬스 커뮤니케이션 중심으로 기술하고자 한다.

(1) 전시(Exhibition)

전시는 일정한 공간에서 특정 주제와 관련된 자료, 예술품, 기술, 연구 성과 등을 정리하여 공개하는 방식으로, 대중과의 직접적인 소통을 목적으로 한다. 전시는 박물관, 갤러리, 컨벤션센터, 온라인 플랫폼 등 다양한 공간에서 이루어질 수 있으며, 단순한 정보 전달뿐만 아니라 체험형, 인터랙티브 방식으로 구성될 수 있다. 전시는 특정 주제나 메시지를 대중에게 시각적으로 전달하여 정보 제공, 교육, 문화 확산, 인식 개선, 행동변화 유도 등의 목표를 달성하는 것을 목적으로 한다. 전시는 단순한 정보 전달이 아니라 체험과 상호작용을 통해 대중과 소통하는 강력한 도구이다. 효과적인 전시를 위해서는 대상자 분석, 콘텐츠 기획, 디지털 기술 활용, 피드백 평가 등을 철저히 수행해야 한다. 보건교육, 과학 홍보, 기업 마케팅 등 다양한 분야에서 전시는 활용될 수 있으며, 대중의 관심을 끌고 지속적인 메시지를 전달하는 방식으로 설계하는 것이 중요하다.

전시는 건강과 관련된 내용을 대상자들에게 알리고자 할 때, 대상자들이 주의를 집중할 수 있도록 일정한 장소에 시각적 자료를 전시하는 것이다. 전시효과를 통해 대상자들의 관심과 주의를 자극함으로써 목표한 변화에 도달하고자 하는 방법이다. 예를 들면, 보건소에서 식품의 올바른 보관방법, 당뇨식이, 이유식의 종류 등을 전시함으로써 보건소를 이용하는 주민들이 이 전시물을 보고 이해하도록 하는 방법이다. 학교, 산업장, 보건소, 사람들의 왕래가 많은 지하철역 등 다양한 곳에서 활용할 수 있다. 전시(Exhibition) 교육방법의 장단점과 유의점 및 진행과정은 다음과 같다(표 7-31).

표 7-31 전시의 장단점과 유의점 및 진행과정

장 점	단 점
• 시각적 · 공간적 경험을 통해 효과적인 메시지 전달이 가능 • 방문객의 직접적인 참여를 유도할 수 있어 기억에 오래 남음 • 멀티미디어(영상, 소리, 디지털 기술)와 결합할 수 있어 다양한 전달 방식이 가능함 – VR/AR 기술을 활용한 전시는 현실감을 증대시켜 더 강한 인상을 남김 • 브랜드 홍보 및 공공 교육 효과가 큼 – 보건 · 환경 · 사회적 메시지의 전달에 유용함	• 전시 기획 및 실행 비용이 음 • 오프라인 전시는 특정 장소에서만 운영되므로 접근성이 제한될 수 있음 • 일부 전시는 대상자에게 흥미를 끌지 못할 가능성 있음 • 전시가 종료되면 지속적인 정보 전달이 어려울 수 있음

유의점 및 진행과정

■ 유의점
① 전시 내용의 신뢰성과 정확성을 확보해야 함
② 대상자의 관심과 수준에 맞게 설계해야 함
③ 공간 설계와 접근성을 고려해야 함
④ 디지털 기술을 활용하여 전시 효과를 극대화할 수 있음
⑤ 비용 대비 효과를 분석해야 함

■ 진행과정
① 기획 단계
- 전시의 목표 설정(교육, 홍보, 문화 확산 등)
- 대상자 분석(연령, 관심사, 접근성 고려)
- 전시 유형 결정(고정 전시, 기획 전시, 가상 전시)

② 콘텐츠 개발
- 전시 주제 및 핵심 메시지 확정
- 전시 자료 수집(실물, 디지털 자료, 인터랙티브 콘텐츠)

③ 디자인 및 설치
- 공간 설계(전시 동선, 조명, 시각적 요소)
- 인터랙티브 요소(스크린, VR, 체험형 콘텐츠) 도입

④ 홍보 및 운영
- 홍보 전략 수립(SNS, TV, 인쇄물, 포스터 등)
- 전시장 운영(가이드 제공, 방문객 피드백 수집)

⑤ 평가 및 피드백
- 방문객 만족도 조사
- 방문객 수, 참여율, 피드백 분석 후 개선점 반영

(2) 캠페인(Campaign)

건강 캠페인은 개인과 지역사회의 건강을 증진하고 질병 예방 및 건강 행동을 촉진하기 위해 기획된 조직적인 활동이다. 건강 캠페인은 건강인식 증진, 예방활동 촉진, 건강행동 유도, 건강 불평 해소 등 다양한 건강 문제를 해결하고 행동 변화를 유도하는 것을 목표로 한다. 건강 캠페인은 미디어 광고, 공공행사, 교육 프로그램, 사회적 마케팅, 온라인 홍보 등 다양한 형태로 이루어질 수 있으며, 특정 건강 문제(예: 암 예방, 감염병 예방, 금연, 정신건강 증진 등)에 대해 인식을 높이고 실천을 장려하는 역할을 한다.

건강 캠페인 방법은 비교적 짧은 기간 내에 건강에 관한 상식과 기술을 증진시키거나, 특별한 문제에 대한 태도나 가치관을 증진시키기 위하여 집중적 반복과정을 통해 많은 사람들이 교육내용을 알도록 하는 데 활용된다.

캠페인을 활용하는 기간은 수일에서부터 한 달까지를 많이 활용하고 있으며, 교육매체는 포스터, 팸플릿, 라디오, 텔레비전 등을 활용한다. 일반적으로, 캠페인 방법은 국가적인 차원에서만 활용되는 건강교육 방법으로 생각하기 쉬우나, 이는 보건교육 실시에 있어 학교, 산업장, 지역사회, 병원 등 어디에서나 활용하면 좋은 교육방법이다.

예를 들어, 산업장에서 '보호구 착용'에 대한 캠페인을 근로자들에게 실시하려고 할 경우, 표어를 공모하고 포스터를 제작하며 사내방송을 통하여 집중적으로 교육을 실시할 수 있고 근로자의 인식을 높일 수 있다. 건강 캠페인의 장단점과 유의점 및 진행과정은 다음과 같다(표 7-32).

표 7-32 건강 캠페인의 장단점과 유의점 및 진행과정

장 점	단 점
• 많은 사람들에게 정보를 빠르게 전달할 수 있음 • 실질적인 건강 습관 변화를 유도할 수 있음 • 예방 중심의 건강 관리를 촉진하여 질병 부담을 줄이고 의료비용을 절감하는 효과 있음 • 지역사회와 협력하여 건강문제를 해결하는 공동체적 접근 가능	• 지속적인 지원과 홍보가 부족할 경우, 일회성 행사로 끝날 위험 • 잘못된 정보 확산 가능성 : 검증되지 않은 정보가 퍼질 경우, 건강 신화를 조장하거나 부정확한 건강 지식을 전달할 위험성 있음

• 공공 보건정책 개선과 법률 제정을 위한 사회적 압력을 생성할 수 있음	• 대상자 맞춤형 접근 어려움 • 비용 부담 : 광고, 이벤트, 홍보물 제작 등에 많은 비용 필요함 • 행동 변화의 한계 : 단기적인 관심만 유도하고 장기적인 건강 습관 변화로 이어지지 않을 가능성이 있음

유의점 및 진행과정

■ 유의점

① 건강 정보는 과학적 근거 기반 메시지로 구성되어야 함
② 대상자 중심의 메시지 설계 : 연령, 성별, 문화적 배경 등을 고려하여 맞춤형 메시지 전달
③ 다양한 매체 활용 : TV, 라디오, SNS, 팜플렛, 공공 행사 등 여러 채널을 통해 메시지를 확산해야 함
④ 단순한 정보 제공을 넘어서 실천할 수 있는 구체적인 가이드 제공
⑤ 단기 캠페인으로 끝나지 않고, 지속적인 홍보와 사후 관리 필요
⑥ 효과 평가 실시 : 캠페인 종료 후 목표 달성 여부를 평가하고, 향후 개선점 도출

■ 진행과정

① 문제 정의 및 목표 설정
② 대상자 분석 및 전략 수립
③ 콘텐츠 개발 및 홍보 전략 마련
④ 캠페인 실행 및 확산
⑤ 효과 평가 및 사후 관리

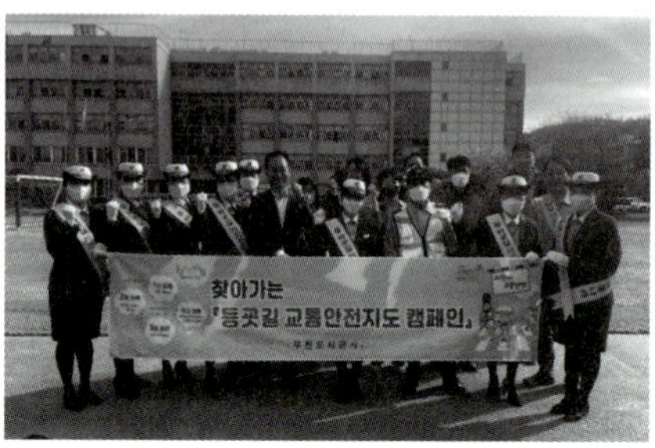
찾아가는
『등굣길 교통안전지도 캠페인』
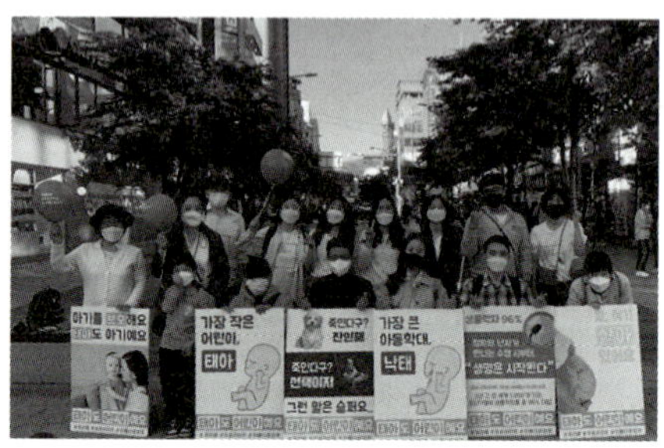
가장 작은 어린이, 태아
가장 큰 아동학대, 낙태

그림 7-1 캠페인

(3) 헬스 커뮤니케이션(Health communication)

헬스 커뮤니케이션(Health communication) 은 개인과 지역사회가 건강 정보를 효과적으로 이해하고, 이를 통해 건강 관련 행동을 개선할 수 있도록 하는 커뮤니케이션 과정을 의미한다. 이는 공중 보건, 임상 의료, 건강 교육, 미디어, 소셜 마케팅, 정책 홍보 등 다양한 분야에서 활용되며, 개인 또는 대중의 건강 결정 과정에 영향을 미치는 중요한 요소이다.

WHO(World Health Organization)에 따르면, 헬스 커뮤니케이션은 단순한 정보 전

달을 넘어, 행동 변화 촉진, 건강 불평등 해소, 질병 예방 및 정책 개선을 위한 중요한 도구로 간주된다.

헬스 커뮤니케이션의 궁극적인 목표는 개인과 집단이 건강 관련 정보를 보다 효과적으로 이해하고 실천할 수 있도록 돕는 것이다. 구체적인 목표는 건강 정보 제공, 건강행동 촉진, 위험 인식 향상, 건강 불평등 해소, 건강한 환경 조성, 대중과 의료진 간의 소통 강화가 있겠다.

헬스 커뮤니케이션은 사용되는 매체와 방식에 따라 여러 가지 유형으로 나눌 수 있다.

① 매스 미디어 기반 헬스 커뮤니케이션

TV, 라디오, 신문, 잡지, 공익광고 등 전통적인 대중매체를 활용하여 건강 정보를 전달하는 방식이다(예: 금연 광고, 감염병 예방 공익광고, 건강 프로그램 방송).

② 디지털 및 소셜 미디어 기반 헬스 커뮤니케이션

SNS(페이스북, 인스타그램, 유튜브, 틱톡), 블로그, 팟캐스트 등을 활용하여 건강 정보를 전달하는 방식이다(예: 보건 당국의 유튜브 채널, 건강 인플루언서 콘텐츠, 온라인 금연 챌린지).

③ 환자-의료진 간 커뮤니케이션(Patient-Provider Communication)

의료진이 환자와의 상담을 통해 질병 관리 및 치료에 대한 정보를 제공하는 방식이다(예: 암 환자 대상 상담 프로그램, 정신 건강 상담, 디지털 헬스케어 앱을 통한 원격진료).

④ 건강 캠페인 및 사회적 마케팅(Health Campaigns & Social Marketing)

사회적 마케팅 기법을 활용하여 건강 행동을 촉진하는 전략이다(예: 금연 캠페인, 백신 접종 독려 캠페인, 건강한 식습관 장려 광고).

⑤ 인터랙티브 헬스 커뮤니케이션(Interactive Health Communication)

VR(가상현실), AR(증강현실), AI 기반 챗봇 등 첨단 기술을 활용한 헬스 커뮤니케이션 방식이다(예: VR 기반 정신 건강 치료 프로그램, AI 챗봇을 통한 개인 맞춤형 건강 상담).

⑥ 지역사회 기반 헬스 커뮤니케이션

지역사회에서 직접 교육 프로그램, 워크숍, 건강 상담소 등을 운영하여 건강 정보를 전달하는 방식이다(예: 지역 보건소의 건강 강좌, 학교 건강 교육 프로그램).

헬스 커뮤니케이션은 건강 정보 전달 및 행동 변화 촉진에 중요한 역할을 하며 그 장단점과 유의점 및 진행과정은 다음과 같다(표 7-33).

표 7-33 헬스 커뮤니케이션 캠페인의 장단점과 유의점 및 진행과정

장 점	단 점
• 광범위한 대중 접근 가능 • 건강습관 및 행동 변화 유도 가능 • 연령, 성별, 질환 상태에 따라 맞춤별 개인화된 건강 정보를 전달 가능 • 의료진과 환자 간의 효과적인 커뮤니케이션을 통해 치료 순응도 증가 • 질병 예방, 정신 건강, 보건 정책 등에 대한 대중의 관심을 높이고 행동 변화를 유도할 수 있음	• 잘못된 정보 확산 위험 : 인터넷과 SNS를 통해 검증되지 않은 건강 정보가 빠르게 퍼질 수 있음 • 대상자별 맞춤형 전략 필요 • 행동 변화의 한계 : 단순한 정보 제공만으로는 장기적인 건강 습관 변화로 이어지지 않을 수 있음 • 언어와 문화 차이를 고려한 커뮤니케이션 전략이 필요 • 프라이버시 문제 : 개인 건강 데이터를 활용한 커뮤니케이션에서는 보안과 개인정보 보호가 필수적임

유의점 및 진행과정

■ 유의점

① 정확한 정보 제공 및 과학적 근거 확보
② 대상자 맞춤형 커뮤니케이션 설계
③ 다양한 커뮤니케이션 채널 활용 : TV, 라디오, 신문, SNS, 유튜브, 지역사회 프로그램 등 다양한 매체 조합
④ 쌍방향 커뮤니케이션 촉진
⑤ 문화적 다양성과 언어적 장벽 고려
⑥ 건강 정보의 윤리적 문제 및 프라이버시 보호
⑦ 행동 변화 유도를 위한 전략적 접근
⑧ 지속적인 효과 평가 및 피드백 반영

■ 진행과정

① 목표 및 대상 설정
② 메시지 개발
③ 매체 및 채널 선정
④ 콘텐츠 제작 및 실행
⑤ 평가 및 개선

제2절 보건교육매체

학습목표

- 교육매체의 중요성을 설명할 수 있다.
- 보건교육매체의 선정시 고려사항을 설명할 수 있다.
- 보건교육매체의 유형별 장단점을 설명할 수 있다.

교육매체(instructional media)란, 학습목표 도달을 용이하게 하고자 교육자와 학습자 간에 사용되는 모든 교육자료를 말한다. 이는 학습자의 시각이나 청각을 자극하여 학습 능률을 극대화시키는 역할을 한다. 적절한 매체를 사용하면 교육효과는 상승하지만 부적절한 매체를 사용하면 교육효과는 반감될 수도 있다. 보건교육 현장이 다양한 만큼 매체에 따라서 교육효과도 다양하게 나타날 수 있으므로, 보건교육이 이루어지는 상황에 따라 적절한 교육매체를 사용할 수 있어야 한다.

이 절에서는 보건교육매체의 선정기준과 다양한 보건교육매체로 인쇄매체(그림, 사진, 이미지, 포스터, 전단, 팸플릿, 소책자), 시청각매체(실물, 실제상황, 모형, 디오라마, 시뮬레이터, 칠판, 전자칠판, 융판, 게시판, 괘도, 실물화상기, 영화, 녹음기, MP3, 비디오, DVD 플레이어, 대중매체), 컴퓨터 활용매체(컴퓨터 프리젠테이션, 스마트폰, 모바일 어플리케이션), UCC 동영상과 최근 동향을 소개하고 각 유형별 장단점을 포함하였다.

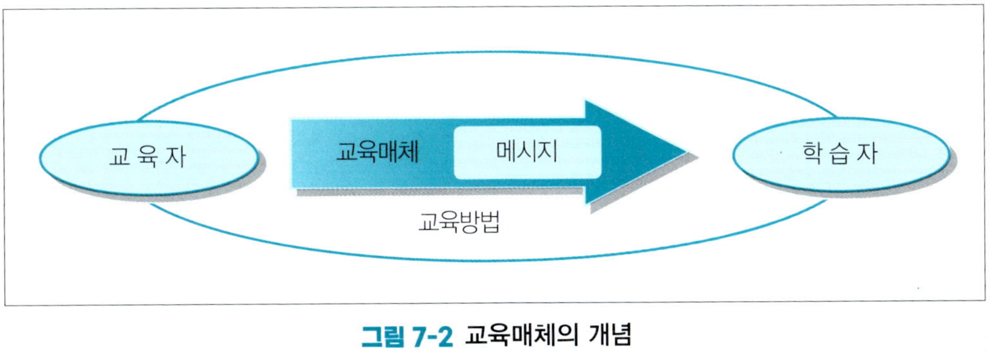

그림 7-2 교육매체의 개념

1 교육매체의 사용목적

교육매체의 사용은 학습자의 감각적인 경험을 확대하며, 학습에 대한 흥미와 동기를 유발하고, 교육내용에 있어서 구체적인 의미를 더해주며, 복잡하고 어려운 내용을 이해하기 쉽게 전달함으로써 학습효과를 크게 높이는 데 그 목적이 있다.

켐프와 스멜리(Kemp & Smellie, 1989)는 교육매체의 사용목적을 다음과 같이 기술하였다.

① 교수활동의 표준화
② 학습에 대한 흥미와 동기유발
③ 교육자와 학습자 사이의 상호작용 증진
④ 교육의 질 향상
⑤ 학습자의 특성에 따른 융통성 있는 학습기회 부여
⑥ 교수 · 학습과정에 대한 긍정적인 태도유발
⑦ 교육자의 긍정적 역할강화
⑧ 교육시간의 단축

2 교육매체의 중요성

교육매체의 사용은 학습과정에서의 구체적인 경험과 비언어적인 경험의 가치를 강조하는데 근거한다. 사람들은 학습내용에 있어서 듣기만 한 것은 10%, 본 것은 30%, 듣고 본 것은 50%, 말하고 쓴 것은 70%, 직접 경험해 본 것은 90%를 기억함이 일반적이다.

즉, 구체적이고 비언어적인 경험이, 추상적이며 언어적인 경험에 비해 지식의 흡수도는 물론 기억정도를 높게 한다는 것을 말하며, 학습경험을 보다 구체화할 수 있다는 데에 교육매체의 중요성이 있다.

교육매체의 중요성은 20세기 초부터 강조되어 왔으며, 1969년 에드가 데일(Edgar Dale)은 [그림 7-3]과 같이 '경험의 원추(cone of experience)'라는 모형을 통해 구체적인 것에서 추상적인 것으로 교육매체를 분류 · 체계화함으로써 교육매체의 중요성을 강조하였다.

1995년에는 교육매체와 자료를 효과적이고 체계적으로 활용하기 위한 지침으로 AS-

SURE 모형(Heinich, Molenda & Russel, 1995)이 제시되었다(변영계, 김영환, 손미, 2003). 이 모델은 중요 절차들의 영문 머리글자를 모아서 만든 것으로, 실제 교실에서의 수업을 위해 매체와 자료의 활용을 위한 계획의 수립에 초점을 맞추고 있다(그림 7-4).

① A(Analyze learners) **학습자 분석** : 학습자의 일반적인 특성과 출발점 능력, 학습 양식 등을 검사지나 인터뷰를 통해서 분석한다.

② S(State objectives) **목표제시** : 목표를 제시하고 그 목표의 성취에 알맞은 교육매체를 선정하며 여기에 필요한 환경과 평가기준을 제시한다.

③ S(Select media and materials) **교육매체와 자료의 선정** : 기존의 자료를 검색하고 목표에 맞게 수정하거나 새롭게 제작한다.

④ U(Utilize media and materials) **수업도구와 자료의 활용** : 수업에 사용하기 전에 먼저 내용을 확인하고 연습한 후 학습자들에게 미리 매체에 대한 정보를 주어야 한다. 제시 후에는 토론이나 소집단 활동 및 개별 보고서 등의 사후학습을 계획한다.

⑤ R(Require learner participation) **학습자의 참여 이끌기** : 학습자의 참여를 이끌어 낼 수 있는 토의, 퀴즈, 연습문제 등을 준비한다.

⑥ E(Evaluate and revise) **평가와 수정** : 학습자의 성취도를 측정하고 매체와 방법에 대해 평가한 후 수정이 필요한 부분을 파악한다.

3 교육매체 선정 시 고려사항

교육매체는 보건교육에서 중요한 부분을 차지하며, 특히 보건교육 목표를 달성하기 위한 효과적인 보조 자료임에 틀림없다. 그러나 적절한 교육매체의 선정을 통해서만이 그 효과를 볼 수 있으므로 교육매체 선정에 영향을 미치는 요인 및 교육매체 선정 시 고려사항에 유의해야 한다.

1) 교육매체 선정에 영향을 미치는 요인

(1) 학습목표

학습목표의 영역이 인지적 영역에 관한 것인지, 정의적 영역에 관한 것인지, 심동적 영역에 관한 것인지에 따라 요구되는 교육매체의 종류가 달라질 수 있다. 또한, 동일한

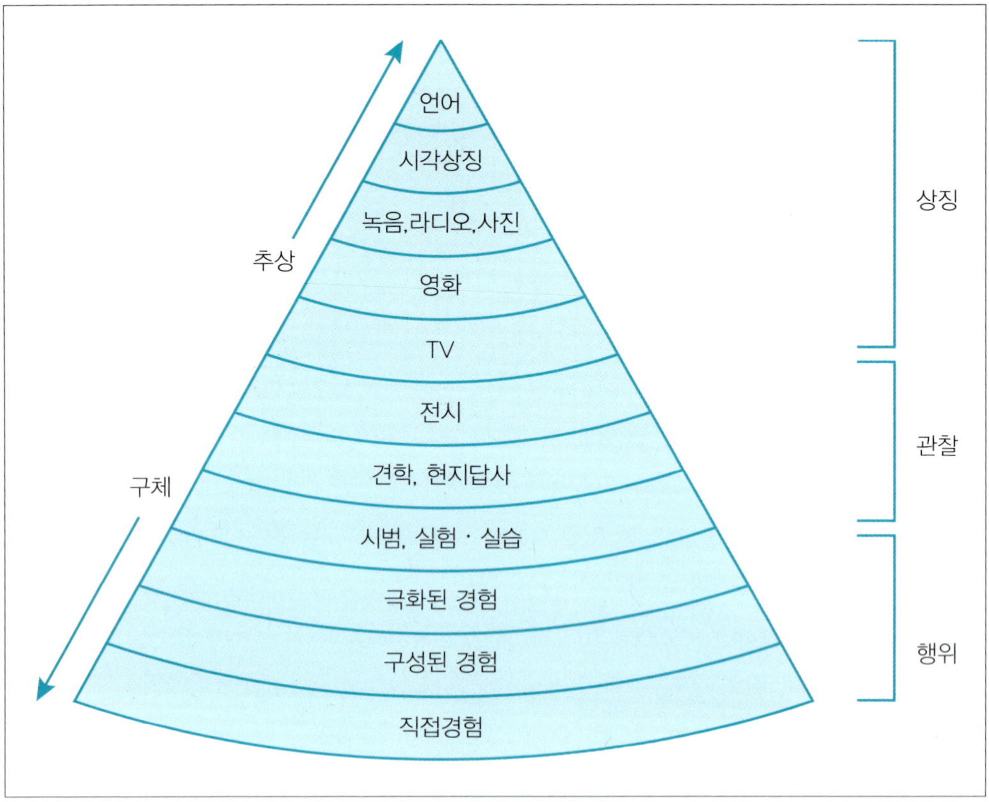

그림 7-3 교육경험 모형(E. Dale, 1969)

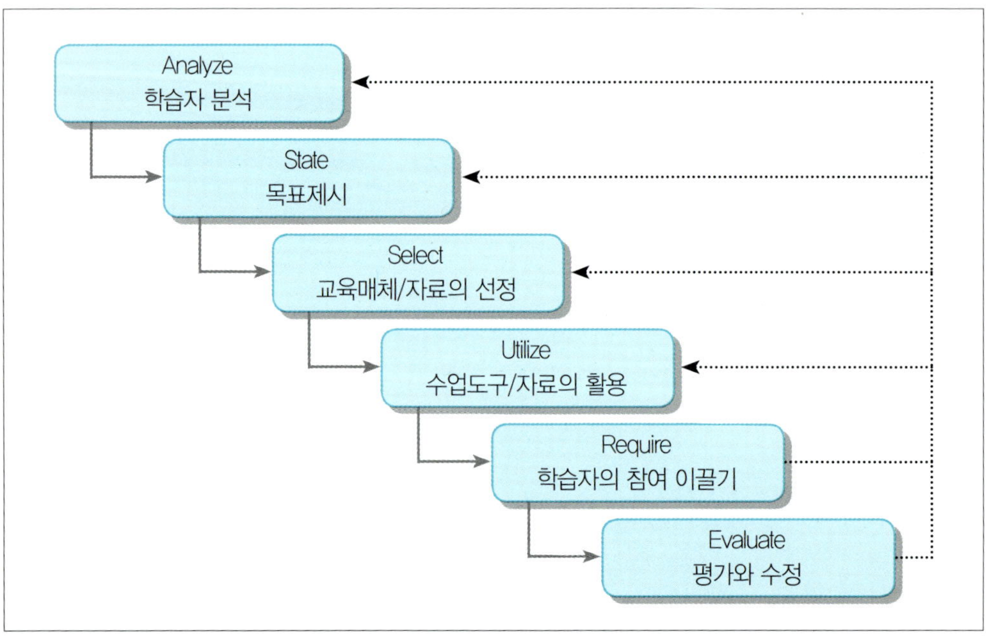

그림 7-4 교육매체 활용을 위한 ASSURE 모형(Heinich, Molenda & Russel, 1995)

영역에서도 학습목표의 특성이나 수준 등에 따라서 달라질 수 있다.

(2) 학습자의 특성

학습자의 인구사회학적 특성, 즉 연령, 성별, 신체적 조건, 지적 발달 정도 등에 따라 교육매체의 선정이 달라질 수 있다. 따라서 보건교육 시 대상자의 특성을 올바로 파악함으로써 합리적인 교육매체를 선정할 수 있다.

(3) 학습환경

학습환경에 따라서도 교육매체 선정이 달라질 수 있는데, 교육매체 선정에 영향을 미칠 수 있는 학습환경을 제시하면 다음과 같다.

① 교육매체 확보를 위한 예산의 규모
② 학습자의 수
③ 교육자의 학습설계 능력 및 교육매체 활용능력
④ 교육자의 교육매체 개발능력
⑤ 교육자의 교육공학 기술혁신에 대한 태도
⑥ 교육장소의 시설 및 구조

2) 교육매체 선정의 기준

교육매체 선정에 영향을 미치는 요인을 고려하여 다음과 같은 일반적인 기준에 따라 교육매체를 선정해야 한다.

① 학습목표에 맞게 선택하여 단계별로 제시되어야 한다.
② 매체의 준비에 따른 비용, 노력, 시간 등을 고려하여 모든 조건에 합당하다고 생각되는 경제적인 것이어야 한다.
③ 매체에 담긴 내용이 충분한 연구의 결과이며 최근의 정보로 구성되어 있는지를 구별해서 선정해야 한다.
④ 학습자의 성숙도, 흥미정도, 배경, 경험 등을 이해하여 이에 알맞은 매체를 선택해야 한다.
⑤ 매체활용에 소요되는 시간을 측정하고, 교육계획 시 시간의 배정을 고려하여 학습자 전체가 듣고 볼 수 있는 것으로 선택한다.

4 교육매체의 유형별 장단점

보건교육 현장에서 주로 활용할 수 있는 교육매체의 종류는 [표 7-34]와 같이 분류할 수 있다.

표 7-34 교육매체의종류

<table>
<tr><th colspan="2">구 분</th><th>종 류</th></tr>
<tr><td colspan="2">비영사 매체
(non-projected media)</td><td>실물 및 실제상황, 모형, 칠판, 융판, 게시판, 그림과 사진, 포스터, 전단, 팸플릿, 소책자, 괘도</td></tr>
<tr><td colspan="2">영사 매체
(projected media)</td><td>슬라이드 환등기, 투시환등기, 실물환등기, 실물화상기, 빔 프로젝트, 영화</td></tr>
<tr><td colspan="2">오디오 매체
(audio visual media)</td><td>녹음기, 비디오(VTR)</td></tr>
<tr><td rowspan="2">대중매체
(mass media)</td><td>인쇄 매체
(printed media)</td><td>신문, 잡지</td></tr>
<tr><td>전파 매체
(broadcasting media)</td><td>라디오 방송, 텔레비전 방송, Social media(YouTube, Facebook, Wikipedia, Blogger, Twitter), UCC</td></tr>
<tr><td colspan="2">컴퓨터(computer)</td><td>컴퓨터 프리젠테이션, 스마트폰, 모바일 어플리케이션</td></tr>
</table>

1) 인쇄 매체

(1) 그림(Picture), 사진(Photograph), 이미지(Image)

주변의 신문, 잡지, 책, 포스터, 인터넷 등에서 쉽게 구할 수 있기 때문에 다양한 형태로 학습에 활용할 수 있다. 교육자는 평상시에 교육에 활용할 가치가 있는 그림이나 사진 등을 수집해 두는 것이 좋으며, 이미지는 생략 등의 방법으로 필요한 부분을 강조함으로써 대상을 예시하는 데 사용된다(그림 7-5).

① 장점

㉠ 실물이나 실제상황을 간접적으로 볼 수 있어 현장감을 갖게 된다.

㉡ 어떠한 상황이나 모양을 압축하여 간결하게 표현할 수 있다.

㉢ 구하기 쉽고 비용이 적게 들며 기계적 장치를 필요로 하지 않으므로 손쉽게 이용할 수 있다.

㉣ 필요시에는 복사하고 여러 장을 만들어 학습자에게 배부할 수 있다.

㉤ 학습자들로 하여금 스스로 의미를 부여하도록 함으로써 창의력이 배양되고 자율 학습 자료로도 활용할 수 있다.

② 단점

㉠ 평면적이며 정적이어서 입체성과 움직임을 표현할 수 없다.

㉡ 자료의 크기가 작아 집단을 대상으로 사용하기에는 제한이 있다.

㉢ 교육자와 학습자의 시선이 일치하지 않아 주의집중이 약화된다.

(2) 포스터(Poster)

전달하고자 하는 내용을 글, 그림, 상징 등으로 표시한 것으로, 대상자들에게 인상적인 감동을 줌으로써 정보나 일의 방향을 제시하고 중요한 행사를 알리기 위해 사용된다. 너무 많은 색상의 사용을 피하고 여백을 많이 활용하며 글씨는 되도록 적게 사용하는 것이 좋다(그림 7-6).

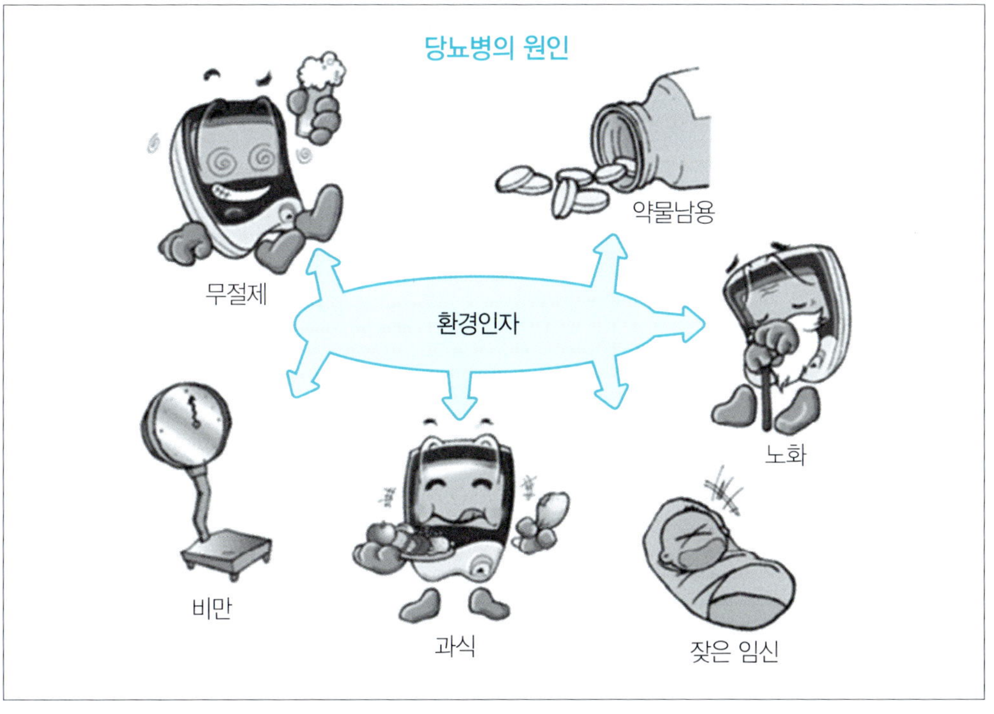

그림 7-5 당뇨병의 원인별 이미지

자료원 : http://www.dang119.com

① 장점

㉠ 보관이 용이하며, 한 번 만들어지면 여러 장을 재생할 수 있다.

㉡ 쉽게 제작할 수 있고 장기간 부착할 수 있어 경제성이 있다.

㉢ 이동이 용이하고 매력적이며 관심을 끌 수 있다.

② 단점

㉠ 제작 시 전문적 기술이 요구된다.

㉡ 교실에서의 강의 보조 자료로써는 소수에게만 적용이 가능하며 학습자의 주의집중에 크게 도움을 주지 못한다.

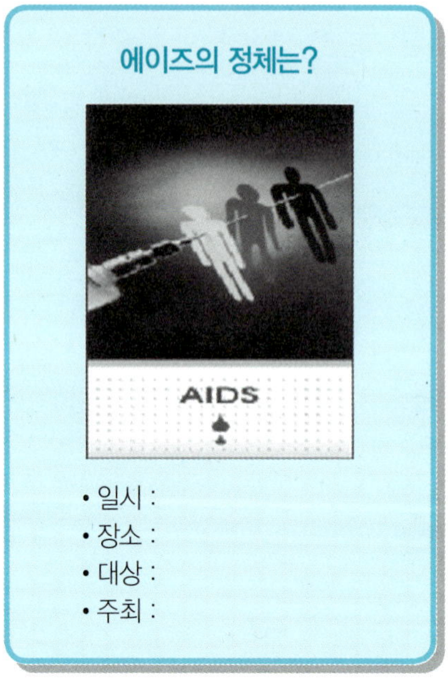

그림 7-6 포스터(에이즈의 정체)

(3) 전단(Leaflet), 팸플릿(Pamphlet), 소책자(Booklet)

한 장으로 된 전단과 여러 장으로 된 팸플릿 및 소책자는 알리고자 하는 정보를 간결하고 명확하게 그림이나 사진 등과 함께 요약하여 많은 사람들이 읽도록 하는 데 도움을 준다. 이때 인쇄물의 내용이 학습자의 독해수준에 맞아야 한다.

① 장점

㉠ 관련 있는 그림을 효과적으로 사용할 때 이해가 빠르며 쉽게 기억할 수 있다.

㉡ 쉽게 제작할 수 있고 사용이 용이하다.

㉢ 필요시 언제나 학습내용을 확인할 수 있다.

② 단점

㉠ 기존에 만들어진 자료를 활용할 경우, 교육자의 학습목표와 동일하지 않은 경우가 많아 정보의 제공에 제한이 있다.

㉡ 너무 보편화되어 있어 학습자의 흥미를 끌기가 어렵고 주의집중이 잘 안 된다.

2) 시청각 매체

(1) 실물(Real thing) 및 실제상황(Real situation)

보건교육 시 가능하다면 실물이나 실제상황을 활용하는 것이 가장 효과적이다. 이때 교육자는 실물을 가지고 혹은 실제상황에서 시범을 통하여 대상자의 학습에 도움을 줄 수 있다.

① 장점

㉠ 가상 상황이나 모형이 아닌 실체를 배울 수 있어 교육자와 학습자간에 의사소통이 잘되고, 교육 후 실생활에서 즉시 활용할 수 있다.

㉡ 모든 감각기관을 통하여 입체적인 학습을 할 수 있기 때문에 동기유발이 잘 되고 학습목표에 도달하기 쉽다.

② 단점

㉠ 구입이나 활용이 용이하지 않은 경우가 많다.

㉡ 소수에게 적합하며 시간, 계절, 비용 등 여러 면에서 제한이 있다.

㉢ 사용 시 쉽게 파손될 수 있고 보관이 어렵다.

(2) 모형(Model), 디오라마(Diorama), 시뮬레이터(Simulator)

실물이나 실제상황이 가장 좋은 교수매체이나, 실제적으로 많은 제한점과 단점을 내포하고 있으므로 이를 해결하기 위한 방편으로 모형을 활용할 수 있다. 교육장소의 곳곳에 배치해 놓고 모형이 배치된 위치마다 교육자가 가서 설명을 하는 것이 효과적이다.

디오라마는 네모 상자 모양의 유리상자 안에 주로 지형을 배경으로 하여 건물, 성곽, 시설물, 사람 등을 모형으로 제작하여 배치함으로써 입체감을 주도록 만든 것을 말한다. 이는 비용과 제작상의 어려움 때문에 학교보다는 박물관 또는 전시장 등에서 많이 사용한다.

시뮬레이터란 각종 훈련 · 실험 · 실습 등에서 실제와 똑같은 상황을 만들어내는 모의조종장치 혹은 모의 실험장치를 말한다. 최근에는 시뮬레이터를 활용한 교육이 활성화되어 있으며, 이는 현장실습이 어려운 여건하에서 실무능력을 향상시킬 수 있는 대표적인 보완 매체로 인정받고 있다(그림 7-7).

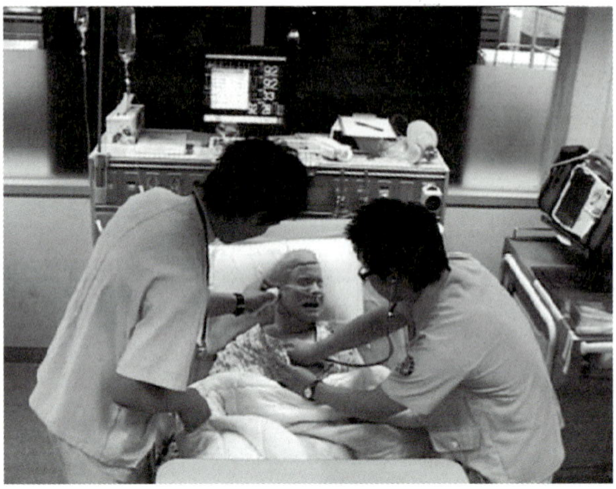

그림 7-7 시뮬레이터를 활용한 간호학 실습교육

① 장점

㉠ 실물이나 실제상황의 활용과 거의 비슷한 효과를 얻을 수 있다.

㉡ 실물을 확대, 축소, 단면화시킬 수 있으므로 실물이나 실제상황으로는 불가능한 세부적인 부분까지 관찰할 수 있다.

㉢ 교육목적에 맞게 직접 제작하여 사용할 수 있다.

㉣ 학습자가 실제로 보고 들으며 만져볼 수 있으므로 개념 및 기술습득이 용이하며 반복해서 활용할 수 있다.

② 단점

㉠ 대부분은 값이 비싸고 가상 상황을 설정하는 데 비용이 많이 소용되며, 학습자가 소수일 때만 적용이 가능하므로 경제성이 없다.

㉡ 파손되기 쉬우며 보관할 공간이 필요하고 운반하기에 불편하다.

㉢ 실생활에 적용할 수 있는 완전한 기술습득은 불가능하며 실제상황에서도 별 주의 없이 실시해도 괜찮을 것이라는 잘못된 견해를 가져올 수 있다.

(3) 칠판(Board)

전통적인 학교교육에서 오랫동안 필수적으로 사용해 오고 있는 교육매체로서 오늘날까지도 교육현장에서 가장 기본적으로 활용되고 있다. 장소에 따라 부착식과 이동식 칠판을 사용할 수 있다. 최근에는 분필가루로 인한 위생상의 문제점을 고려하여 특수펜을 사용하는 화이트보드(white board)를 많이 사용하고 있다.

① 장점

㉠ 가격이 저렴하고 손쉽게 구할 수 있으며 관리와 유지가 용이하다.

㉡ 사용을 위한 별도의 기술이 요구되지 않아 교육자나 학습자 모두 부담 없이 활용할 수 있다.

㉢ 언어적 의사소통을 증진시킨다.

㉣ 칠판의 종류에 따라 게시판, 스크린 등을 대신해서 다목적으로 사용할 수 있다.

② 단점

㉠ 많은 양의 자료는 한꺼번에 취급할 수 없고 다시 지워야 하므로 시간낭비를 가져온다.

㉡ 세부적이고 복잡한 그림을 그리려면 어느 정도의 기술이 요구되므로 초보자로서는 다소 어렵다.

㉢ 너무 많이 사용하면 학습자들의 흥미나 주의집중이 어렵다.

㉣ 영구적인 기록이 필요한 상황에서는 부적당하며 학습자들 스스로가 기록을 하지 않는다면 동일한 자료에 대한 복사판을 얻을 수 없다.

(4) 전자칠판(Interactive whiteboard)

전자칠판은 컴퓨터를 기반으로 하여 컴퓨터의 영상을 전송 받아 화면 위에서 터치하고 판서하는 기능을 가진 칠판으로 여러개의 화면과 앞뒤로 이동할 수 있는 프레임이 있다. 필기한 내용을 저장하거나 화면에 띄운 사진 · 도표 위에 손으로 메모할 수 있다. 각종 동영상 시청도 편리해 멀티미디어 교육 환경에 적합한 차세대 교육 수단으로 주목받고 있다.

최근에는 스마트기기와 연동하여 시간과 장소에 관계없이 유비쿼터스 환경의 전자칠판 환경을 구축하고 있다(설양환 등, 2006; 고은상 등, 2012).

① 장점

㉠ 교사는 몇 개의 화면에 미리 수업할 내용을 준비해 놓을 수 있다.

㉡ 교사가 수업을 진행하면서 준비한 프레임을 보여줄 수 있고 새로운 정보를 첨가해서 써 넣을 수 있다.

㉢ 스크롤바를 이용해서 쉽고 빠르게 글자가 쓰인 화면을 앞뒤로 이동할 수 있다.

㉣ 전자칠판에 기록한 내용을 저장할 수 있고, 그림이나 글 등 각 프레임을 프린트할 수 있어 칠판에 써놓은 내용들을 오랫동안 보관할 수 있다.

② 단점

㉠ 전자칠판 설치비용이 많이 들고, 설치기간도 오래 걸린다.

㉡ 전자칠판을 능숙하게 다루기 위해 적응시간이 필요하다.

(5) 융판(Flannel board)

사용목적에 따라 적당한 크기의 합판이나 두꺼운 종이의 표면에 털이 나있는 천을 붙여 사용하는 판으로, 그 위에 각종 학습자료를 부착 또는 제거하면서 교육한다. 기계와 전기장치를 필요로 하지 않으며, 학습내용의 진행을 교육자가 임의로 조절할 수 있으므로 특히 유치원이나 초등학교 저학년 아동들을 대상으로 실시하는 교육에 적합하다(그림 7-8).

① 장점

㉠ 자료의 제작이 용이하고 특별한 조작기술이 필요 없다.

㉡ 교육실시 전후의 변화과정을 쉽게 표현할 수 있으며 반복해서 사용할 수 있다.

㉢ 자료가 단계적으로 제시됨으로써 대상자들의 이해가 용이하며 주의집중이 잘 되

어 학습효과를 높일 수 있다.

㉣ 학습자의 반응을 살펴가며 학습속도를 조절할 수 있고 생략할 수도 있으며, 순서를 바꾸어 보여줄 수도 있는 융통성이 있다.

② 단점

㉠ 섬세한 설명이 불가능하다.

㉡ 뒷면의 사포가 낡으면 융판에서 그림이 떨어지기 쉽다.

㉢ 교육대상 집단이 소수일 경우에만 적용이 가능하므로 경제성이 떨어진다.

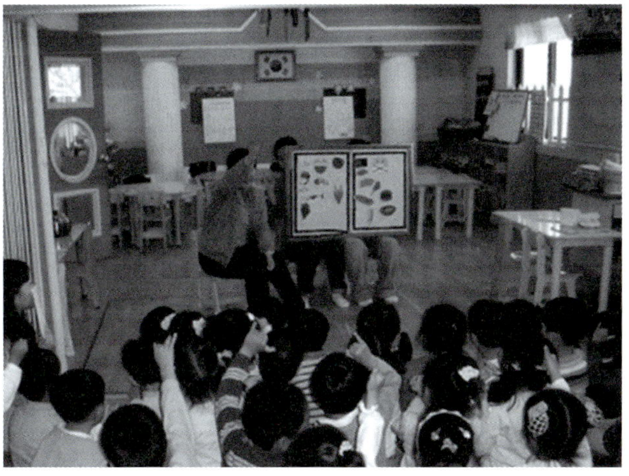

그림 7-8 융판

(6) 게시판(Bulletin board)

알리고자 하는 내용의 유인물, 포스터, 팸플릿, 리플릿, 만화, 사진 등을 게시하는 데 사용되며 비교적 장시간 알릴 수 있다는 이점이 있다. 단, 게시된 내용은 매력적이어야 하고 종종 교체함으로써 생동감 있게 유지되어야 하며, 최소한의 메시지를 포함하도록 하여 주의집중이 용이하게 해야 한다.

① 장점

㉠ 계속적으로 알리고자 하는 내용을 많은 사람에게 알릴 수 있다.

㉡ 특정한 정보나 지식에 대해 학습자의 흥미를 유발시킬 수 있다.

㉢ 교육자 없이도 게시된 내용이 학습자에게 전달되며, 학습자를 모집할 필요가 없

으므로 경제적이다.

㉣ 정보교환 역할도 할 수 있다.

② 단점

㉠ 길거나 복잡한 내용의 전달에는 부적합하다.

㉡ 학습자의 흥미와 주의집중을 유도하기가 쉽지 않다.

㉢ 학습효과를 확인할 수 없다.

㉣ 게시물을 지나치게 오래 게시하거나 구성이 좋지 않을 경우, 교육적 효과가 떨어진다.

(7) 괘도(Chart)

복잡한 진행과정이나 개념간의 상호관계 등을 선이나 기호를 이용해서 조직적으로 시각화하여 대상자들이 말로만 듣는 것보다 이해를 빠르게 하는 데 사용한다.

① 장점

㉠ 제작비용이 저렴하며 비교적 쉽게 제작할 수 있고, 특별한 기기가 필요 없어 언제, 어디서든지 수시로 만들어 사용할 수 있다.

㉡ 내용이 복잡하거나 너무 작아서 잘 볼 수 없는 것, 이해가 곤란한 것 등을 간단하게 그림이나 글로 요약, 확대하여 제시함으로써 학습자의 이해를 도울 수 있다.

㉢ 다양한 기법을 사용하여 제작하면 주의집중 및 흥미유발을 촉진하여 학습효과를 높일 수 있다.

② 단점

㉠ 평면적이고 정적인 자료이므로 장시간 사용시 지루함을 느끼게 된다.

㉡ 크기가 제한되어 있기 때문에 많은 내용을 한꺼번에 다룰 수 없으며, 다수의 집단에게 사용할 수 없다.

㉢ 정밀하고 복잡한 그림을 그리기가 어려울 뿐 아니라 제작에도 많은 시간이 소요된다.

㉣ 오랫동안 사용할 경우 종이가 훼손되므로 반영구적인 자료로 볼 수 없다.

(8) 실물화상기(Video presenter)

다양한 시청각 기기와 연결하여 인쇄물, 입체자료, 슬라이드 필름 등의 모든 시청각 자료와 교재를 TV 화면에 보여준다(그림 7-9).

① 장점

㉠ 암막장치가 필요 없다.

㉡ 화면의 확대가 가능하고 간편하게 조작할 수 있다.

㉢ 마이크를 연결하여 사용할 수 있으며, 여러 가지 시청각 기기(TV모니터, 프로젝터, VTR, DVD 플레이어, 컴퓨터, 프린터 등)와 연결하여 사용할 수 있다.

② 단점

㉠ 기기가 커서 운반이 불편하다.

㉡ 값이 비싸다.

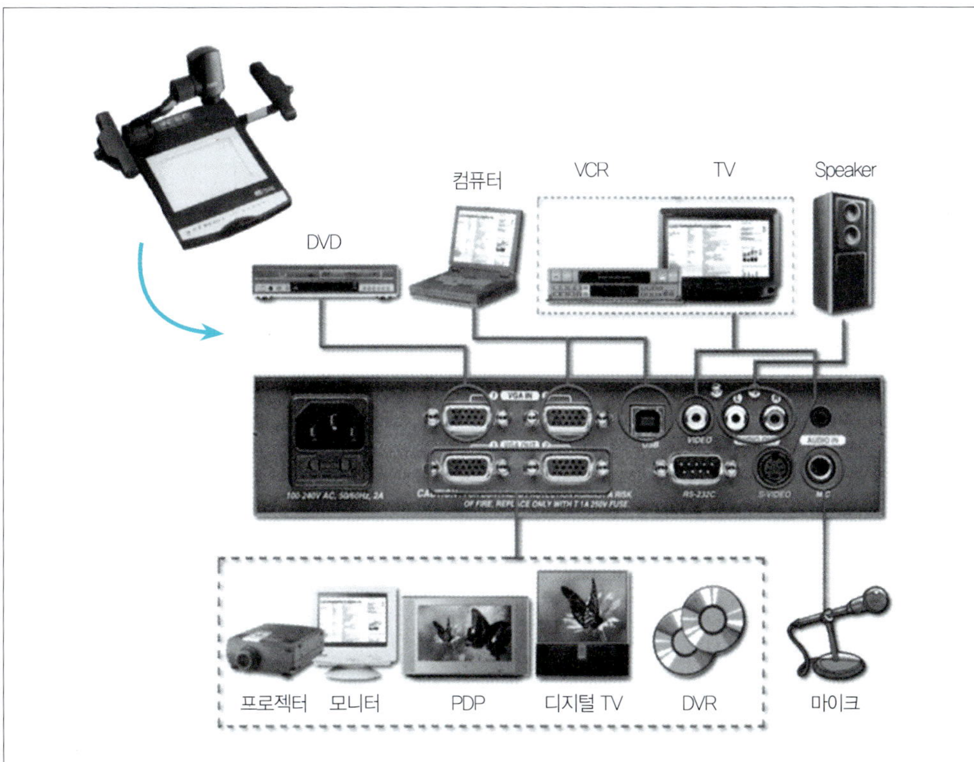

그림 7-9 실물화상기

(9) 영화(Moving picture)

움직임, 색깔, 음향을 제공하는 풍부한 매체로써 최신의 자료일수록 커다란 흥미를 불러일으킬 수 있다.

① 장점

㉠ 움직이는 전 과정을 대화와 함께 보여 주므로 사실과 가장 가깝게 접근할 수 있다.

㉡ 시간과 공간을 초월하여 다른 곳의 상황을 교육장소에 옮길 수 있다.

㉢ 학습자의 주의집중을 지속시키는 것이 용이하며 학습자의 정의적 반응을 유발시키고 토의를 자극할 수 있다.

㉣ 대상집단의 크기에 관계없이 학습에 이용할 수 있다.

② 단점

㉠ 필름이 파손되기 쉬우며, 값이 고가임에도 불구하고 재생할 수 없으므로 비경제적이다.

㉡ 필요한 장면을 다시 보기 위해서는 처음부터 돌려야 하므로 불편하다.

㉢ 실제 교육현장에서 제작하여 활용하기 어렵다.

㉣ 암막장치가 요구된다.

(10) 녹음기(Cassette tape recorder), MP3(MPEG Audio Layer-3)

녹음테이프나 CD 및 녹음기는 쉽게 구할 수 있으며, 학습해야 할 기술이 청각적인 것일 때 특별히 효과적이다. 1980년대 중반 이후 워크맨의 보급에 의하여 언어 학습 등에 광범위하게 활용되었으며, 2000년대 MP3의 보급에 의하여 더욱 광범위하게 활용되고 있다.

① 장점

㉠ 소리의 재생과 녹음이 용이하며 반복하여 여러 번 들을 수 있다.

㉡ 녹음테이프는 가격이 저렴하여 여러 개로 복제할 수 있고 보관이 용이하므로 경제성이 있다.

㉢ 녹음하는 데 특별한 기술이 요구되지 않으므로 누구나 사용할 수 있으며, 자가학습이 용이하다.

㉣ 많은 인원을 대상으로 교육이 가능하다.

② 단점

㉠ 녹음기술이 부족할 경우 잡음이 삽입되어 학습자의 주의가 산만해지기 쉽다.

㉡ 청각자극만으로는 집중이 어려워 교육의 효과가 떨어질 수 있다.

(11) 비디오(Video Tape Recorder, VTR), DVD 플레이어(Digital versatile disc player)

실제로 접하기 어려운 환경, 학습내용 등을 영상, 그래픽, 애니메이션 등으로 처리하여 음성과 함께 비디오테이프에 담아 수업에 활용하는 자료로써 학습내용에 대한 전반적인 이해에 도움을 줄 수 있다. 시각과 청각을 동시에 자극하므로 실제경험과 가장 가까운 경험을 할 수 있는 방법으로 강한 정서와 상상을 불러일으킬 수 있다.

① 장점

㉠ 영화와 유사한 많은 장점을 가지고 있다.

㉡ 필요한 장면을 보기 위해 화면을 정지시킬 수도 있고 교육목적에 맞게 재구성할 수도 있다.

② 단점

㉠ 비디오테이프를 제작하는 데는 어느 정도의 예산과 기술이 요구되므로, 실제 교육현장에서 교육목적에 맞게 제작하여 사용하기가 용이하지 않다.

㉡ 시설과 기구를 갖추어야 하는 제한이 있다.

(12) 대중매체(Mass media)

대중매체는 크게 인쇄매체와 전파매체로 구분할 수 있다. 인쇄매체에는 신문과 잡지 등이 속하며, 전파매체로는 TV, 라디오, 인터넷을 통한 방송을 들 수 있다. 최근에는 방송을 통한 교육이 보편화되어 있으며, 앞으로의 교육방송은 지금과 같이 일방적인 커뮤니케이션의 형태를 벗어나 시청자 스스로가 교육 시간이나 내용을 결정하는 시기가 올 것이다.

① 장점

㉠ 다수의 사람에게 많은 정보를 동시에 신속하게 전달할 수 있다.

㉡ 주의집중이 용이하여 동기부여가 강하게 유발된다.

㉢ 시간적인 동시성과 공간적인 문제를 초월하여 구체적인 면까지 전달할 수 있다.

㉣ 반복적인 축적으로 교육자가 따로 없어도 행동변화가 용이하다.

㉤ 인쇄매체는 경제성이 높으면서도 광범위한 파급효과를 가져올 수 있다.

㉥ 사회적 여론을 조성하는 힘이 강하다.

㉦ 대상자가 현재 형성하고 있는 가치관이나 규범에 대한 강화효과가 있다.

② 단점

㉠ 일방적인 정보의 전달로 학습자의 창의성과 독창성이 무시되기 쉽다.

㉡ 태도와 행동의 변화가 느리다.

㉢ 정보에 대한 선택성이 높기 때문에 이를 기피하는 경우, 허실이 많다.

㉣ 정보전달에 대한 효과 및 내용에 대한 이해 등 결과에 대한 평가가 느리다. 즉, 정보전달에 대한 회환체계의 기능이 떨어진다.

3) 컴퓨터 활용 매체

(1) 컴퓨터 프리젠테이션(Computer presentation)

최근 컴퓨터의 사용이 급증하면서 컴퓨터의 프리젠테이션용 소프트웨어를 활용하여 자료를 제시하는 경우가 많다. 컴퓨터로 자료를 제시하려면 컴퓨터 자료파일과 빔(beam) 프로젝터 또는 LCD(Liquid Crystal Display) 프로젝터가 있어야 한다. 보통 비디오 이미지를 투사할 대형 전동 스크린과 함께 사용한다. 또한 자료를 만드는 프로그램이 다양하게 개발되어 있으며, 그 중 파워포인트(power point: PPT)가 가장 널리 사용되고 있다.

① 장점

㉠ 다양한 문자배열, 음향, 영상, 애니메이션 효과 등으로 인해 학습자의 흥미유발이 용이하며 이로 인해 학습효과를 높일 수 있다.

㉡ 학습자 개개인의 속도대로 조절하여 학습할 수 있다.

㉢ 자료파일을 웹페이지에 링크시켜 정보를 공유할 수 있다.

② 단점

㉠ 컴퓨터 시스템 및 프로젝터의 구입과 유지에 드는 비용이 고가이다.

㉡ 매력적인 자료파일을 제작하기 위해서는 이에 따른 지식 및 기술과 시간, 노력이 필요하다.

(2) 스마트폰과 모바일 어플리케이션(Smart phone, Mobile application)

스마트폰은 PC(personal computer)와 유사한 수준의 고기능 환경 구현이 가능한 OS(operating system)를 탑재한 이동통신 단말기이다. 즉, smart phone = mobile + PC라고 할 수 있다. 스마트폰이 기존의 컴퓨터나 노트북과 다른점은 스마트폰만이 구현할 수 있는 이동성을 적용한 응용프로그램인 어플리케이션(application)을 활용할 수 있다는 점이다. 또한 스마트폰은 이동전화, 디지털카메라, 게임기, 어학기, MP3, PMP, DMB, 인터넷 등 다양한 기능들을 사용할 수 있어 교육적 측면에서 모바일 학습(m-learning)을 구현시켜 주는 도구로서 중요한 역할을 한다(이윤희, 2012).

① 장점

㉠ 스마트폰은 강력한 멀티미디어 기능을 가지고 있다.

㉡ 다양한 어플리케이션을 활용할 수 있으며 사용자들의 필요에 의해 설치와 삭제가 자유롭다.

㉢ 편리하게 휴대할 수 있다.

㉣ 다양한 교육용 어플리케이션을 통해 시간과 장소에 구애받지 않고 손쉽게 정보전달과 학습을 가능하게 한다

② 단점

㉠ 이용자의 활용능력에 따라 활용도에 있어 많은 차이가 날 수 있다.

㉡ 스마트폰의 기능을 익히고 어플리케이션을 활용하는데 있어서 나이 드신 분들이 사용하기 어렵다.

4) UCC(User Created Contents)

UCC는 전문가나 기관 등 방송매체나 콘텐츠 제공자가 아닌 일반 사용자들이 직접 만들어낸 콘텐츠를 의미한다. UCC는 스마트기기를 포함한 영상카메라로 촬영한 영상물 또는 플래시애니메이션, 3D · 만화애니메이션 등의 영상물로 제작될 수 있다. 건강검진, 금연, 운동, 영양, 비만, 절주, 구강건강 등 일상생활에서 건강생활실천 및 건강행태 개선을 유도할 수 있는 주제로 학생들이 직접 보건교육 UCC를 제작하도록 하여 대회를 개최하는 등 보건교육에 많이 활용되고 있다(한국건강관리협회, 2019).

UCC 제작시 유의사항은 교육주제와 부합되는 작품으로 독창성, 대중성, 창작능력을 갖추어야 하며, 작품의 완성도 및 시각적 메시지 전달 효과가 크도록 작성하여 관련 캠페인 및 교육자료로 활용가능성이 크도록 해야 한다(박인혜 등, 2011). 또한 UCC 제작에 사용되는 음원 및 이미지는 저작권에 위배되지 않아야 한다.

① 장점

㉠ 집단에 미치는 파급효과가 빠르다.

㉡ UCC 제작을 통해 체험위주의 문제해결 과정을 통한 내면화와 실천의식을 높일 수 있다.

㉢ 신속하고 정확하게 학습자들에게 내용을 전달할 수 있다.

㉣ 기존의 텍스트와 이미지로만 전달되는 정보에 비해 기억에 오래 남음으로써 교육의 지속효과가 크다.

② 단점

㉠ 제작 및 준비과정에 시간과 비용이 많이 들 수 있다.

㉡ 정보를 조작하거나 거짓정보 등의 허위 컨텐츠가 제작될 경우에 신뢰감이 떨어질 수 있다.

㉢ 저작권의 침해를 받을 수 있다.

5 최근 교육매체 동향

(1) 인포그래픽(Infographics)

인포그래픽은 정보(information)와 그래픽(graphics)의 합성어로 정보, 자료, 지식을 빠르고 분명하게 표현하기 위해 시각적으로 표현한 것을 말한다(그림 7-10). 챠트, 다이어그램, 흐름도, 일러스트레이션 등이 해당된다(이주열, 2021).

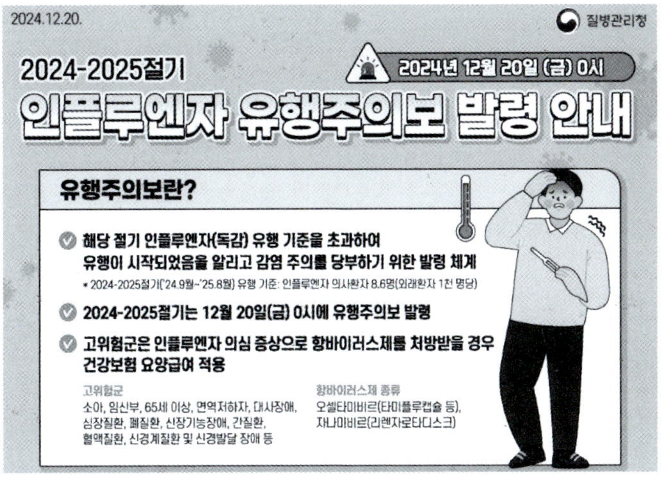

그림 7-10 인플루엔자 유행주의보 발령 안내에 대한 인포그래픽

자료원 : 질병관리청 https://www.kdca.go.kr/gallery.es?mid=a20503020000&bid=0003

(2) 브이로그(Vlog, video log)

브이로그는 동영상 위주의 콘텐츠를 제공하는 블로그로 비디오(video)와 블로그(blog)가 합성된 용어로 개인의 일상을 동영상으로 촬영한 영상 콘텐츠를 말한다(이주열, 2021). 무선통신 환경이 갖춰진 교육환경에서는 실시간 동영상을 촬영하여 양방향으로 소통하게 되고 동영상으로 관련 정보를 검색하는 요구가 증가될수록 관심도는 더욱 늘어날 것으로 보여진다(함옥경 등, 2023).

① 장점

㉠ 스마트 폰으로 누구나 동영상을 직접 제작할 수 있다.

㉡ 동영상을 통해 필요한 정보를 보다 구체적으로 습득할 수 있다.

㉢ 실시간 많은 사람들과 시간과 장소의 제약 없이 관련 정보를 공유할 수 있다.

② 단점

㉠ 동영상 촬영장비를 갖춰야 콘텐츠를 제작할 수 있다.

㉡ 콘텐츠 제작기술을 익힌 사람만이 접근할 수 있다.

(3) 가상현실(virtual reality, VR), 증강현실(augmented reality, AR)과 혼합현실(Mixed reality, XR)

가상현실과 증강현실은 실존하지 않은 현실을 구현해서 사람들이 이를 인지할 수 있도록 하는 실감형 미디어 기술로 코로나 팬데믹 이후 교육 현장에서도 많이 확산되었다. 가상현실이 컴퓨터 프로그램으로 만든 가상 세계에 접속해서 현실 세계처럼 시각, 청각 등의 감각을 경험할 수 있도록 있도록 하는데 비해 증강현실은 실제 존재하는 현실 공간에 홀로그램 등으로 가상물체를 겹쳐 보여준다. 가상현실은 모두 허구상황이 제시되고, 증강현실은 현실 세계에 가상의 정보를 더해서 보여주게 된다. 혼합현실은 증강현실과 가상현실을 혼합해 현실 배경에 현실과 가상의 정보를 혼합시켜 제공하는 것을 말한다. 이들을 보건교육에 적용하게 되면 실제 실습하는 것 같은 몰입도 높은 교육과 학습자 맞춤형 교육이 가능해질 수 있다(이주열, 2021).

(4) 메타버스(Metaverse)

메타버스는 가상공간과 현실 세계를 연결하는 새로운 가상공간을 의미한다. 메타버스에서는 가상의 캐릭터를 만들고 다른 사용자와 소통하며, 가상의 공간에서 무언가를 창조하거나 놀 수 있다(백영균 등, 2024). 메타버스의 교육적인 장점은 가상 세계의 참여자끼리 상호작용하면서 몰입감 높은 학습경험을 체험할 수 있다. 가상현실 기반의 메타버스에서는 지식기반 학습보다는 입체적인 학습공간과 3D 학습자료를 활용한 관찰과 수행중심의 학습이 가능하게 한다. 또한 아바타를 사용한 비언어적 의사소통은 정서적 교감을 촉진하므로 사회적 실제감도 높일 수 있다(류지헌, 김민정, 임태형, 2024).

제 8 장

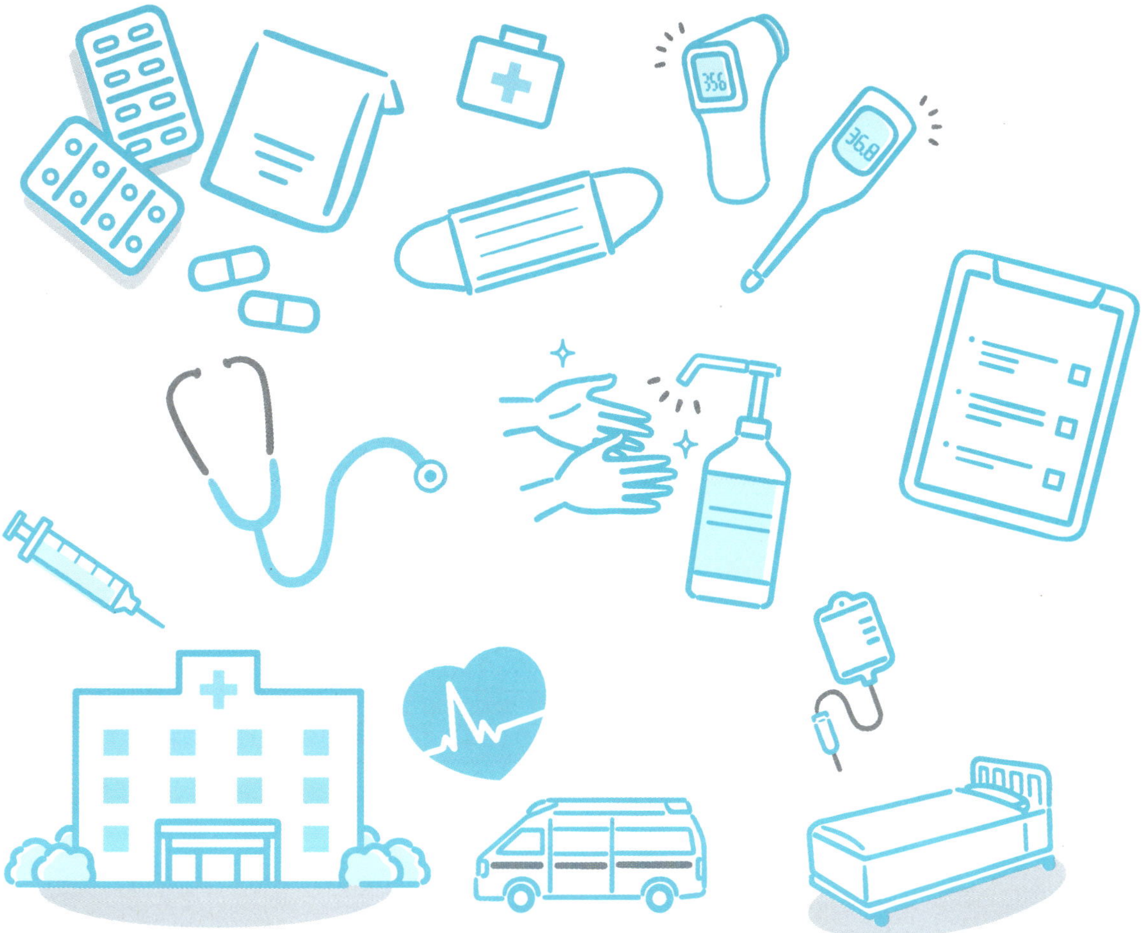

08 보건교육 평가

1. 보건교육 평가의 이해
2. 보건교육 평가유형
3. 보건교육 평가절차
4. 보건교육 평가설계
5. 보건교육 평가방법
6. 평가도구의 선정 및 제작

제 8 장

보건교육 평가

학습목표

- 보건교육 평가의 목적 및 필요성을 설명한다.
- 보건교육 평가과정을 설명한다.
- 보건교육 평가의 유형을 구분한다.
- 보건교육 평가방법 및 도구를 설명한다.

보건교육평가는 명확한 평가기준과 목표를 설정하고, 그 사업을 위한 여러 가지 활동들이 그 사업에 적합한 것인지, 얼마나 많은 인구에게, 보건에 관한 지식, 태도 및 행위에 어느 정도의 변화를 가져왔는지를 측정하며, 진행과정에서 계획대로 진행되었는지, 어떤 변화나 조정이 필요한지 등 수시로 평가하며 최종적으로 사업이 종결되었을 때 사업의 성과와 결과를 평가하고 그 결과에 가치판단을 하여 다시 교육과정의 각 단계에 적용하는 일련의 과정을 말한다. 평가는 접근하는 시각에 따라 여러 가지 유형으로 구분되므로, 이 책에서는 세가지 관점의 평가유형에 대하여 설명하고자 한다. 또한 평가목적에 맞게 교육적 처치를 실시한 다음 그 결과를 분석, 비교하는 틀인 평가설계에 대하여 설명하고, 평가방법에 적합한 평가도구 선정 및 제작을 안내하고자 한다.

1 보건교육 평가의 이해

1) 보건교육 평가의 개념

평가(evaluation)란 '사물 또는 속성에 대한 가치판단'을 말한다. 사물 또는 속성에 대한 가치판단을 내리자면 반드시 판단의 준거(criteria) 또는 표준(standard)이 있어야 한다. 따라서 교육평가란 일정한 준거를 잣대로 하여 교육의 투입, 과정 및 성과에 대한 가치를 조사 · 판단하는 행위라고 할 수 있다.

"교육평가란, 교육과정과 수업활동을 통해 교육목표가 실제로 도달된 정도를 결정하는 과정이다."라고 한 타일러(Tyler, 1951)의 정의는 가치판단론적 정의로 교육목표를 평가의 준거 또는 표준으로 하여 교육 프로그램 및 수업을 통해 획득된 성과를 측정하는 것을 초점으로 하고 있으며, 이것은 가장 전통적이고 고전적 정의라 할 수 있다.

그러나 시대정신에 발맞추어 "교육평가란 교육 프로그램에 관한 의사결정을 내리는 데 필요한 정보를 수집하고 사용하는 과정"(Cronbach, 1984)이나, "평가란, 의사결정 과정에 필요한 정보를 설정, 획득, 제공하는 과정"(Stufflebeam, 1973)이라고 정의한 의사결정론적 또는 정보처리론적 관점은 교육의 성과(output)뿐만 아니라 정책, 제도, 시설, 재정 등과 같은 교육에 투입되고 운영되는 투입(input) 및 과정(process)에 관한 정보도 수집 · 활용한다는 것을 강조하고 있다.

이렇듯 교육평가에 대한 정의는 보는 관점에 따라 다르게 정의된다. 그러나 본래의 개념이 갖는 의미로 평가의 개념적 준거를 살펴보면 교육평가는 교육활동의 평가로 교육목표에 대한 타당성 점검에서 교육과정이나 수업활동의 적절성 판단, 그리고 교육의 제반 여건이나 학교 내의 인간관계에 이르기까지 모든 측면이 교육평가의 대상이 되며, 또한 평가는 가치판단 활동으로 결과에 따른 만족스럽다든가 혹은 부족하다든가 등의 판단이 이루어져야 한다.

그리고 교육평가는 교육활동에 도움을 주어야 하며, 교육자나 학습자에게 끊임없는 자기성찰과 반성이 이루어져야 한다. 그러므로 교육평가는 교육활동의 일부이며 교육의 전과정 속에서 이루어져야 한다.

보건교육을 개인 또는 집단의 건강에 관여하는 지식(knowledge), 태도(attitude), 행위(practice)의 변화가 오도록 영향을 주는 모든 경험의 총합(미국 학교보건교육 용어제정위원회)으로 정의내릴 때, 보건교육평가는 대상자에게 기대했던 건강관련 지식, 태도, 행위의 변화가 어느 정도 이루어졌는가를 측정하는 활동이다.

종합적으로 살펴볼 때, 보건교육평가는 명확한 평가기준과 목표를 설정하고, 그 사업을 위한 여러 가지 활동들이 그 사업에 적합한 것인지, 얼마나 많은 인구에게, 보건에 관한 지식, 태도 및 행위에 어느 정도의 변화를 가져왔는지를 측정하며, 진행과정에서 계획대로 진행되었는지, 어떤 변화나 조정이 필요한지 등 수시로 평가하며 최종적으로 사업이 종결되었을 때 사업의 성과와 결과를 평가하고 그 결과에 가치판단을 하여 다시 교육과정의 각 단계에 적용하는 일련의 과정을 말한다(그림 8-1).

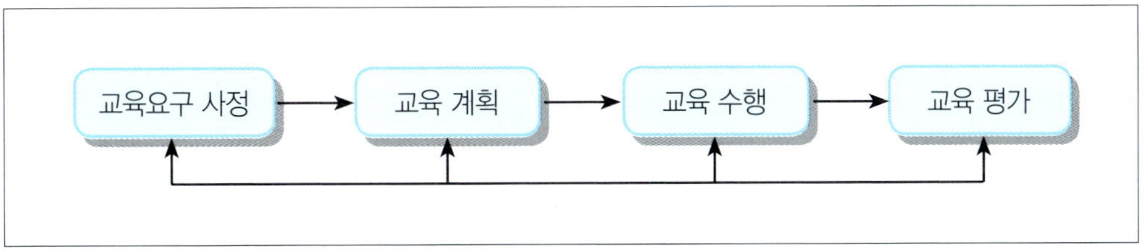

그림 8-1 교육과정에서의 교육평가

2) 보건교육 평가의 목적

① 설정된 보건교육목표의 성취정도를 진단한다.

② 교육자 자신의 교육방법이나 교육기교가 학습자들의 교육목표 도달에 적절한지를 판단한다.

③ 교육과정 및 내용이 목표에 맞는 것이었는지(타당도)를 알아본다.

④ 보건교육효과를 증진시키는 데 영향요인이 무엇인지를 알아낸다.

⑤ 학습자들에게 자신의 노력의 결과를 알려준다.

⑥ 학습자의 새로운 교육요구를 파악한다.

3) 보건교육 평가의 대상

① 보건교육 평가의 첫 번째 대상은 행위변화의 주체인 '학습자'로서 학습자의 문자해독 능력이 있는지, 학습내용을 이해할 능력이 있는지, 학습자가 흥미를 가지고 있는지 등을 확인한다.

② 보건교육 평가의 두 번째 대상은 교육을 실시한 '교육자'로서 교육방법, 교육기교, 학습에 활용한 자료, 교육내용 등이 어떻게 학습에 영향을 미쳤는지 알아낸다.

③ 보건교육 평가의 세 번째 대상은 계획된 '교육과정'으로서 계획 자체가 올바르게 되었는지, 효율성이 고려된 계획인지를 알아본다.

④ 보건교육 평가의 네 번째 대상은 학습자를 둘러싼 '학습환경'으로서 그 지역의 문화

와 학습 분위기 및 장소, 시기, 일시 등 환경에 대한 영향을 확인한다.

4) 보건교육 평가의 내용

교육에 대한 국가와 지역사회 및 개인의 투자는 막대하다. 그러므로 보건사업의 일환으로 보건교육을 실시한 경우 어떤 방법이나 준거를 사용하든 투자효과를 객관적으로 분석 · 확인해야 한다는 주장이 1960년대부터 일어나기 시작하여, 주어진 예산을 어떤 부분에 어느 정도 배정하고 그 성과를 확인하여 학습 성과가 더 향상되는지를 과학적으로 분석 · 확인하는 투자-효과 분석법이 도입되었다. 따라서 평가내용은 보건교육의 목표에 따른 목표달성 정도에 대한 평가뿐만 아니라 사업진행 과정, 투입된 노력에 대한 평가 등이 첨가되어 질적인 사업평가가 이루어져야 한다.

(1) 투입된 노력에 대한 평가

보건교육에 투입된 노력으로는 사업에 들어간 재정적 예산, 보건교육 요원 수, 지역사회 자원봉사자 수, 요원이 제공한 시간 수, 교육용 물품, 기구 및 자료, 전문인력의 지원 등 인적 자원과 물적 자원, 사회적 자원에 대한 평가이다.

(2) 사업진행에 대한 평가

진행계획을 기준으로 내용 및 일정에 맞도록 수행되었는지, 사업진행 방법이나 수단에 문제는 없었는지 등을 분석하여 조정여부를 평가해야 한다.

(3) 목표달성 정도에 대한 평가

설정한 학습목표에 어느 정도 달성되었는지 구체적으로 지식(인지적 측면), 태도(정의적 측면), 행위(심동적 측면) 영역이 포함되어야 하며, 각각의 목표별로 그 정도의 달성을 이루게 된 원인을 규명해 낸다.

(4) 사업의 효율성에 대한 평가

사업의 효율성이라 함은, 사업을 수행하는 데 투입된 노력을 비용으로 환산하여 그 사업의 단위 목표량에 대한 투입된 비용이 어느 정도인가를 산출하는 것으로, 보건사업에서는 최소의 비용으로 최대의 효과를 얻는 것이 바람직하다.

(5) 사업의 적합성에 대한 평가

사업의 적합성은 투입된 노력에 대한 결과와 사업대상자의 요구량과의 비용을 계산한 것으로 인적 · 물적 자원의 충족여부가 평가된다.

5) 보건교육 평가 시 고려사항

보건교육 평가 시 평가자는,

첫째, 평가하려는 영역에 대한 충분한 지식을 갖추도록 노력해야 하며,

둘째, 사전에 반드시 구체적으로 개발된 학습목표를 가지고 교육한 후 평가해야 한다. 이때, 이원분류표(교육목표를 내용−행동으로 작성한 도표)를 작성하여 평가하면 더욱 효과적이다.

셋째, 평가대상자인 학습자의 특성을 올바로 이해하고,

넷째, 각종 평가문제의 장단점을 올바로 이해하고 자신의 학습목표를 올바로 평가할 수 있는 능력과 문항분석 능력을 갖추어야 한다.

2 보건교육 평가유형

평가는 접근하는 시각에 따라 여러 가지 유형으로 구분된다(표 8−1).

이 책에서는 대표적인 세 가지 관점의 평가유형을 살펴보고자 한다. 먼저, 평가의 기본 철학과 지향점이 성취결과의 상대적 서열이나 비교에 관점을 두느냐 또는 교육에서 의도된 교육목표의 달성여부에 관심을 두느냐의 평가기준에 따라 상대평가와 절대평가로 구분되는 유형, 평가시기에 따른 평가의 기능을 중심으로 진단평가와 형성평가 및 총합평가로 나뉘는 유형, 그리고 체계적 접근방식으로 교육의 과정을 이해하고 운영하고자 평가체계를 기준으로 분류한 투입평가, 과정평가, 산출평가 등으로 분류되는 유형이 있다.

각각의 평가유형은 모두 독특한 기능 및 장 · 단점을 가지고 있으므로 실제 보건교육에 있어 이를 상호 보완하여 활용하는 것이 바람직하다.

표 8-1 보건교육 평가유형

분류 기준	평가 유형
관심 사항	프로그램 평가, 기반정비상황 평가, 보건교육 담당자 평가
평가의 기준	절대평가, 상대평가
평가의 목적	프로그램의 개선을 목적으로 한 평가, 관리를 목적으로 한 평가, 연구를 목적으로 한 평가
평가의 기능	진단평가, 형성평가, 종합평가
보건교육의 단계	기획평가, 실시평가, 종합평가
평가설계	실험설계에 의한 평가, 준실험설계에 의한 평가, 전후비교설계에 의한 평가, 사례연구에 의한 평가
평가체계	투입평가, 과정평가, 산출평가
데이터의 종류	질적 평가, 수량적 평가
평가자	보건교육 대상자에 의한 평가, 보건교육 담당자에 의한 평가, 관리감독자에 의한 평가, 평가의 전문가에 의한 평가
비용분석의 유무	비경제적 평가, 경제적 평가

1) 절대평가 · 상대평가

절대평가(criterion referenced evaluation)는 준거지향 평가 또는 목표지향 평가로서 성취도나 숙달도의 측정과 관련된 평가이며, 상대평가(norm referenced evaluation)는 기준지향 평가로서 학업성취도를 학습자 상호간의 상대적인 비교를 통해서 해석하고 결정하는 평가방법이다(표 8-2).

표 8-2 절대평가 · 상대평가 비교

	절대평가	상대평가
기본 입장	• 준거(목표)지향 평가 • 무엇을 얼마나 성취했는가? • 발달적 교육관	• 기준지향 평가 • 다른 사람에 비해 얼마나 잘 했는가? • 선발적 교육관
평가 목적	사전에 설정된 교육목표의 성취도 측정	학습결과의 우열에 대한 개인차 측정
주요 변수	내용타당도, 목표타당도, 교육타당도	신뢰도
평가 도구	의사, 간호사 면허취득을 위한 국가시험, 운전면허시험	표준화 학력검사, 지능검사, 성격검사, 적성검사

장점	• 교수 · 학습활동의 개선을 도와주고 질적 향상을 도모함 • 지적 성취감을 줄 수 있음 • 인간의 발전성과 교육의 힘에 대한 신념을 가짐 • 협동학습을 조장함 • 교육의 효과를 비교할 수 있음	• 개인차 변별에 적합함 • 경쟁을 통한 동기유발에 적합함
단점	• 개인차 변별에 부적합함 • 성취도 기준을 설정하는 논리적 근거와 경험적 바탕이 빈약함 • 절대기준평가의 신뢰도 산출에 문제 있음	• 경쟁과 분류를 강조하여 학생들의 정서적 부작용을 초래함 • 개개인의 학력을 평가하기 힘이 듦 • 인간의 발전성과 교육의 힘에 대한 신념을 흐리게 함 • 학습결과나 성과를 다른 집단과 비교할 수 없음

2) 진단평가 · 형성평가 · 총합평가

평가시기에 따른 평가의 기능을 기준으로 학습장애의 원인을 분석 · 진단하고, 학습에 필요한 선행지식을 확인하는 진단평가(diagnostic evaluation)와 프로그램의 구성 또는

표 8-3 진단평가 · 형성평가 · 총합평가 비교

	진단평가	형성평가	총합평가
평가 목적	• 대상자들의 지식수준, 태도, 흥미, 준비도 등을 진단하고 확인하기 위해 • 학습장애 요인을 밝히기 위해 • 학습전략을 극대화하고 대상자를 적절히 배치하기 위해	• 학습 진전상황을 파악하여 현재의 위치를 개별적으로 알려줌으로써 학습 진행 속도를 조절하기 위해 • 학습에 대한 강화 역할을 함. 피드백을 주어 교정학습이나 보충학습의 기회를 제공하기 위해 • 학습곤란이나 결손부분을 진단하고 교정하기 위해 • 학습동기를 촉진하고 학습방법을 개선하기 위해	• 사전에 설정한 교수목표에 대한 성취도 수준을 판정하기 위해 • 집단간의 성적결과를 비교할 수 있는 정보를 제공하기 위해 • 교육의 장기적인 질적 관리를 위해
평가 시기	프로그램 시작 전	프로그램 진행 중	프로그램 진행 후
평가 도구	체크리스트, 표준화진단검사, 자기보고서	쪽지시험, 퀴즈, 프로그램 진행 중 질문	중간고사, 기말고사

전개 방법을 수정 · 보완하는 데 필요한 정보를 수집하기 위한 형성평가(formative evaluation), 프로그램의 종합적인 성과 및 그 효율성을 다각적으로 판단하기 위해 실시하는 총합평가(summative evaluation)가 있다(표 8-3).

3) 투입평가 · 과정평가 · 산출평가

정보처리이론에 입각하여 교육과 관계되는 모든 활동을 하나의 체계(system)로 보고 투입 · 과정 · 산출의 평가체제를 기준으로, 프로그램에 투입되는 내용과 제반조건들의 적절성을 평가하는 투입평가(input evaluation)와, 학습내용 및 교수방법이 목표달성에 적합하고 효율적이었는지 또는 어떤 결함이 있는지 정보를 수집하기 위해 실시하는 과정평가(process evaluation), 프로그램을 통해 획득한 교육의 성과를 확인하는 산출평가(output evaluation)가 있다.

3 보건교육 평가절차

교육의 성과를 평가하는 절차는 평가의 목적, 내용, 규모, 형태, 그리고 평가설계와 평가모형에 따라 상당한 차이가 있다. 그러나 평가의 목적과 내용이 무엇이든, 평가의 모형을 비롯한 규모와 형태가 어떠하든 모든 교육평가 활동에 공통적으로 적용되는 기본적인 절차가 있다. 이 책에서는 체제적 접근방식의 교육모형을 근간으로 변창진 등(1993)이 개발한 8단계의 평가모형을 기술하고자 한다(그림 8-2).

1) 평가계획 수립

평가목적에 따라 평가내용과 방법이 달라지기 때문에 평가의 목적 또는 필요성을 확인하고 학습목표 진술방식, 평가설계 선정, 평가도구 제작, 자료수집 절차, 결과분석 방법, 결과보고 형식, 결과활용 방안 등에 관해 탐색하고 검토한 것을 정리하여 평가계획을 수립하고 계획서를 작성하는 단계이다.

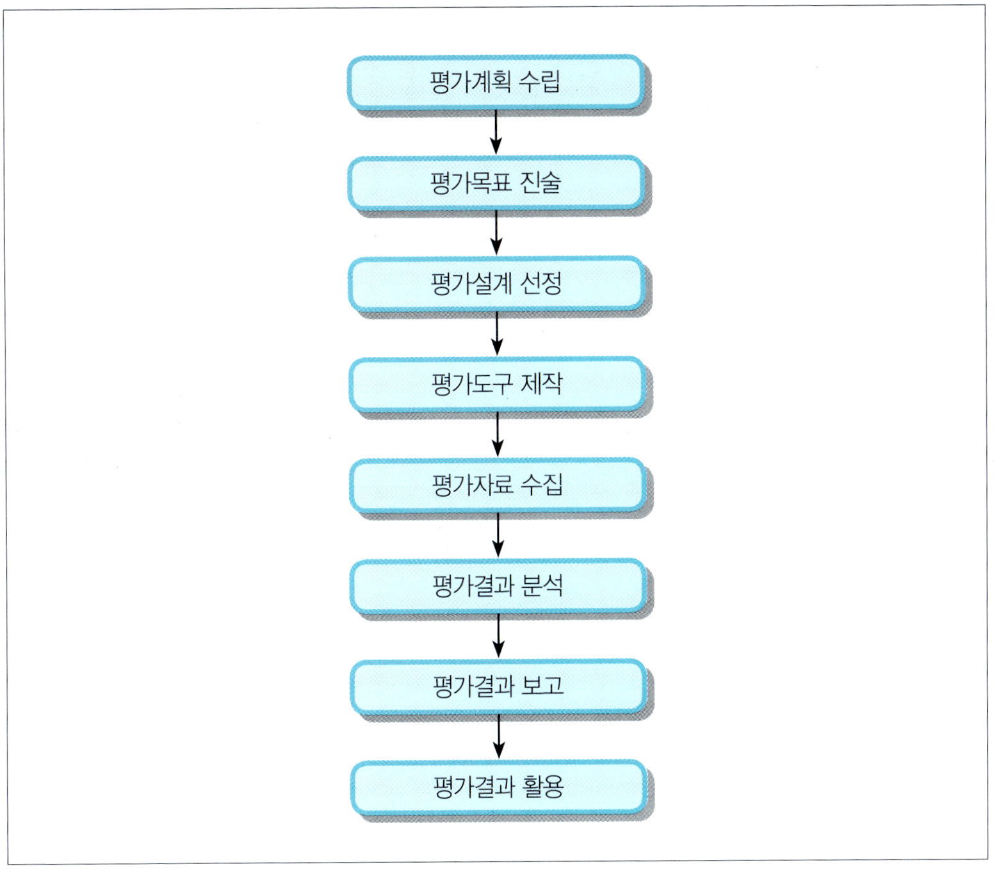

그림 8-2 보건교육 평가절차

2) 평가목표 진술

실제로 평가활동이 이루어질 수 있도록 학습 또는 평가목표를 진술하는 여러 방식 중에 가장 적합한 진술방식을 선정하여 보다 구체적인 평가목표를 확인하고 진술한 다음 진술한 평가목표를 검토, 평가하고 평가목표의 이원분류표를 작성하는 단계이다.

3) 평가설계 선정

평가를 통해 얻고자 하는 정보를 평가실시 목적에 맞게 수집, 분석, 비교할 구체적인 방안을 설계하는 것을 의미하여, 실험 및 통제집단의 구성, 평가시기, 평가횟수, 평가결과의 비교기준 등을 설정하는 단계이다.

4) 평가도구 제작

평가목적과 내용에 비추어 여러 가지 평가방법 또는 측정도구 중에서 어느 것을 이용하여 필요한 정보 및 자료를 수집할 것인가를 검토 · 선정한 후 가장 적합한 평가도구를 선정 또는 제작하는 단계이다.

5) 평가자료 수집

평가도구를 선택 또는 제작한 다음 필요한 인력, 시설, 예산, 시간을 확보하고 제반 여건을 점검, 개선해서 실질적으로 정보 또는 자료를 수집하는 단계이다.

6) 평가결과 분석

수집된 자료를 정리하여 채점해서 평균과 표준편차, 석차 등을 구하는 일련의 작업으로, 수집된 자료를 평가목적에 맞게 양적으로 또는 질적으로 분석하는 단계이다.

7) 평가결과 보고

평가결과를 분석하여 대상자나 관계인사에게 보고하고 그에 대한 반응을 점검하는 단계이다.

8) 평가결과 활용

평가결과를 토대로 학습방법을 개선하거나 학습동기를 유발하고 다각적으로 활용하고 그 결과를 점검하는 단계이다.

4 보건교육 평가설계

평가설계란, 평가목적에 맞게 교육적 처치를 실시한 다음 그 결과를 통계적으로 분석 · 비교하는 틀로서, 새로운 프로그램이나 수업방법의 효율성을 확인하려고 할 경우 일정기간 특정 프로그램이나 수업방법으로 실시한 실험집단(experimental group)과 실시하지 않은 통제집단(control group)을 구성하여 프로그램이나 수업방법간의 성취도 차이를 비교할 수 있다.

그러므로 평가는 평가 전에 무엇 때문에 어떻게 평가를 수행할 것인가를 고려하여 평가의 틀을 설계하고 그 설계에 맞추어 평가를 수행해야 소기의 목적을 달성할 수 있다. 다양한 실험설계 방법 중 보건교육 평가설계에 자주 사용되는 유형을 몇 가지 소개하기로 한다(표 8-4).

표 8-4 보건교육 평가설계 유형

설계유형	대상집단	사전검사	프로그램	사후검사
단일군 사후설계	실험집단	실시 않음	실시	실시
단일군 전후설계	실험집단	실시	실시	실시
비동등성 대조군 사후설계	실험집단	실시 않음	실시	실시
	통제집단	실시 않음	실시 않음	실시
비동등성 대조군 전후설계	실험집단	실시	실시	실시
	통제집단	실시	실시 않음	실시
중단적 시계열 설계	실험집단	1회, 2회, 3회…	실시	1회, 2회, 3회…

1) 통제집단 없이 실험집단에 사후검사만 실시하는 설계

'단일군 사후설계(one shot design)'라고 하며, 수업 또는 프로그램이 시작되기 전에 사전검사를 실시하지 않고 수업이나 프로그램을 실시한 다음 사후검사만을 실시하여 수업 혹은 프로그램의 성과를 확인하는 설계이다. 이 설계는 학습자가 수업내용에 대한 사전지식, 기능, 태도가 동일하거나 없다는 가정에서 가능하다.

2) 통제집단 없이 실험집단에 사전/사후검사를 하는 설계

'단일군 전후설계(one-group pretest-posttest design)'라고 하며, 수업 또는 프로그램이 시작되기 전에 사전검사를 실시하고 특정내용 또는 방법으로 수업을 하거나 프로그램을 전개한 다음 사후검사를 실시하여 사전/사후 검사간의 점수 차이를 비교하는 설계이다. 이 설계는 학습자들이 수업내용에 대한 사전지식이 동일해야 한다는 전제가 없어도 되나, 사전검사와 사후검사가 동일하거나 유사한 내용이면 학습자가 동일한 내용의 검사를 두 번 받게 됨으로써 교육효과와는 직접적인 관계가 없는 사전검사의 경험이 사후검사에 반영되는 문제가 발생한다.

3) 통제집단과 실험집단에 사후검사만 실시하는 설계

'비동등성 대조군 사후설계(nonequivalent control group posttest design)'라고 하며, 실험집단에는 새로운 내용이나 방법으로 수업하고 통제집단에는 종전에 했던 내용 또는 방법으로 수업한 다음 두 집단에 대해 다 같이 사후검사만 실시하여 실험집단과 통제집단이 받은 사후검사 득점을 비교하는 설계이다.

이 설계는 특정 과목의 수업 또는 프로그램을 실시한 집단과 그렇지 않은 집단에 대한 교육성과를 상대적으로 비교할 수 있는 장점이 있지만, 두 집단에 사전검사를 실시하지 않기 때문에 학습자들이 갖고 있는 사전지식, 기능, 태도의 수준이 동일하다는 것을 전제하고 있는 점이 문제가 된다.

4) 통제집단과 실험집단에 사전/사후검사를 하는 설계

'비동등성 대조군 전후설계(nonequivalent control group pretest-posttest design)'라고 하며, 실험집단에는 새로운 프로그램 또는 방법으로 수업을 하거나 프로그램을 실시하고 통제집단에는 종전에 했던 것과 동일한 방법으로 수업을 한 다음 새로운 프로그램 또는 방법으로 수업을 하기 전과 후에 각각 평가를 실시하여 실험집단과 통제집단이 사전/사후검사에서 받은 점수차이를 비교하는 설계이다.

이 설계는 통제집단을 설정함으로써 새로운 프로그램이나 교육방법의 상대적 효율성을 객관적으로 비교할 수 있는 기준이 있고, 프로그램 전후의 변화를 비교할 수 있도록 사전/사후검사를 모두 실시한다는 장점을 갖고 있어 프로그램의 효율성을 확인하거나 프로그램을 개선한 결과를 탐색하는 데 검증력이 강한 설계로 많이 사용되고 있다. 그러나 인력, 시설, 예산, 시간이 많이 소요되고 평가절차가 매우 복잡한 단점을 가지고 있다.

5) 시간경과에 따른 변화를 확인하기 위한 연속측정 설계

'중단적 시계열 설계(interrupted time series design)'라고 하며, 어떤 새로운 수업방식이나 프로그램을 실시했을 때 전후의 변화를 시간경과에 따른 처치효과를 평가하는 설계이다. 사전검사를 전혀 실시하지 않고 사후검사만 2회 이상 연속적으로 실시하거나 사전검사와 사후검사를 각각 2회 이상 실시하는 것으로 가급적이면 한 번 평가를 실시하고 그 다음 평가를 실시하는 기간은 동일하게 하는 것이 바람직하다.

5 보건교육 평가방법

1) 평가방법의 유형

평가자료를 수집하기 위해 사용할 수 있는 방법과 도구는 매우 다양하고 많기 때문에 평가목적과 평가내용 및 평가대상에 가장 적합한 평가도구를 선정 또는 제작할 필요가 있다. 평가자료를 수집하기 위해 일반적으로 사용하는 방법에는 관찰법, 면접법, 시험법(검사법), 조사법 등이 있으며, 평가방법들의 신뢰도, 타당도, 객관도, 적합성, 실용성 등을 종합적으로 감안하여 가장 적절한 것을 선택 · 사용해야 한다.

그러므로 보건교육의 평가방법은 평가내용(지식, 태도, 행위)에 따라 평가기법이 달리 적용되어야 한다. 즉, 지식 정도를 측정하는 인지적 영역의 내용은 질문지나 구두질문으로 측정이 가능하고, 태도 정도를 측정하는 정의적 영역은 질문지, 관찰, 태도 척도를 통한 측정이 이루어져야 하며, 행위 정도를 측정하는 심동적 영역은 직접관찰, 시범 등의 방법을 통해 측정되어야 한다(그림 8-3).

(1) 관찰법

관찰법은 언제든지 학습자의 학습활동에 있어서의 전반적인 변화를 평가할 수 있고, 관찰결과를 즉시 학습의 개선을 위해 활용할 수 있으며, 정의적인 면의 평가도 가능하다.

관찰법은 행위측정에 매우 유용한 방법이지만 관찰결과의 객관성을 유지하기 위해 노력해야 한다. 이를 위해서는 언제, 무엇을 어떻게 관찰할 것인가를 사전에 계획을 세워 조직적으로 관찰해야 하며, 관찰자의 편견이 작용하지 않도록 하고 적절한 기록방법을 정하여 관찰 즉시 기록해야 한다.

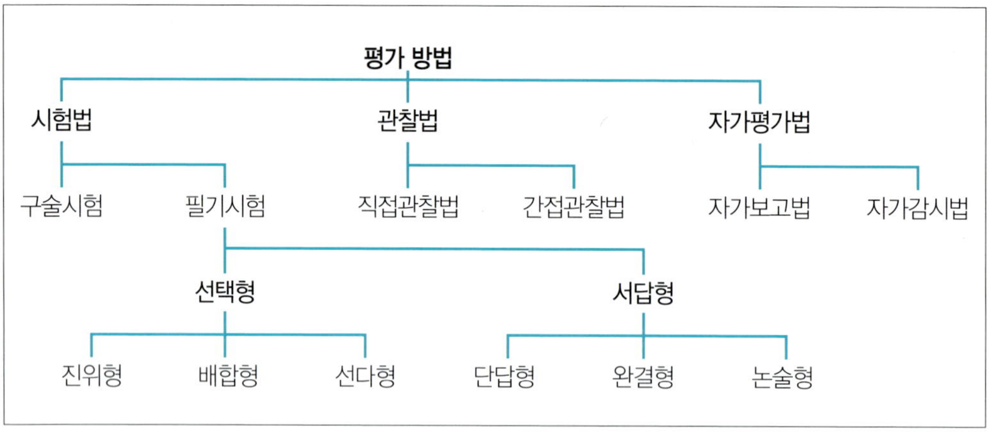

그림 8-3 평가방법의 유형

① 직접 관찰법

학습자가 배운 내용을 실제 상황에서 직접 해보도록 하여 평가하는 방법이다. 평가도구 없이 실시하는 자연적 관찰법이나 일화기록법과 같은 자연적 평가방법과 행동목록표나 평정표와 같은 평가도구를 이용하는 구조적 평가방법이 있다.

㉠ 자연적 관찰법

특별한 관찰도구나 구체적인 계획 없이 있는 그대로를 자연스럽게 관찰하여 평가하는 방법이다.

㉡ 일화기록법

인성, 적응 상태 등을 이해하기 위해서 그 대상의 행동을 구체적으로 상세하게 기록한 후 그 기록을 가지고 결과를 평가하는 방법이다.

㉢ 행동목록표

관찰하려는 행동 단위를 미리 자세하게 분류하고, 이것을 기초로 예측한 행동이 나타났을 때 체크해 나가는 양식(check list)이다.

㉣ 평정표

평정자 혹은 관찰자가 평정 받는 객체를 항목이나 숫자의 연속체 위에 분류하는 측정도구이다.

② 간접 관찰법

학습자가 새로운 지식, 태도, 행위를 실제 상황에 적용하는지를 관찰하는 것이 최상의 평가방법이나, 직접관찰 방법이 가능하지 않은 경우에 실제 상황과 유사한 상황을 설정하여 관찰하는 방법이다. 간접 관찰법의 경우 재시범, 비디오테이프, 행동시연, 모의법 등을 이용한다.

㉠ 재시범

기술이나 능력을 평가하기 위해서 설정된 행위를 실제로 시범 보이게 하는 것으로 대상자가 그 행위나 과정을 수행하는 법을 알고 있는지를 평가하는데 효과적이다.

㉡ 비디오테이프 이용

시범과정을 비디오로 녹화하면 대상자도 직접 볼 수 있어 함께 평가에 참여할 수 있다. 시범된 기술들을 녹화하면 복잡한 단계의 행위를 얼마나 잘 실행할 수 있는 가를 파악할 수 있다.

㉢ 역할시연

학습자가 유사한 환경 무대에서 역할을 연극으로 보여주는 하나의 학습방법이다. 이는 기술과 능력을 평가하는 방법이기도 하지만 특히 의사결정을 내리는 태도를 평가할 때 이용할 수 있는 좋은 방법이다.

㉣ 모의법

실제상황과 유사한 가상 상황을 설정해 놓거나 시청각 자료, 인형, 사람, 모형 등을 이용하여 실제 기술을 습득하였는지를 알아보는 방법이다.

(2) 시험법(검사법)

① 구술시험(Oral test)

구술시험은 관찰법과 함께 사용할 수 있는 융통성이 큰 평가방법이다. 구술시험은 교육자와 학습자가 1:1 관계로 행해진다면 시간이 많이 소요되는 단점이 있으나, 학습자의 이해정도를 교육자가 즉시 알 수 있고 학습자는 자신의 답이 옳았는가를 즉시 알 수 있다.

② 필기시험(Written test)

필기시험은 최소한 읽을 수 있고 질문에 대한 지식이 있는 사람에게 사용할 수 있는 간접적인 평가방법이다. 이는 지적 영역의 모든 범주의 학습을 측정하기에 적합하다.

㉠ **선택형**(Selection type)

ⓐ 진위형(True false type)

진위형 문항은 어떤 내용을 제시한 후 이의 옳고 그름을 표기하게 하는 형태의 문항이다.

예시 : 다음 문제를 읽고 맞으면 ○표, 틀리면 X표 하시오.
* 1차 성비(sex ratio)는 태아의 성비를 말한다. (   )

연령이나 학력 수준이 낮은 대상자에게 적용하면 효과적인 문항으로, 많은 내용을 포함할 수 있어 능률적이고 객관적이며 채점이 용이하다는 장점이 있으나 문항의 변별력이 낮을 수 있고 추측에 의한 요인이 많이 작용하는 단점이 내포되어 있다.

진위형 문항개발 시 유의할 점은 다음과 같다.

- 뚜렷이 맞고 틀리는 것으로 분류할 수 있는 것을 문항으로 제시한다.
- 한 문항에는 한 가지 개념만을 다룬다.
- 부정문은 가능한 피한다.
- 문장은 간결하게 하며, 복잡한 조건이 많이 첨가된 긴 문장은 피한다.

ⓑ 배합형(Matching type)

배합형 문항은 전제와 답가지의 내용 중 관련이 있는 것을 연결 짓는 형태의 문항이다.

예시 : A항에 기재된 검역감염병에 대해 각각 초과할 수 없는 감시기간을 B항에서 골라 번호를 쓰시오.

A 항		B 항
* 콜레라	( )	① 110시간
* 결핵	( )	② 120시간
* B형 간염	( )	③ 144시간
		④ 154시간
		⑤ 160시간

문항의 채점이 신뢰할 수 있고 객관적이므로 객관도, 신뢰도가 높고, 배합하는 형식을 다양하게 변형시킬 수 있으므로 검사목적에 맞게 적절히 변형시킬 수 있어 적용도가 높다는 장점이 있다. 그러나 기술적으로 제작하지 않을 경우 시간과 노력에 비하여 사실의 기억만을 평가하게 되고 문항의 동질성을 잃을 경우 답을 찾기 쉬운 단점이 있다.

배합형 문항개발 시 유의할 점은 다음과 같다.

- 전제나 답가지는 동질성이 높은 것끼리 배합한다.
- 전제나 답가지의 수 및 길이는 적절히 제한한다.
- 전제 보다 답가지의 수가 많아야 한다.
- 전제나 답가지의 각 문항은 최대한 계열성을 유지한다.

ⓒ 선다형(Multiple choice question type, MCQ type)

선다형 문항은 질문을 명확히 제시한 후 제시된 답가지 중에서 정답을 선택하도록 하는 형태의 문항이다. 단일 정답형(A형), 조합형(K형), 확장결합형(R형)이 주로 활용된다.

문항개발이 비교적 어렵다는 단점이 있으나 단순한 사실이나 개념, 용어의 암기를 평가하는 것에서부터 추리력이나 판단력까지의 평가가 가능하다는 장점이 있다.

선다형 문항개발 시 유의할 점은 다음과 같다.

- 질문이 명백하고 간단해야 한다.
- 부정문은 가능한 피한다.

- 적절한 난이도와 변별력이 유지되어야 한다.
- 정답을 찾는데 도움이 되는 단서를 포함하지 않는다.
- 답가지에 있어 정답은 분명하고 오답은 매력적이어야 한다.
- 답가지의 형태나 길이는 서로 비슷해야 한다.
- 정답이 특정 번호에 치우치지 않도록 한다.

단일 정답형(A형, One best answer type)

예시 : 특정한 관찰시각에 특정한 지역에 거주하고 있는 인구집단을 무엇이라고 하는가?

① 폐쇄인구 ② 안정인구 ③ 정지인구
④ 상주인구 ⑤ 법적인구

조합형(K형, Multiple true-false type)

예시 : 다음 중 부영양화 현상을 유발하는 원인물질을 고르시오.

가. 질산염 나. 메틸수은 다. 인산염 라. 카드뮴

① 가, 나, 다 ② 가, 다 ③ 나, 라
④ 라 ⑤ 가, 나, 다, 라

확장결합형(R형, Expended matching set type)

단일 정답형이나 조합형은 보기나 답가지가 1개의 문항에서만 이용되지만, 확장결합형은 제시되는 여러 개의 문항에서 공동으로 사용된다는 점에서 차이가 있다.

㉡ 서답형(Supply type)

ⓐ 단답형(Short answer type)

단답형 문항은 간단한 단어, 숫자, 위치, 원인 등을 직접 답하는 형태의 문항이다.

예시 : 국민건강증진법이 제정된 해는 언제인가?

단답형 문항개발 시 유의할 점은 다음과 같다.

- 답은 정확하고 한 가지 뜻을 지닌 것으로 하되 간단한 단어, 어구, 숫자 등으로 대답할 수 있도록 한다.
- 답을 쓸 수 있는 공간을 적절히 조정한다.
- 내용을 묻는 문제일 경우 철자법, 문법, 문장표현 등은 채점대상에서 제외

시킨다.

ⓑ 완결(완성)형(Completion type)

완결형 문항은 질문하는 문장의 일부를 비워놓고 거기에 적절한 내용을 써넣음으로써 전체의 내용을 완성하도록 하는 형태의 문항이다.

예시 : 기상요소 중 인체의 체온조절작용과 밀접한 관계가 있는 온열요소는 기온, 기습, 기류, (　　)이다.

완결형 문항개발 시 유의할 점은 다음과 같다.

- 문장 중 의미 있고 중요한 부분을 공란으로 남겨 놓는다.
- 공란의 수와 길이를 적절히 제한한다.
- 공란 한 개를 하나의 채점단위로 한다.

단답형과 완결(완성)형 문항은 문항개발이 용이하고 단시간에 광범위하게 평가할 수 있다는 장점이 있으나, 채점이 용이하지 않을 수 있고 단순 암기식 학습을 유도할 수 있다는 단점이 있다.

ⓒ 논술형(Essay type)

논술형 문항은 일정한 형식이 없이 학습자의 능력에 따라 답을 구사할 수 있는 형태의 문항이다.

예시 : 술(alcohol)이 인체에 미치는 신체적 · 정신적 · 사회적 영향과 관련하여 절주의 필요성을 기술하시오.

문제 출제가 쉽고 평가 대상자의 조직분석력, 비판력, 창의력 등을 증진시킬 수 있으며, 반응 자유도가 크고 학습태도를 개선시켜 주는 장점이 있다. 반면 문항의 수가 상대적으로 적어 특정 영역만을 취급할 수밖에 없고 채점의 객관성이 부족하여 신뢰도가 감소하는 단점이 있다.

논술형 문항개발 시 유의할 점은 다음과 같다.

- 평가 대상자의 성격과 범위를 고려한다.

- 사고력, 추리력, 응용력, 표현력과 같은 고도의 정신능력을 측정할 수 있도록 한다.
- 질문 내용을 명확히 하고 답의 재량을 적절히 제한한다.
- 문항은 난이도 순으로 배열하며, 평가 시간과 문항 수를 적절히 조절한다.
- 채점기준을 사전에 명확히 제시한다.

(3) 자가평가법

자가평가법에는 대상자 자신이 행동목록표나 특정 양식에 따라 자가보고를 하거나 자기감시를 하는 형태의 평가방법이다.

자가보고법은 척도법을 이용한 설문지, 개방식 질문지(open-ended question), 진술식의 보고서 등을 다양하게 사용할 수 있다.

자기감시법은 대상자가 행위를 한 후에 자신의 행위를 기록하는 방식으로서 외부에서 관찰한 자료와는 다를 수 있으며 동기화를 유도하는데 유용하므로 중요하게 활용된다.

2) 평정법

평정법이란, 평가자 또는 관찰자가 평가를 받는 대상자의 평가내용을 숫자나 내용으로 분류하는 방법을 말한다.

(1) 평정척도의 종류

평정척도(rating scale)는 사람에 따라 평급척도라고도 불리워지며 대상이 되는 현상의 속성을 구별하기 위하여 주어진 기준에 따라 평가하는 척도를 말한다.

① 명목척도(Nominal scale)

측정대상의 속성을 두 개 이상의 상호배타적인 범주로 나누어 척도화 하는 것이다. 이 범주에 숫자를 배정하였다면 이 숫자는 범주에 대한 표시일 뿐, 양적인 의미는 없다. 명목 척도의 예는 혈액형(A, B, O, AB), 인종(황인종, 백인종, 흑인종), 성(남, 여) 등이다.

② 서열척도(Ordinal scale)

측정대상의 속성에 따라 그들이 각각 어떻게 다른지 구분되는 것으로, 등급 간에 상대적인 등위를 표시하고 있지만 얼마나 다른 지는 구분할 수 없다. 서열척도의 예는 군인의 계급(대위, 중위, 소위), 학생의 석차(1등, 2등, 3등), 품질의 등급(상, 중, 하) 등이다.

③ 등간척도(Interval scale)

측정대상의 속성에 따라 어떻게 다른지가 구분될 뿐 아니라, 얼마나 다른지를 알 수 있는 척도로서 등급 간의 간격이 같은 척도이다. 등간척도의 예는 학생의 성적, 체온, 실내 온도 등이다.

④ 비율척도(Ratio scale)

측정수준이 가장 높은 단계의 척도로서 절대 '0'(zero)을 갖는다는 점에서 등간척도와 구별된다. 따라서 비율척도를 이용한 측정은 측정치의 순위와 측정치 간의 간격뿐만 아니라 절대적인 크기도 알려준다. 비율척도의 예는 시간, 거리, 각도, 무게 등이다.

표 8-5 척도의 특징

	상호 배반적	등급, 순위 명시	등거리 구간 명시	가감 가능	가감 승제 가능	절대 영점	비연 속적	평균 (표준 편차)	통계 검정
명목척도	○						○		비모수 검정
서열척도	○	○					○		비모수 검정
등간척도	○	○	○	○				○	모수 검정
비율척도	○	○	○	○	○	○		○	모수 검정

(2) 평정법과 관련된 문제점

① 집중화 경향의 착오(Central tendency error)

인간의 심리가 극단적인 판단을 꺼려하는 데에 원인이 있으며 평가결과가 중간부분에 많이 모이는 문제가 발생하는 것이다.

② 인상적 착오(Halo effect)

학과성적이 좋거나 인상이 좋은 학생 또는 잘 아는 평가대상자인 경우는 평가결과와 관계없이 성적을 좋게 평가(관대의 착오)하며, 반대로 학과성적이 나쁘면 실습성적까지 나쁜 것으로 간주하여 실기평가 점수도 나쁘게 평가(엄격의 착오)하는 것을 말한다.

③ 논리적 착오(Logical error)

전혀 다른 두 가지 행동특성을 동등하게 해석하여 평가하는 데서 오는 착오를 말한다. 예를 들어, 정직성이 낮으면 준법성도 낮다고 판단하는 경우이다.

④ 표준설정의 착오(Standard error)

평가자 자체가 평가결과의 표준을 어디에다 두느냐에 따라 생기는 착오를 말한다. 예를 들어, 5단계 척도를 사용했을 경우에 '보통'에 해당되는 학생이 4단계 척도를 사용했을 경우에는 '조금'에 해당되는 경우이다.

⑤ 대비의 착오(Contrast error)

평가자인 교사가 자신의 기준을 학생들에게 적용하는 경우이다. 예를 들어, 교육자가 할 수 있는 것을 학습자가 했을 경우는 높이 평가하지 않고, 교육자가 하지 못하는 것을 학습자가 했을 경우에는 높이 평가함으로써 타당도의 문제와 과대 · 과소평가의 착오를 가져오게 하는 것이다.

⑥ 접근의 착오(Approximative error)

시간적 · 공간적으로 가깝게 평가하는 사이에는 상관관계가 높게 나타나는 것이다. 따라서 비슷한 특성을 평가할 때에는 시간차를 두고 평가해야 사실을 그대로 반영할 수 있다.

6 평가도구의 선정 및 제작

보건교육을 실시한 후 목표 도달정도를 확인하기 위해 다양한 평가도구가 이용된다. 즉, 평가의 목적과 내용에 맞게 제작된 도구를 사용하거나, 일부 내용이나 형식을 수정 · 보완하여 사용하기도 한다. 또한, 평가의 목적과 내용에 맞는 도구가 전혀 개발되어 있지 않은 경우 평가도구를 새로 제작해야 한다. 이러한 작업은 쉬운 일이 아니며 올바른 평가를 위해서는 평가도구가 갖추어야 할 기본조건을 충분히 검토하여 평가도구를 제작 · 선정해야 한다.

1) 평가도구가 갖추어야 할 기본조건

(1) 타당도(Validity)

타당도란, 평가의 진실성 또는 정직성이라 하며, "무엇을 측정하고 있느냐?" 하는 것과 "측정하려는 것을 얼마나 충실히 측정하고 있느냐?"의 두 가지 문제로 요약할 수 있다. 보건교육의 평가에서 가장 중요한 것은 타당도의 유지임을 명심해야 한다.

(2) 신뢰도(Reliability)

타당도가 무엇(목표나 기준)을 측정하고 있느냐로 설명된다면, 신뢰도는 어떻게 측정하느냐의 문제라 할 수 있다. 즉, 측정하려고 하는 목표나 내용을 얼마나 사실과 가깝게 오차 없이 정확하게 측정하느냐 하는 개념이다. 신뢰도는 타당도의 중요한 선 요인으로서 타당도가 높기 위해서는 신뢰도가 높아야 한다. 그러나 신뢰도가 높다고 해서 반드시 타당도가 높은 것은 아니다.

(3) 객관도(Objectivity)

객관도란, 평가결과를 결정하는 채점자에 의해 발생하는 신뢰도(오차)라고 할 수 있다. 즉, 어떻게 하면 평가자에 의한 오차를 최소화하느냐가 주요 관점이 된다.

(4) 실용도(Usability)

실용도란, 그 평가방법이 평가자나 학습자에게 얼마나 쉽게 적용할 수 있느냐 하는 정도를 말한다. 평가를 실시하는 데 많은 시간과 노력 및 경비가 소요되는 평가라면 이는 실제로 적용이 불가능한 것이기 때문에 실용도가 낮다고 할 수 있다.

2) 평가문제의 조건

(1) 평가하려고 하는 학습목표와의 관련성이 있어야 한다.
(2) 학습목표 도달여부를 올바로 평가할 수 있을 만한 복잡도를 유지해야 한다.
(3) 학습자들이 잘 아는 경험에서부터 전혀 새로운 문제까지를 포함하도록 참신도가 유지되어야 한다.
(4) 적절한 난이도와 변별력이 유지되어야 한다.

3) 평가문제의 문항분석

문항분석(item analysis)은 학습목표를 설정하여 교육 후 목표도달 여부를 평가한 후 그 결과를 가지고 다음의 교육계획의 기초자료로 활용하는 것으로서 주로 선다형 문제에 적용하도록 개발되어진 것이다.

(1) 난이도(Difficulty Index, DI)

난이도란, 평가문항이 지니고 있는 어렵고 쉬운 정도를 말하는 것으로 총 학습자 중 정답을 답한 비율 즉, 정답률이 된다. 난이도 계산방법은 다음과 같다.

$$\text{난이도} = \frac{\text{그 문제의 정답자수}}{\text{응시자 총수}}$$

난이도는 0.5를 기준으로 숫자가 작으면 어려운 문제이고, 숫자가 크면 쉬운 문제라고 할 수 있다. 가장 적절한 난이도의 문제는 0.5~0.6으로 50~60%의 사람만이 정답을 표시한 문제이며, 0.3~0.8은 허용범위에 속한다.

(2) 변별도(Discriminating Index, Dis. I)

변별도 혹은 판별도란, 어떤 시험결과에서 공부를 잘한 학생과 그렇지 못한 학생을 잘 구별해 주는 정도를 말한다. 평가 총점을 기준으로 총점이 높은 상위 능력집단과 총점이 낮은 하위 능력집단에서 상위 집단의 학습자가 각 문항에서 정답을 맞히는 비율은 하위 집단의 학습자가 정답을 맞히는 비율보다 의미있게 높아야 바람직하다는 것이다. 만약 비율의 차이가 없다면 그 문항은 상하 능력집단을 변별하지 못하는 것이다. 상하 능력집단은 1/2 또는 1/3에 해당하는 집단을 대상으로 하며, 보편적으로 상위 27%와 하위 27% 집단을 대상으로 한다. 변별도 계산방법은 다음과 같다.

$$\text{변별도} = \frac{RU-RL}{f}$$

RU : 성적이 좋은 집단에서의 정답자 수

RL : 성적이 나쁜 집단에서의 정답자 수

f : 전체 시험 본 학생의 1/2 또는 1/3에 해당하는 학생 수

예를 들어, 300명을 대상으로 평가를 실시하여 아래와 같은 결과를 얻었을 때 변별도를 산출하면 다음과 같다.

검사총점		정답	오답	학생수 (%)
	상	70	11	81 (27%)
	중	55	83	138 (46%)
	하	25	56	81 (27%)

$$\text{변별도} = \frac{70-25}{81} \fallingdotseq 0.56$$

변별도는 +1에서 −1까지 존재하는데, 변별도가 0.4 이상에서 0.75 정도면 변별력이 매우 우수한 문항이라고 할 수 있으며, 0.2~0.4는 양호한 문항, 0.2 미만이면 변별력이 낮으므로 수정을 요하는 문항이며 특히, 변별도가 음수인 문항은 반드시 제외시켜야 하는 문항이다.

제 9 장

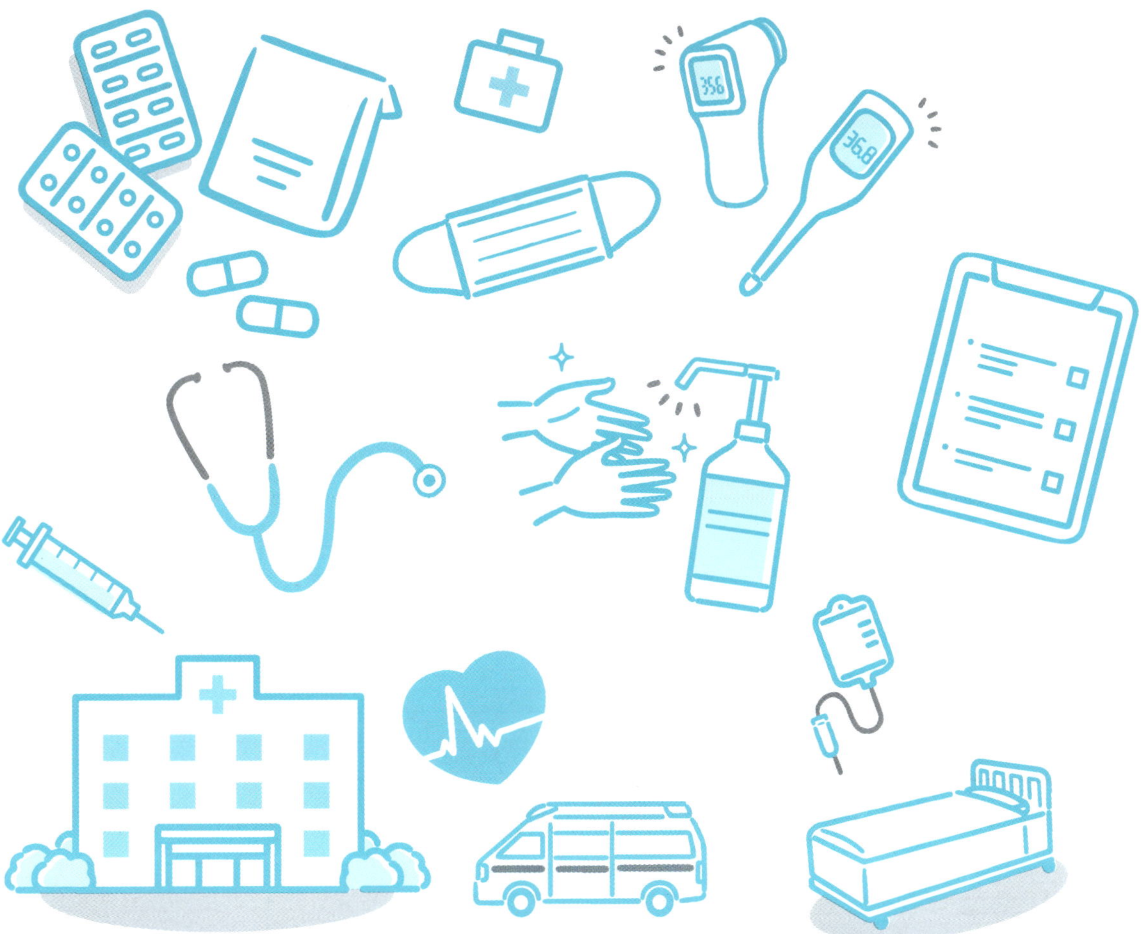

09 현장별 보건 교육의 실제

1. 지역사회 보건교육
2. 학교 보건교육
3. 산업장 보건교육
4. 의료기관 보건교육

제 9 장

현장별 보건교육의 실제

학습목표

- 보건교육 현장별 특성을 설명한다.
- 보건교육 현장별 현황을 분석한다.
- 보건교육 현장별 보건교육사업의 목적, 대상, 내용을 설명한다.
- 보건교육 현장별 보건교육을 설계한다.

우리나라의 보건의료관리체계는 질병관리체계에서 건강증진체계로 전환됨에 따라 보건교육사업이 국가적 역점사업으로 추진되고 있다. 이에 우리나라의 보건교육사업은 보건교육을 관장하는 주무부서로서 보건복지부, 교육부, 고용노동부, 환경부 등과 같은 정부기관과 비정부기관 또는 각종 민간사회단체에서 실시하고 있다. 이 장에서는 각 기관에서 실시하는 보건교육사업을 살펴보기로 한다.

1 지역사회 보건교육

1) 지역사회 보건교육의 목적

지역사회 보건교육의 목적은 보건교육활동을 통해서 지역주민의 건강에 대한 가치 및 책임 의식을 고취하고 주민들 스스로 건강을 관리할 수 있는 능력을 향상하게 하며, 건강생활 실천 환경을 조성함으로써 바람직한 건강생활실천을 유도하는 것이다.

2) 지역사회 보건교육의 대상

지역사회보건요원은 보건의료전달체계 내에서 질병관리 및 건강문제 예방과 건강증진 활동을 수행하기 위하여 광범위하고 복합적인 기능을 수행한다. 지역사회의 실무현장은 중앙정부로부터 시 · 도의 보건부서와 행정단위별로 설치된 보건소, 보건지소, 보건진료소 및 학교, 산업장, 사회복지관, 체육시설, 양로원 등 다양하므로 실무현장에 따라 다소 차이는 있으나 공통된 기능을 수행한다. 마리 조 클락(Mary Jo Clark, 2008)은 지역사회에서 지역사회활동을 펼칠 때 인구의식(population consciousness, 인구건강에 영향을 주는 요소 인식), 건강태도(health oriention, 질병치료보다는 질병예방과 건강증진에 강조), 자발적(autonomy, 간호사-대상자의 건강간호 결정시), 창조적(creativity, 건강문제해결과 건강증진 접근시 사용), 지속적(continuity, 포괄적이고 지속적으로 간호 제공), 협력적(collaboration, 사회 다른 분야, 대상자-간호사 상호작용시), 친밀함(intimacy, 대상자의 생활, 상황을 현실적으로 맞게), 다양성(variability, 대상자들의 단계, 배경의 다양성)을 원칙으로 염두에 두고 지역사회 활동을 펼칠 것을 강조하였다.

지역사회에서 보건교육의 대상은 어떠한 단위를 지역사회로 볼 것인가 하는 기관의 목적이나 기능에 따라 달라지나, 쉽게 접할 수 있는 대상은 구조적 지역사회로서 지정학적 지역사회(읍, 면, 군, 시)와 조직공동체(학교, 산업장 등)가 있으며 기능적 지역사회로서 동일한 요구를 가진 지역사회(모자보건 대상집단, 결핵관리 대상집단, 가족계획 대상집단, 전염병관리 대상집단, 환경위생관리 집단 등)가 있다. 그러나 지역사회는 상황에 따라 다양한 특성을 내포할 수 있다.

3) 지역사회 보건교육의 내용

우리나라의 지역사회 보건교육은 1995년 국민건강증진법의 제정과 함께 본격적으로 추진되면서 국민건강증진사업을 "보건교육, 질병예방, 영양개선, 신체활동장려 및 건강생활의 실천 등을 통해 국민의 건강을 증진시키는 사업"으로 국가 및 지방자치단체의 국민건강생활 실천지원을 통해 국민건강을 증진할 책임을 부여(건강증진계획의 수립 · 시행 등)하고, 국민에 대한 보건교육의 실시, 평가, 개발 및 지방자치단체, 보건소의 건강증진사업 실시(보건교육, 건강상담, 영양관리, 구강건강의 관리, 질병의 조기발견을 위한 검진 및 처방, 지역사회의 보건문제에 대한 검진 및 처방, 기타 건강교실 등 건강증진사업) 및 농어촌 등 보건의료를 위한 특별조치법에 의한 보건진료 전담공무원의 업무로서 주민의 건강증진을 위해 보건교육을 실시하도록 하여 국민의 건강생활수준을 향상하고 건강생활을 습관화함으로써 건강증진활동을 범 국민적으로 정착시키고 있다.

보건소에서 이루어지는 보건교육은 지역사회간호사의 업무와 동시에 수행되는 경우가 많으며, 모성관리, 영유아관리, 노인관리, 예방접종, 가족계획관리 등의 사업을 수행하면서 동시에 보건교육이 이루어진다. 교육내용은 질병예방, 건강증진, 만성질환관리, 응급처치, 영양, 환경교육 등 다양하게 이루어지며, 요구가 같은 집단으로 대상자를 나누어 임산부교실, 노인교실 등 건강교실을 운영하고 정기적으로 보건교육을 실시하고 있다.

4) 지역사회 보건교육의 기본방향

지역사회 보건교육은 지역사회 조직화, 지역사회 역량 강화, 그리고 리더십 향상을 염두에 두어야 한다. 지역사회 조직화는 지역사회의 건강요구에 대하여 다양한 이해관계자들이 공동의 인식을 하고 지역사회의 문제해결을 위한 능력을 함양하는 과정이다. 지역사회 역량 강화의 목적은 건강권을 보장하고 질병을 예방하여 건강을 보호하고 증진함으로써 건강한 삶의 터전으로 만드는 것이다. 따라서 지역사회 역량 강화란 지역사회 스스로 건강 문제와 요구에 대한 인식과 건강잠재력을 높이는 것이다. 보건교육자는 리더십을 지니고 연구자, 평가자, 관리자, 협력자, 지역사회 조직개발자 및 변화 촉진자로 활동하여야 한다.

5) 지역사회 보건교육 계획서

보건교육계획안 예시(1)

자료원 : 보건간호사회 http://www.kphn.org 보건간호정보 > 보건교육자료 > 2018년 보건교육경연대회 발표자료-서울

건강지도자 교육

보건 · 복지 · 행정의 한집 살이, 따로 또 같이

Ⅰ. 교육목적

◎ 주민 참여와 올바른 건강관리에 대한 역량이 높은 주민리더를 양성하여

◎ 마을에서 주민과 함께 보건복지문제를 파악하고 다양한 방법으로 해결하여 건강하고 행복한 마을공동체를 만들도록 함

Ⅱ. 교육과정 계획안

일정	교육 과정	시간	교육 내용
1주차	입학식	0.5	제1기 건강지도자 대표 축하인사, 지소별 참가자 소개
	특강	2	보건 · 복지 · 행정의 한집 살이, 따로 또 같이 "보건지소가 왜? 주민센터로 들어 왔을까?"
2주차	마음산책	1	건강의 주인
	주민만나기	2	주민 중심활동 총론, 주민참여 개념, 주민중심의 활동방법
3주차	기본교육	2	심폐소생술 및 응급 처치법
4주차	마음산책	1.5	나의 핵심가치
	주민 지도자	1.5	주민지도자의 역할
5주차	주요만성질환	1.5	고혈압 예방 치료 최신지견
		1.5	당뇨 예방 치료 최신지견
6주차	마음산책	1	가족, 그 이름, 영상 및 과제
	사례 탐방	2	민 · 관 거버넌스 사례 (타구 참여형 보건지소)

<table>
<tr><td>7주차</td><td>한방건강교육</td><td>3</td><td>실생활에서 적용할 수 있는 한방지식 (혈자리, 지압법 등)</td></tr>
<tr><td>8주차</td><td>마을지도</td><td>3</td><td>걸어서 마을자원 찾기</td></tr>
<tr><td>9주차</td><td>주민지도자 마을 속으로</td><td>3</td><td>– 소통게임을 통한 주민대화
– 사람, 사람이 맛이다, 커뮤니티 파티</td></tr>
<tr><td rowspan="2">10주차</td><td>특강</td><td>2</td><td>"매일 매일 젊어지는 비법" 하루 30분 청춘운동 실천 –</td></tr>
<tr><td>수료식 및 평가</td><td>1</td><td>– 건강지도자 교육 소감 발표, 만족도 및 교육 평가
– 수료증 수여 및 기념 촬영</td></tr>
</table>

III. 보건교육계획서

1) 보건교육계획서

<table>
<tr><td>제목</td><td colspan="4">"보건 · 복지 · 행정의 한집 살이, 따로 또 같이"
"보건지소가 왜? 주민센터로 들어 왔을까?"</td></tr>
<tr><td>교육대상</td><td colspan="4">건강지도자 대학생 (마을건강지킴이) 90명</td></tr>
<tr><td>교육장소</td><td colspan="4">중구보건소 5층 대강당</td></tr>
<tr><td>교육일시</td><td colspan="4">2018년 8월 29일(금) 10:00 ~ 10:30</td></tr>
<tr><td>교 육 자</td><td colspan="4">서울특별시 중구보건소 ○ ○ ○</td></tr>
<tr><td rowspan="2">교육목표</td><td>일반적 목표</td><td colspan="3">교육 후 마을건강지킴이는 주민센터에서 보건지소의 필요성에 대해 인식하고 주민참여형 건강마을 만들기를 할 수 있다.</td></tr>
<tr><td>구체적 목표</td><td colspan="3">1. 주민센터에 보건지소가 있어야 하는 이유를 알 수 있다.
2. 마을에서 건강지킴이의 필요성을 설명할 수 있다.
3. 마을건강지킴이의 역할에 대해 설명할 수 있다.
4. 주민을 위한 마을건강지킴이 활동에 참여할 수 있다.</td></tr>
<tr><td>활동단계</td><td colspan="2">교수–학습활동</td><td>시간</td><td>보조자료</td></tr>
<tr><td>도입</td><td colspan="2">• 인사 및 소개
• 현황 파악
• 동영상 시청 및 사전평가 통한 학습동기 유발
– 동영상 제목 : "우리 마을, 함께 건강합니다"</td><td>7분</td><td>파워포인트
시청각자료
사전평가 유인물</td></tr>
<tr><td>전개</td><td colspan="2">• 보건지소가 마을에 들어오기까지 추진배경
• 마을 보건지소의 필요성
• 마을 건강지킴이의 역할
• 마을 건강지킴이의 활동사례</td><td>15분</td><td>파워포인트</td></tr>
<tr><td>마무리</td><td colspan="2">• 학습내용 요약 및 정리
• 사후평가 및 마무리</td><td>8분</td><td>사후평가 유인물
교육 수료증, 배지
교육자료 리플릿</td></tr>
</table>

2) 보건교육평가

(1) 사전/사후 평가

질문	교육 전	교육 후
1. 관내에 보건지소가 설치된 곳은?		
2. 보건소 및 보건지소에서 받을 수 있는 서비스는?(중복) □ 혈압 혈당측정 □ 대사증후군검사 □ 임산부 모자보건 □ 내소자 건강상담(간호사) □ 이동건강상담(간호사) □ 건강상담(의사) □ 의사진료 □ 한의과진료 □ 치과진료 □ 예방접종(성인/노인) □ 금연클리닉 □ 영양사업 □ 운동지도 □ 주민보건교육 □ 주민리더양성 □ 주민참여 건강증진활동 □ 재활서비스 □ 식품위생업무 □ 타 보건복지서비스 연계 □ 만성질환등록관리 □ 방문보건사업(취약계층건강관리) □ 골밀도검사 □ 치매검사 □ 예방접종(영유아) □ 절주사업 □ 건강소모임 활동 지원 □ 생활터 방문 건강증진 프로그램 운영		
3. 앞으로 보건지소가 우선해야 할 서비스는? (2번 문항에서 3가지 선택)		
4. 건강지도자로서의 역할은?		

(2) 교육 만족도 평가 실시

문 항	매우 그렇다	그렇다	보통	그렇지 않다	매우 그렇지 않다
1. 프로그램이 나에게 도움이 되었다.					
2. 프로그램의 구성과 내용은 이해하기 쉬웠다.					
3. 주변 사람들에게 이 프로그램을 권하고 싶다.					
4. 프로그램 참여 후 건강에 대해 관심을 갖게 되었다.					
5. 바라는 점이나 개선했으면 하는 점은?					

보건교육계획안 예시(2)

자료원 : 보건간호사회 http://www.kphn.org 자료실〉보건간호페스티벌(구 보건교육경연대회) 자료를 바탕으로 재구성함

우리 동네 작은 보건소, 마을건강센터

건강UP 중재 프로그램

Ⅰ. 교육목적

◎ 마을 전반의 건강관리 수준을 향상시켜 지역 내 또는 지역 간 건강격차를 완화하고 건강친화적 마을 조성 및 건강증진

Ⅱ. 교육과정 계획안

일정	교육 내용
1주차	이론 교육
2주차	운동
3주차	인지 복합 게임
4주차	영양
5주차	공동체 활동
6주차	인지 복합 게임
7주차	영양
8주차	야외 나들이
9주차	운동
10주차	수료

III. 보건교육계획서

1) 보건교육계획서

<table>
<tr><td>제목</td><td colspan="4">건강을 살찌우는 신체 · 마음 · 관계 UP</td></tr>
<tr><td>교육대상</td><td colspan="4">65세 이상 노인 중 노쇠 선별검사 결과 전노쇠군 20명</td></tr>
<tr><td>교육장소</td><td colspan="4">OO보건소 5층 대강당</td></tr>
<tr><td>교육일시</td><td colspan="4">2024.12.20.(금)</td></tr>
<tr><td>교 육 자</td><td colspan="4">OO보건소 마을건강센터</td></tr>
<tr><td rowspan="2">교육목표</td><td>일반적 목표</td><td colspan="3">교육 후 참여자들의 자신의 건강상태를 이해하고 개선을 위한 활동에 참여한다.</td></tr>
<tr><td>구체적 목표</td><td colspan="3">1. 노쇠와 그 건강결과를 이해한다.
2. 노쇠 예방과 개선을 위한 건강활동을 설명할 수 있다.</td></tr>
<tr><td>활동단계</td><td colspan="2">교수–학습활동</td><td>시간</td><td>보조자료</td></tr>
<tr><td>도입</td><td colspan="2">• 인사 및 소개
• 사전조사 결과 설명: 노쇠, 전노쇠, 건강상태</td><td>7분</td><td>파워포인트
사전평가 유인물</td></tr>
<tr><td>전개</td><td colspan="2">• 노쇠의 정의를 설명한다.
• 노쇠의 건강결과(골절, 인지저하, 입원 가능성 증가 등)를 설명한다.
• 노쇠 예방과 개선을 위한 건강활동(운동, 영양, 인지개선, 공동체활동)을 설명한다</td><td>15분</td><td>파워포인트</td></tr>
<tr><td>마무리</td><td colspan="2">• 학습내용 요약 및 정리
• 사후평가 및 마무리</td><td>8분</td><td>사후평가 유인물
교육자료 리플릿</td></tr>
</table>

2) 보건교육평가

(1) 노쇠 설별검사

- 한국형 노쇠 설문[1]: 탈진, 근력감소, 보행속도저하, 신체활동량 감소, 체중감소
- 한국형 근감소증 선별 질문지(SARC–F)[2]: 근력, 보행보조, 의자에서 일어서기, 계단오르기, 낙상
- 단축형 노인 우울 검사(Geriatric Depression Scale: Short form)
- 사회적 고립감 검사(단축형 UCLA–L–S III)

1 Kim S et al. J Am Med Dir Assoc 2020;21:660-664

2 Kim S et al. J Am Med Dir Assoc 2018;19:40-45.e1

2 학교 보건교육

1) 학교의 특성

현대사회에서 강조되는 웰빙과 건강증진은 학교보건에서도 마찬가지로 강조된다. 또한 학교에서는 체계적인 보건교육을 통해 자기 건강관리 능력을 향상시켜 저출산 · 고령화 사회에 대비한 건강한 국민을 육성하고자 한다. 학교보건법의 목적은 학교의 보건관리에 필요한 사항을 규정하여 학생과 교직원의 건강을 보호 · 증진하는데 있다.

현대 사회에서 학교보건이 중요한 이유는 다음과 같다.

① 학교보건의 대상인 학생은 한 나라 전체 인구의 큰 부분을 차지한다. 여기에 가족을 포함한다면 학교보건의 대상 인구는 더욱 커지게 된다. 그러므로 학교 인구의 건강을 증진시키는 것이 국민 전체의 건강수준을 향상시키는 길이 된다.

② 학생의 건강을 효율적으로 관리할 수 있다. 학생은 성장발달 시기에 있으므로 학교보건에서 실시하는 건강관리를 통하여 질병을 조기발견하면 적은 경비로 큰 성과를 얻을 수 있으며 불구도 예방할 수 있다.

③ 보건교육의 대상자로 학생은 가장 능률적이다. 보건교육을 통하여 습득한 지식은 일생 지속되므로 건강생활을 습관화하고 생활화하는 데 용이하다. 또한, 학생은 어느 가정에나 있으므로 학생을 통한 보건지식의 파급효과를 기대할 수 있다.

④ 교직원은 지역사회에서 지도자로서의 위상을 갖는다. 교사는 학부모와 늘 접촉하고 있으므로 솔선수범하는 교사의 역할은 학생과 학부모의 모범이 될 수 있으며, 지역사회 건강의 시범이 된다.

⑤ 학교는 지역사회의 중심적 역할을 한다. 지역사회의 보건문제를 다룬다면 학교의 보건 문제를 먼저 해결해야 하며, 지역사회 조직의 장은 대부분 가정에 자녀를 두고 있으므로 학교활동은 지역사회의 관심대상이 된다.

⑥ 보건사업을 추진함에 있어서 학교는 유리한 조건을 내포하고 있다. 학교 인구는 집단을 이루며 관리가 가능하므로 학교보건을 발전시켜 학생의 건강이 증진되면 국민 전체의 건강증진도 기대할 수 있다.

⑦ 학교는 건강증진사업을 펼치기에 효율적인 장이다. 한국인의 사망 원인은 암, 뇌혈관질환, 심장질환, 간질환, 고혈압성질환, 당뇨병으로, 관련요인을 살펴보면 흡연, 음주, 운동, 영양과 같은 건강생활 실천의 영역임을 알 수 있다. 그러므로 바람직한 건

강행위를 형성하기 위한 학교건강증진사업이 학령기부터 수행되는 것이 효율적이다.

2) 학교의 현황분석

(1) 학교조직 파악

학교보건의 조직은, 첫째, 전문기술적인 측면에서 지원 · 협조하는 보건소 등과 같은 기관과, 둘째, 정책적 · 행정적으로 지원 · 관장하는 중앙의 교육부 및 지역의 시 · 도 교육청과 시 · 군 · 구 교육지원청이 있고, '서울특별시교육청 보건안전진흥원'이라는 기구가 있다.

우리나라의 학교보건사업은 교육부 소속 사업으로 되어 있으며, 각 시 · 도 교육청 및 시 · 군 · 구 교육지원청별 담당부서가 주무부서로 활동하고 있다.

이 밖에 민간조직으로서 대한간호협회산하 보건교사회가 있으며, 한국학교보건학회도 활동 중이다. 학생들의 건강관리에 관련된 보건단체로서 한국건강관리협회, 대한결핵협회, 질병관리청, 인구보건복지협회 등이 있으며, 학생건강자료를 종합적으로 제공하는 학생건강정보센터도 있다.

(2) 학교의 인적자원 및 물적자원 파악

학교 내 · 외 인적자원을 학교보건법에 의거하여 살펴보면, 학생 및 교직원의 건강관리 책임자로서 학교장이 있으며, 전문인력으로는 보건교사, 학교의사(치과의사, 한의사를 포함한다), 학교약사가 있다. 학교장은 학교가 속한 지역사회에서 개업하고 있는 의사, 치과의사, 한의사, 약사를 촉탁하여 위촉하며, 필요에 따라 학교보건사업에 참여한다. 보건교사는 교육법에 의한 교사로서 일반간호사와 구별하여 별도의 자격과 보건교사라는 명칭을 주어 학교보건을 관리하게 하며 학교에 상주한다.

학교의 물적자원을 살펴보면, 대표적으로 학교 보건실이 있다. 보건실은 학생과 교직원의 건강을 관리하고 보건교육의 장소로 이용되는 곳이다. 또한 통상치료 및 응급처치, 건강상담, 보건교사 행정업무 수행, 안정실, 건강평가, 건강증진 등의 역할이 수행되는 곳이며 학생건강관리에 필요한 제 장부를 비치하고 관리하는 곳이다.

(3) 학교 건강문제 관련자료 분석

건강검사라 함은 신체의 발달상황 및 능력, 정신건강 상태, 생활습관, 질병의 유무 등에 대하여 조사하거나 검사하는 것을 말하며(학교보건법 제2조), 이것은 학생이 자신의 건강상태를 알고, 신체적 성장과 발달에 관심을 갖게 하여 자기건강관리능력을 배양하는데 도움을 준다.

학생은 취학 후 3년마다 검진기관을 방문하여 건강검진을 받도록 규정하고 있다. 이에 검진 대상학년은 초등학교 1, 4학년, 중학교 1학년, 고등학교 1학년이며 검진비용은 학교가 부담한다. 나머지 학년은 학교건강검사규칙 제3조에 의거하여 학교자체에서 신체발달 상황, 건강조사 및 정신건강 상태 검사를 실시한다. 별도검사로 소변검사와 시력검사는 초 · 중 · 고 학생, 결핵검사는 고등학교 학생, 구강검사는 중 · 고 학생에게 시행된다.

3) 학교 보건교육

(1) 학교 보건교육의 목적과 목표

학교 보건교육의 목적은 학생들이 스스로의 행동으로 최대의 건강상태를 증진하도록 돕는 것이다. 그러므로 학생들의 건강지식을 높이기 위한 활동이나 단지 정보를 제공하는 것보다는 스스로 결정을 내리고 문제를 해결할 수 있도록 단계적으로 도와주어야 한다.

학교 보건교육의 목표를 구체적으로 제시하면 다음과 같다.

① 건강의 본질을 파악한다.

② 건강지식을 개발한다.

③ 건강생활 설계능력을 배양한다.

④ 건강생활을 실천한다.

(2) 학교 보건교육의 대상

학교 보건교육의 대상은 학생, 교직원, 그리고 지역사회이다.

(3) 학교 보건교육의 추진 근거 및 방향

학교 보건교육의 추진은 학교장에게 그 책무성을 부여하는 바, 이는 「학교보건법」 제9조(학생의 보건관리) 및 제9조의2(보건교육 등)에 근거한다. 즉 성장기 학생의 신체건강 증진을 위해 발달단계에 알맞은 질병예방, 마약 · 음주 · 흡연 등 약물 오남용 예방, 성교육 등에 대한 보건교육을 강조한다.

이에 모든 학교는 1개 학년에 대하여, 관련 교과 및 창의적 체험활동을 통해 최소 연간

17시간 이상의 체계적 · 지속적인 보건교육을 운영하도록 하고 있다.

(4) 학교 보건교육의 내용

초등학교 보건 교육과정의 내용은 [표 9-1]과 같다.

표 9-1 초등학교 보건교육 내용 체계(안)

영역	핵심개념	내용요소
건강의 이해와 질병 예방	건강 증진	• 건강의 의미 • 성장발달과 건강검사
	생활 주기	• 식습관 • 신체 활동 • 안전한 식품 선택 • 수면 · 휴식
	질병 예방	• 치아관리 • 시력관리 • 감염병 예방(눈병과 감기) • 건강한 신체상(비만과 저체중) • 면역과 건강
생활 속의 건강한 선택	약물 · 담배 · 술	• 의약품의 올바른 사용 • 흡연 · 음주의 위험 • 흡연 · 음주의 거절
	성 건강	• 사춘기와 건강관리 • 성역할 • 성폭력 예방 • 이성 친구 간 예절 • 생명 탄생 • 성폭력 예방과 대처 • 음란물과 성 상품화
	정신 · 정서 건강	• 정신건강의 이해 • 자아존중감 • 감정의 표현과 조절 • 건강한 관계 맺기 • 게임중독 • 다양성 존중
	건강 생활 기술	• 의사표현(수용과 거절) • 건강 의사결정 • 나 전달법

영역	핵심개념	내용요소
안전과 응급 처치	생활 안전	• 건강 · 안전 위험요인 탐색 • 아동학대 • 따돌림, 폭력 예방과 대처
	응급 처치	• 생활 속 응급처치 • 기도폐쇄와 하임리히법 • 심폐소생술과 자동제세동기
건강 자원과 사회문화	건강권	• 건강할 권리 • 환경호르몬 예방 • 건강정보 · 자원 이해 • 의료소비자의 권리
	건강 문화	• 미디어와 건강 • 건강한 생활문화 탐색

자료원 : 서울특별시교육청(2024). 보건교육 및 학생건강증진 계획.

중 · 고등학교의 경우 2022 개정 보건 교과는 5개 영역으로 구성된다. ① 건강증진과 질병예방, ② 정서와 정신건강, ③ 성과 건강, ④ 건강안전과 응급처치, ⑤ 건강자원과 건강문화이다. 이러한 영역에 따라 보건교육의 내용체계를 갖추고 성취기준과 평가기준을 제시함으로써 학교 보건교육의 체계화를 이루고 있다.

최근 AI와 에듀테크를 활용한 보건 수업은 물론 동아리 운영, 보건교육 공모전, 건강습관 프로젝트, 건강증진학교가 활발히 운영 중이다. 이는 2022 개정 교육과정 총론의 주요사항을 반영한 결과이다. 즉 모든 교과를 통해 학습의 기초인 언어 · 수리 · 디지털 기초소양을 함양할 수 있도록 수업을 설계한다는 데 기인한다.

4) 학교 보건교육 계획서(예시)

교수 · 학습 과정안

1 수업 기본 정보

<table>
<tr><td>학교급</td><td>초등학교</td><td>학년</td><td>5학년</td><td></td></tr>
<tr><td>과목</td><td>보건</td><td>운영 차시</td><td>1/4</td><td></td></tr>
<tr><td>성취기준</td><td colspan="4">[6보06-01] 생활 속 건강 · 안전 위험 요인을 예측하고, 안전 사고 예방 방안을 실생활에 적용한다.</td></tr>
<tr><td>재구성</td><td colspan="4">1. 안전을 위협하는 주변 위험 상황을 설명할 수 있다.
2. 안전 수칙을 만들어 실생활에 적용할 수 있다.</td></tr>
<tr><td rowspan="2">교과융합</td><td>사회</td><td>음악</td><td>과학</td><td>실과</td></tr>
<tr><td>띵커벨 보드를 사용하여 자신의 경험 나누기</td><td>가사를 적어보고 안전송을 제작한다.</td><td>안전사고 위험요인을 사례를 통해 점검해보기</td><td>영상을 통해 실생활에서 찾을 수 있는 안전 위험요인 탐색하기</td></tr>
<tr><td rowspan="2">수업활동 도구</td><td>띵커벨</td><td>SUNO</td><td>PPT</td><td>영상</td></tr>
<tr><td>ThinkerBell</td><td>SUNO</td><td></td><td></td></tr>
<tr><td rowspan="3">수업설명</td><td colspan="4">■ 사전활동
• 일상생활에서 발생하는 안전사고에 대해 생각해 보도록 한다.
• 일상생활에서 지켜야 하는 안전 수칙을 생각해 보도록 한다.</td></tr>
<tr><td colspan="4">■ 본차시
• 주변 환경에서 위험요인을 찾고 안전 수칙을 만들어 본다.
• 안전 수칙을 이용하여 〈안전송〉을 만들고 노래를 들으며 수칙을 확인한다.</td></tr>
<tr><td colspan="4">■ 사후활동
• 〈안전송〉을 듣고 불러보며 안전 수칙을 숙지한다.
• 안전 수칙을 실생활에 적용하여 사고 위험성을 줄인다.</td></tr>
</table>

2 교수학습 과정안

<table>
<tr><th>차시</th><th colspan="4">1차시</th></tr>
<tr><td>배움목표</td><td colspan="4">1. 안전을 위협하는 주변 위험 상황을 설명할 수 있다.
2. 안전 수칙을 만들어 실생활에 적용할 수 있다.</td></tr>
<tr><td>핵심역량</td><td colspan="4">■ 위험인식 능력 ■ 문제해결 능력 ■ 의사소통 능력
■ 규정 및 절차 준수 능력 ■ 창의적 사고능력</td></tr>
<tr><td rowspan="5">수업개요</td><td rowspan="3">도입
(5분)</td><td colspan="2">교수-학습 활동</td><td>유의사항</td></tr>
<tr><td>동기유발 및 활동 안내
▶ "계단 안전사고 동영상을 시청하고 같은 경험이 있는지 발표해 봅시다." (동영상 3분)</td><td>▶ 동영상을 시청한다.
– "계단에서 넘어져서 다친 적이 있습니다."
– "계단에서 난간을 타고 내려가다 엉덩방아를 찧었습니다."</td><td rowspan="2">※ PPT, 영상자료
※ 학교안전지원센터. (2024). 초등생 안전 관련동영상 https://bit.ly/3YrY7R2</td></tr>
<tr><td colspan="2">▶ 배움목표 제시
1. 안전을 위협하는 주변 위험 상황을 설명할 수 있다.
2. 안전 수칙을 만들어 실생활에 적용할 수 있다.

▶ 본 차시 수업 활동 안내
[활동 1] 안전을 위협하는 주변 위험상황 알아보기
[활동 2] 위험 상황별 안전 수칙 만들기
[활동 3] suno AI로 〈안전송〉 만들기</td></tr>
<tr><td>전개
(10분)</td><td>활동 1 안전을 위협하는 주변 위험 상황 알아보기
▶ "학교의 여러 장소를 찍은 사진입니다. 여기서 다쳤던 경험이 있다면 띵커벨 보드에 내용을 작성해 봅시다."

▶ "보드에 작성한 내용을 함께 살펴보며 주변 위험 상황을 활동지에 적어 봅시다."</td><td>▶ 띵커벨 보드 항목에 자기 경험을 댓글로 작성해 본다.
– "계단에서 발을 잘못 디뎌 발목을 삐었습니다."
– "급식실에서 배식받을 때 뜨거운 국물에 데었습니다."
▶ 다른 학생들이 경험을 보고 그 장소의 위험요인을 찾아 활동지에 적는다.
– "복도에서 뛰어다니면 넘어지거나 다른 사람과 부딪칠 수 있습니다."
– "교실 문을 닫을 때 조심하지 않으면 손가락이 끼일 수 있습니다."
– "급식실에서는 배식받을 때 뜨거운 국물에 델 수 있습니다."</td><td>※ 띵커벨 보드 이용, 학습 태블릿 이용
ThinkerBell</td></tr>
</table>

	전개 (10분)	활동 2 위험 상황별 안전수칙 만들기 ▶ "모둠별로 주변 위험 상황별 안전 수칙을 만들어 봅시다." – "활동지의 내용을 확인하고 한 가지 장소를 정하여 그에 맞는 안전 수칙을 만들어 봅시다."	▶ 안전 수칙 만들기 – "계단에서 뛰어다니지 않습니다. 한 칸씩 천천히 내려옵니다." – "발에 잘 맞는 신발을 신습니다." – "운동장에서 무리한 장난을 치지 않습니다." – "교실 문을 여닫을 때는 장난치지 않습니다."	※ 모둠활동
	전개 (10분)	활동 3 suno AI로 〈안전 송〉 만들기 ▶ "안전 수칙을 가사로 써보고 suno AI를 이용해 〈안전송〉을 만들어 봅시다. ▶ '패들렛에 공유하고 모둠별 [안전송]을 듣고 안전 수칙을 확인해 봅시다.	▶ 안전 수칙을 이용해 가사를 만들고 안전송을 제작한다. – 안전 수칙을 가사 형식으로 적는다. – 힙합, 팝, 디스코, 일렉트로닉 등 원하는 스타일로 음악을 만든다. ▶ 다른 모둠에서 제작한 [안전송]을 감상하고 안전 수칙을 확인한다.	※ 모둠활동 ※ suno AI 이용 SUNO
	정리 (10분)	마무리 ▶ "배운 내용을 바탕으로 (10분) 퀴즈를 풀어봅시다." ▶ 차시 예고	▶ 퀴즈를 통해 배운 내용을 정리한다.	

3 평가자료

성취기준	[6보6-01] 생활 속 건강 · 안전 위험 요인을 예측하고, 안전사고 예방 방안을 실 생활에 적용한다.	
배움목표	1. 안전을 위협하는 주변 위험 상황을 설명할 수 있다. 2. 안전 수칙을 만들어 실생활에 적용할 수 있다.	
평가기준	상	안전을 위협하는 주변 위험 상황을 설명할 수 있고, 실생활에 적용 가능한 안전 수칙을 5가지 이상 적용할 수 있다.
	중	안전을 위협하는 주변 위험 상황을 설명할 수 있고, 실생활에 적용 가능한 안전 수칙을 3가지 이상 적용할 수 있다.
	하	안전을 위협하는 주변 위험 상황을 알고 있지만 실생활에 적용 가능한 안전 수칙을 작성하는 데 어려움이 있다.
평가방법	학생 : 서술 평가, 교사 : 관찰 평가	

활동지 1

띵커벨 보드 활용 – 주변의 위험 상황 알아보기

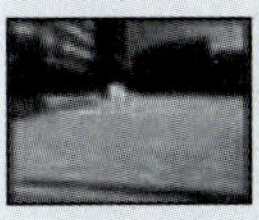 운동장 및 체육관	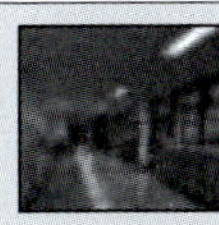 복도 및 계단
1) 다쳤던 적이 있나요?	1) 다쳤던 적이 있나요?
2) 위험 상황은 무엇인가요?	2) 위험 상황은 무엇인가요?
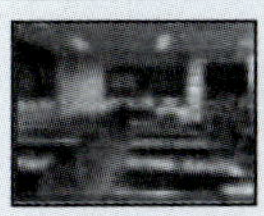 교실	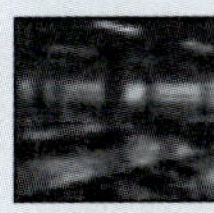 급식실
1) 다쳤던 적이 있나요?	1) 다쳤던 적이 있나요?
2) 위험 상황은 무엇인가요?	2) 위험 상황은 무엇인가요?

마무리 활동 – 퀴즈

1. 복도에 나갈 때는 교실 문을 세게 닫는다. (O, X)
2. 교실에서 큰 소리로 떠들면 위험 상황을 알리기 어렵다. (O, X)
3. 창문이 닫혀 있다면 창가에서 장난을 쳐도 된다. (O, X)
4. 넘어짐 사고를 예방하기 위한 방법을 한 가지 이상 적어보세요.
   (뛰지 않기, 바닥 젖지 않게 하기, 발에 맞는 신발 신기, 주변 잘 살피기, 바닥이 이상있는지 확인하기)

PPT

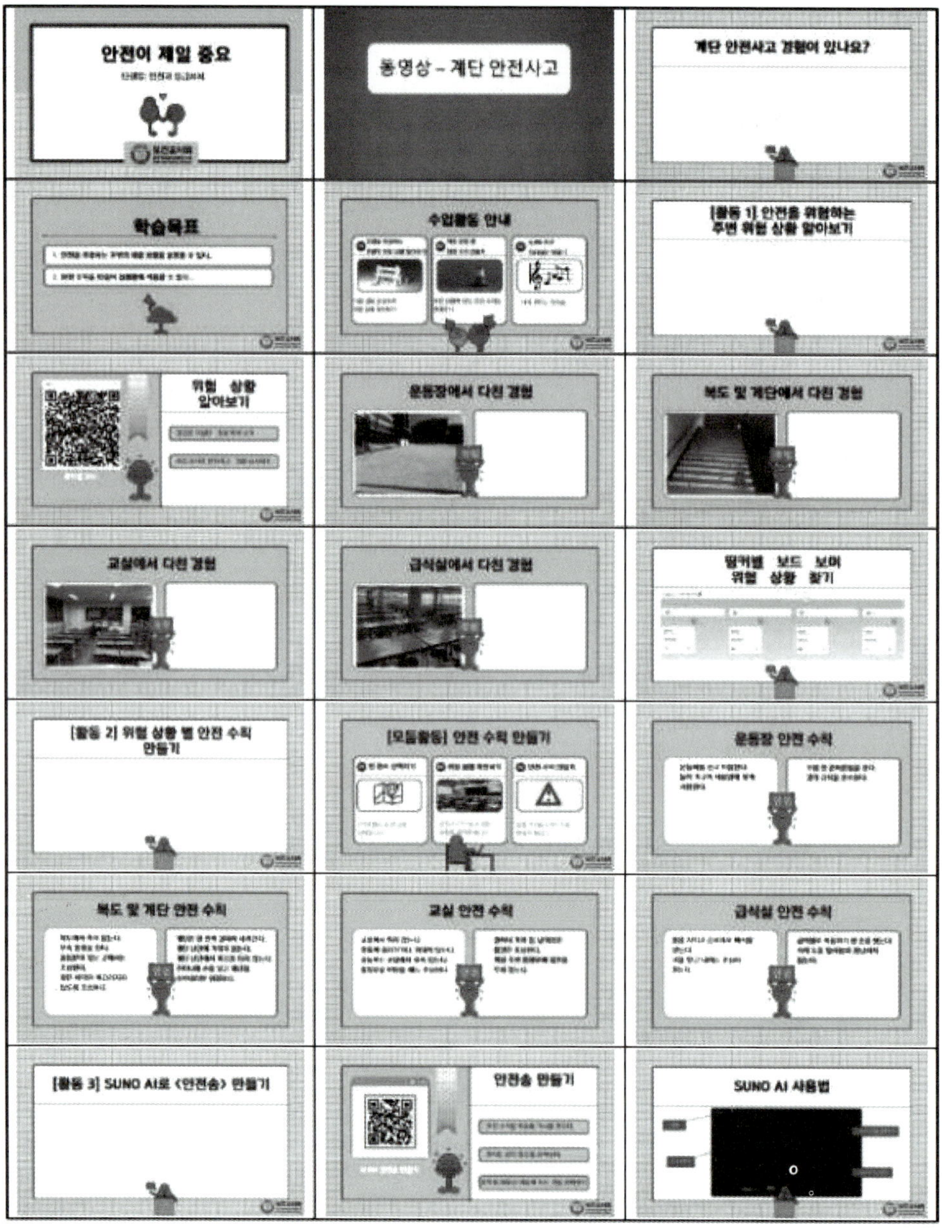
안전이 제일 중요
동영상 – 계단 안전사고
계단 안전사고 경험이 있나요?
학습목표
수업활동 안내
[활동 1] 안전을 위협하는 주변 위험 상황 알아보기
위험 상황 알아보기
운동장에서 다친 경험
복도 및 계단에서 다친 경험
교실에서 다친 경험
급식실에서 다친 경험
띵커벨 보드 보며 위험 상황 찾기
[활동 2] 위험 상황 별 안전 수칙 만들기
[모둠활동] 안전 수칙 만들기
운동장 안전 수칙
복도 및 계단 안전 수칙
교실 안전 수칙
급식실 안전 수칙
[활동 3] SUNO AI로 <안전송> 만들기
안전송 만들기
SUNO AI 사용법

PPT

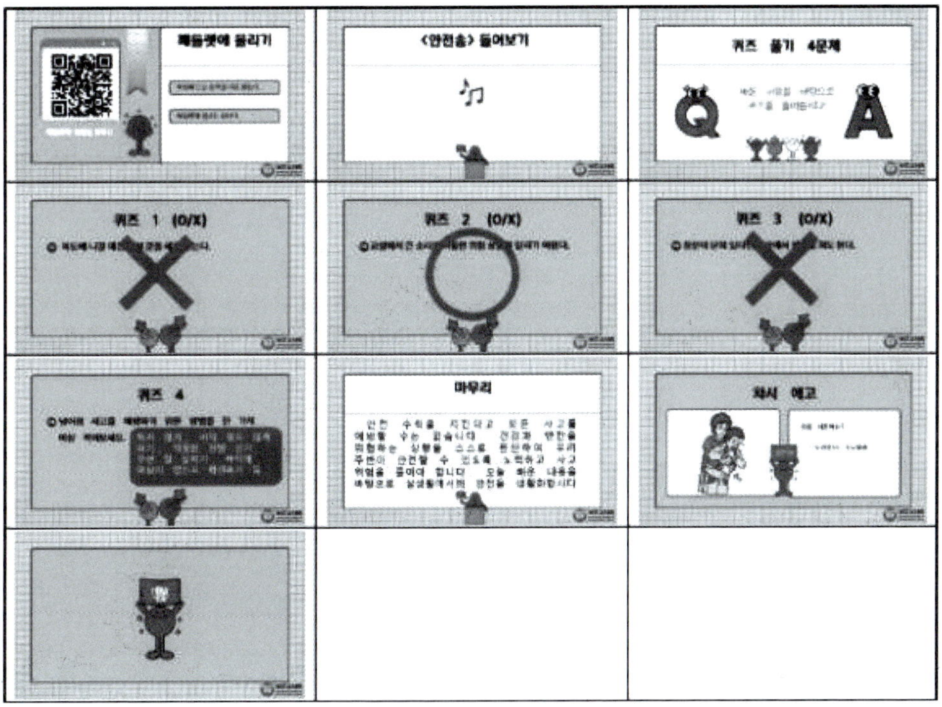

참고자료

제목 및 온라인 주소	내용
학교안전정보센터 https://www.schoolsafe.kr/	안전교육 자료실 – 학교에서 보고된 안전사고를 바탕으로 만든 교육콘텐츠
한국소비자원, (2024), 2023년 어린이 안전사고 동향 분석	한국소비자원에 접수된 어린이 안전사고 통계를 바탕으로 분석한 보고서

자료원 : 보건교사회(한국학교보건교육연구회)(2024). 2024년 보건교육자료개발.

3 산업장 보건교육

1) 산업장의 특성

2023년 말 기준 우리나라 전국 사업체 수는 약 623만개소, 종사자 수는 25,320,000명으로(통계청, 2024). 이것은 15세 이상 인구의 경제활동 인구대비 64.6%에 달하는 수치이다(국가통계포털, 2024).

고용노동부의 산업재해통계분석에 따르면, 2000년 1.07%였던 재해율은 2010년 0.70%, 2015년 0.54%로 계속 감소추세에 있었으나, 2020년 0.58%, 2023년 0.66%로 최근 소폭 증가추세를 보이고 있다(국가지표체계, 2024). 또한, 근로자 만 명당 사망자 비율인 사망만인율의 경우 2023년에 우리나라는 0.42로(e-나라지표, 2024)로 아직도 미국을 포함한 일본, 영국 보다 높게 나타나고 있어 산업장 안전보건이 개선의 여지가 많음을 알 수 있다.

산업현장에서 발생하는 갖가지 사고와 재해에도 반드시 그 원인들이 있다. 이 원인은 안전시설 또는 방호장치가 없거나 미비해서 일어나는 물적요인과 안전관리의 소홀이나 근로자들의 부주의한 행동에서 비롯되는 인적요인으로 구분할 수 있다. 그러나 물적요인 역시 사람이 관리하는 것으로, 결국 사고와 재해의 원인은 안전의식, 안전관리 등 인적요인이 가장 중요하게 작용하게 된다. 이렇듯 사고와 재해를 예방하기 위하여 산업장 근로자에게 안전의 중요성을 인식시키고, 주어진 작업에 대한 구체적인 작업방법의 지식과 기능을 습득하도록 훈련하는 등의 교육은 매우 효과적인 대책이라 할 수 있다.

근로자는 기업을 이끌어가는 중요한 자산으로 근로자들의 건강은 근로자 자신 뿐 아니라 기업의 생산력과도 직결되는 중요한 요소이므로 산업장 건강관리는 기업경영에 있어서 노동력을 보존하는 중요한 임무를 띠고 있다.

2) 산업장 현황분석

산업장 안전보건관리체제는 산업안전보건법에 따라 사업주로 하여금 안전보건관리책임자를 두게 하여 산업장 재해와 근로자 건강진단 및 안전 · 보건에 관한 사항들을 총괄관리하도록 하고 있다. 안전보건책임자 밑에 안전관리자와 보건관리자를 두어 안전보건에 관한 기술적인 업무에 관하여 책임자를 보조하도록 하고 있다.

산업장 외 조직으로는 공공조직인 고용노동부 산업안전보건본부에서는 근로자의 건강관리 및 유해작업 환경관리 등 산업보건에 관한 사항을 주관하고 있으며, 산하기관으로 한국산업안전공단에서는 산업재해 예방기술 지도, 산업안전보건에 관한 연구, 산업안전에 관한 정보 및 자료의 수집, 발간, 홍보 등의 업무를 하고 있고, 근로복지공단에서는 산업재해 보상과 재활지원, 산업보건에 관한 사업 및 근로자 후생복지에 관한 사업을 하고 있다.

민간조직으로는 대한산업보건협회, 한국직업건강간호협회, 한국직업건강간호학회, 대한산업안전협회, 산업보건 관련연구소들이 있다.

산업장 건강관리와 관련된 인적자원으로는 안전관리자, 관리감독자, 보건관리자가 있다. 안전관리자는 산업장의 안전에 관한 기술적인 사항에 대하여 사업주와 안전보건관리책임자를 보좌하고 관리감독자와 안전담당자에 대하여 지도와 조언을 하는 역할을 한다.

관리감독자로는 산업안전지도사와 산업보건지도사가 있는데 산업안전지도사는 주로 사업주의 의뢰에 의하여 공정상의 안전에 관한 평가 · 지도 업무를 수행한다. 산업보건지도사는 타인의 의뢰에 의하여 작업환경의 평가 · 개선지도 등의 직무를 수행한다. 보건관리자는 산업장에서 보건에 관한 기술적 사항을 관리하기 위하여 보건에 관한 기술적인 사항에 대하여 사업주와 안전보건관리책임자를 보좌하고 관리감독자와 안전담당자에게 보건에 관한 지도와 조언을 하는 업무를 수행한다.

근로자 건강문제 파악을 하기 위해 근로자 건강진단 결과자료를 분석하는 것이 요구된다. 근로자 건강진단 종류로는 주로 성인병을 대상으로 하는 일반건강진단과 법정유해인자에 노출된 근로자를 대상으로 하는 특수건강진단, 생산직 유해부서에 신규 배치 전에 실시하는 배치전 건강진단, 법정 유해인자에 노출된 근로자를 대상으로 작업관련성이 의심되는 증상을 호소하거나 소견이 제시된 때 사업주가 실시하는 수시건강진단, 직업병 유소견자가 발생하였거나 다수 발생할 우려가 있는 경우, 기타 지방노동관서의 장이 필요하다고 판단하는 경우 실시하는 임시건강진단이 있다.

3) 산업장 보건교육사업

산업화의 발달로 산업장의 노동인구가 양적으로 많은 부분을 차지하고 있고 최소의 근로시간과 최소의 노력으로 최대의 생산성을 확보하기 위해서는 근로자의 건강관리를 최적화하는 방법이 기업 입장에서 최선임이 인식되고 있다. 산업장 특성상 고용현장의 근로자들은 대부분 건강해서 근로자들의 일상생활 건강과 직업생활 영위의 두 가지 모두를 양립하는 것이 산업보건의 목적이 된다.

산업장에서 근로자 보건관리를 일차적으로 담당하는 서비스 제공자는 보건관리자이다. 산업안전보건법 시행령에 의한 보건관리자의 직무로 근로자의 건강상담 및 산업장에서의 보건교육 활동을 규정하고 있다. 법에 제시되어 있는 보건관리자의 직무 중 하나인 산업장 보건교육은 산업보건 사업 중 가장 기본적이고 적극적인 활동이며, 노동생산성 향상 및 근로자의 건강증진을 위해서 필수적인 사업으로 산업보건 서비스의 중요한 구성요소이다.

산업장 안전 · 보건교육의 목적은 직업과 관련된 유해인자로부터 근로자의 건강을 보호 · 증진 · 보존하여 생산성을 증진시키기 위하여 근로자들이 자가건강관리능력을 함양하여 건강행위를 스스로 수행할 수 있도록 돕고 건강수준을 향상시키는 것이다.

우리나라의 산업장 안전 · 보건교육은 산업안전보건법 제31조와 32조에 의거하여 사업주가 근로자를 대상으로 실시하는 교육과 안전 · 보건관리자 등 안전보건관리책임자 등을 대상으로 실시하는 직무교육이 있다.

사업주가 근로자를 대상으로 실시하는 교육은 정기교육과 채용시교육, 작업내용을 변경할 때 실시하는 교육과 유해 또는 위험작업시 실시하는 특별교육이 있다. 안전보건관리책임자 교육시간은 신규, 보수교육 모두 연간 6시간 이상이며 안전관리자, 보건관리자는 신규교육 34시간 이상, 보수교육 24시간 이상으로 규정되어 있다. 근로자 교육시간은 [표 9-3]과 같다.

표 9-2 산업안전 · 보건 관련 교육과정별 교육시간(산업안전보건법 시행규칙 별표 4)

교육과정	교육대상		교육시간
가. 정기교육	사무직 종사 근로자		매반기 6시간 이상
	그 밖의 근로자	판매업무에 직접 종사하는 근로자	매반기 6시간 이상
		판매업무에 직접 종사하는 근로자 외의 근로자	매반기 12시간 이상
나. 채용 시 교육	일용근로자 및 근로계약기간이 1주일 이하인 기간제 근로자		1시간 이상
	근로계약기간이 1주일 초과 1개월 이하인 기간제 근로자		4시간 이상
	그 밖의 근로자		8시간 이상

다. 작업내용 변경 시 교육	일용근로자 및 근로계약기간이 1주일 이하인 기간제 근로자	1시간 이상
	그 밖의 근로자	2시간 이상
라. 특별교육	일용근로자 및 근로계약기간이 1주일 이하인 기간제 근로자 : 별표 5 제1호라목(제39호는 제외한다)에 해당하는 작업에 종사하는 근로자에 한정한다.	2시간 이상
	일용근로자 및 근로계약기간이 1주일 이하인 기간제 근로자 : 별표 5 제1호라목제39호에 해당하는 작업에 종사하는 근로자에 한정한다.	8시간 이상
	일용근로자 및 근로계약기간이 1주일 이하인 기간제 근로자를 제외한 근로자 : 별표 5 제1호라목에 해당하는 작업에 종사하는 근로자에 한정한다.	• 16시간 이상(최초 작업에 종사하기 전 4시간 이상 실시하고 12시간은 3개월 이내에서 분할하여 실시 가능) • 단기간 작업 또는 간헐적 작업인 경우에는 2시간 이상
마. 건설업 기초 안전 · 보건교육	건설 일용근로자	4시간 이상

표 9-3 안전보건관리책임자 등에 대한 교육(산업안전보건법 제29조 제2항 관련)

교육대상	교육시간	
	신규교육	보수교육
가. 안전보건관리책임자	6시간 이상	6시간 이상
나. 안전관리자, 안전관리전문기관의 종사자	34시간 이상	24시간 이상
다. 보건관리자, 보건관리전문기관의 종사자	34시간 이상	24시간 이상
라. 건설재해예방전문지도기관의 종사자	34시간 이상	24시간 이상
마. 석면조사기관의 종사자	34시간 이상	24시간 이상
바. 안전보건관리담당자	–	8시간 이상
사. 안전검사기관, 자율안전검사기관의 종사자	34시간 이상	24시간 이상

교육내용은 산업안전보건법 시행규칙 의하여 산업안전보건법령, 작업공정 유해 · 위험, 근로자 건강증진 및 물질안전보건자료 등 작업수행과정에서 발생할 수 있는 안전사고나 직업병 예방 등에 대한 정보 등 안전보건관리에 관한 사항으로 구성되어 있으며, 특별안전보건교육은 39개 유해 · 위험작업 유형별로 상세하게 규정하고 있다.

국내외 산업장 안전보건교육실태를 살펴보면 우리나라의 산업장 안전보건교육은 산업장 규모가 클수록 실시하는 횟수가 증가하는 경향이 있지만 아직까지 다수의 산업장에서는 안전보건교육을 형식적으로 실시하거나 작업변경이나 위험유해작업을 할 때의 특별교육 역시 미흡한 경우가 많은 것으로 나타났다.

미국은 산업안전보건청(OSHA) 법률안에 의거하여 특정유형작업에 투입되기 전 반드시 교육을 받아야 할 사항과 이들에게 정기적으로 재교육을 시킬 것이 의무조항으로 되어 있다. 산업안전보건청에서는 산업장의 관리감독자를 안전보건지도자로 육성시켜서 이들을 통한 산업장의 안전보건을 확보하기 위해 outreach training program을 실시하고 있으며 산업안전보건청에서 인가한 비영리기관에서 고위험작업 환경에서 일하는 근로자와 소규모 사업장을 대상으로 해마다 안전 및 건강교육을 실시하고 있는 Susan Hawood 교육프로그램이 있다. 그 외에도 각 산업장별로 각각의 교육이 실시되고 있다.

일본은 산업장 근로자와 관리감독자, 안전보건 관계자에 대한 안전보건교육을 모두 사업주 책임으로 실시하도록 노동안전위생법에 규정하고 있으며 특히 새로운 직무를 담당하는 관리감독자에 대해서는 노동성 방식의 감독자 안전보건 강사 교육을 필수적으로 의무화하고 있다.

영국의 안전보건교육은 고용주가 고용인에게 훈련을 제공해야 하며 안전보건전문가의 양성에 주력하면서 이들을 활용하는 기업, 대학, 직업훈련기관 등에서 지도가 이루어지도록 하고 있다. 왕실재해방지협회는 안전보건교육프로그램을 관리자 과정, 기술과정, 자기인식과정으로 나누고 있으며 산업장에서의 스트레스관리, 표현방법, 관리자를 위한 안전보건과정 등 다양한 프로그램이 운영되고 있다.

선진국과 비교할 때 우리나라의 안전보건교육의 제도적 측면은 잘 정립되어 있으나 실제로 우리나라 산업장에서는 안전보건교육 활동이 대부분 외면당하거나 형식적인 활동이나 개별 건강상담으로 그치는 경우가 많다. 따라서 산업장에서의 보건교육의 중요성을 고려해 볼 때, 앞으로 보건관리자로서 산업간호사의 배치율과 보건관리 서비스의 질을 높이고 근로자의 보건교육 요구를 충족시키기 위한 노력이 요구된다.

4) 산업장 보건교육 계획서

보건교육계획안 예시(1)

소음성 난청 예방

전체 목적 : 소음성 난청에 대해 정확하게 이해하여, 작업 시 발생할 수 있는 건강장해를 예방할 수 있다.

	구체적 목표	내 용	시 간	방 법	자 료
도입	작업시 발생되는 소음에 대해 이야기할 수 있다.	소음발생 작업내용	2분	발표	
전개	1. 작업장의 작업환경 측정결과를 정확하게 이해할 수 있다.	작업환경 측정결과	10분	강의 질문	작업환경 측정결과
	2. 소음에 의한 건강장해를 설명할 수 있다.	소음이 인체에 미치는 영향	5분	강의 질문	건강진단 실시결과
	3. 소음에 의한 건강장해를 예방하는 방법을 설명할 수 있다.	예방대책	5분	강의 질문	파워포인트
종결	정리	요약 및 질의 응답	5분	강의 질문	
	평가	교육내용 평가	5분	질문	

준비물 :

참고문헌 :

▣ 문진표 : 소음 ▣

아래 사항은 귀하의 건강상태를 종합적으로 참고하기 위하여 만든 문진표입니다.
귀하가 과거에 앓은 질병과 현재 당해 유해물질을 취급하면서 느끼는 증상이 있으시면 아래에 열거된 내용을 잘 읽어 보시고 해당사항에 솔직하게 작성하여 주시기 바랍니다.

* 산업장명: * 주민등록번호:

* 성 명: * 작업부서: * 총 근무경력:

* 과거에 앓은 질병이 있으시면 적어 주시기 바랍니다.

* 다음에 열거된 증상 중 최근 3개월 이내에 경험하신 적이 있으시면 'ㅇ'표 해 주시기 바랍니다.

1) 작업 중에 가슴이 뛴다	( )
2) 피로를 자주 느낀다.	( )
3) 작업 중에 식은땀이 많이 난다.	( )
4) 머리가 아프다.	( )
5) 호흡이 빨라진다.	( )
6) 최근 작은 소리가 잘 안 들린다.	( )
7) 귀에서 소리가 난다.	( )
8) 전화통화 시 상대방의 말이 잘 안들린다.	( )
9) 대화 시 상대방 말의 첫머리를 잘 알아들을 수 없다.	( )
10) 다른 사람이 나의 목소리가 너무 크다고 한다.	( )
11) 영화관이나 공개방송, 연설회 때 남보다 앞에 앉아야 한다.	( )
12) 예전보다 라디오나 텔레비전의 소리를 높게 해서 듣는다.	( )

▣ 소음성 난청 예방 ▣

1. 일반적 성질

① 소음이란?

- 소음이란 '원치 않는 소리'를 말한다. 산업장에서 나는 소리는 대체로 넓은 음역의 소리가 혼합된 복합음이다.

② 소음성 난청이란?

- 소음에 연속적 또는 불연속적으로 노출됨으로 인해 코티씨(corti)기관에 영구 손상을 일으키는 것
- 보통 양측 귀에 대칭적으로 온다.
- 일단 발생한 난청은 회복되지 않으나, 소음에의 노출을 중지하면 더 이상 진행되지 않는다.

인체에 대한 효과	소음수준 dB(A)	소음원
매우 위험함	140	제트기엔진
	130	리벳망치
		고통을 느끼는 한계
	120	프로펠러 비행기
	110	착암기, 전기톱
손상 가능함	100	판금공장
	90	큰 트럭
위험함	80	교통량이 많은 거리
대화 불가능	70	고급승용차
불쾌한 자극	60	정상적인 크기의 대화
	50	낮은 목소리의 대화
	40	조용한 라디오 음악
	30	속삭임
	20	조용한 도시의 아파트
	10	낙엽 스치는 소리
	0	들을 수 있는 한계

③ 취급작업

- 토석 또는 굴착작업(착암기, 채탄기)
- 파쇄작업(윤전파쇄기)
- 마쇄작업(볼밀, 로드밀)
- 병타작업(병타기)
- 단조작업(중형공기해머, 중기해머)
- 금속 깎는 작업(그라인더, 끌)
- 금속을 타격하는 성형가공작업
- 절단작업(기계총)
- 내연기관 시운전작업(내연기관 제조공장, 수리공장)

④ 청력손실임을 알 수 있는 증상

- 남들이 보통으로 말하는 것도 알아듣기 어렵다.
- 감독자나 동료가 말하는 음성신호를 알아듣는 데 어려움을 느낀다.
- 작업종류 후나 휴식시간 중에 동료들과의 대화에 참여하기 어렵기 때문에 소외되는 감정을 느낄 수 있다.
- 다른 사람보다 더 많은 에너지를 작업에 쏟기 때문에 정상적인 경우보다 더 많은 휴식을 필요로 할 수 있다.

⑤ 건강장해

- 심리적 영향 : 불쾌감, 수면의 지장, 청취방해, 정신적 긴장으로 인해 피로 · 스트레스 증가
- 생리적 영향 : 자율신경계 영향(맥박 수, 호흡 수 증가), 내분비계 영향(고혈압 발생, 메스꺼움, 식욕저하, 소화불량, 두통, 신경질, 성호르몬 감소 등), 소음성 난청

2. 폭로에 대한 평가

▶ 우리 작업장의 부서별 소음측정 결과

부서명			
측정결과			

3. 건강장해 예방법

① 작업환경에서 소음을 허용기준치 이하로 억제

1일 노출시간(시간)	8	4	2	1	1/2	1/4
소음의 강도(dB)	90	95	100	105	110	115

115dB 이상의 소음에서 15분 이상 노출되어서는 절대 안 된다.

- 소음원의 제거 또는 감약 : 생산공정이나 작업방법을 변경하여 소음원을 제거하거나 감약시킨다.
- 소음원의 차단 : 소음원을 포위 격리시키고, 음향차단막을 설치한다.
- 소음의 흡수 : 작업실 벽에 흡음재료를 사용한다.
- 소음원의 격리 : 소음공정을 분리하거나, 소음원이 되는 기계장치의 설치장소를 변경시킨다.

② 정기적인 청력검사

③ 보호구 착용

자료원 : 한국보건간호학회 편저(1995). 소음성 난청, 예방이 우선입니다, 산업장 보건교육 자료집 일부 인용

보건교육계획안 예시(2)

절주 산업장 안전 보건교육

근로자 절주교육 학습교안

<table>
<tr><th>단원명</th><td colspan="3">근로자 절주교육</td></tr>
<tr><th>주 제</th><td>근로자의 음주</td><th>대 상</th><td>산업장 근로자</td></tr>
<tr><th>학습목표</th><td colspan="3">술이 건강에 미치는 영향을 이해하고 절주를 실천할 수 있다.</td></tr>
<tr><th>구체적
학습목표</th><td colspan="3">1. 술이 신체에 미치는 영향을 설명할 수 있다.
2. 술이 사회에 미치는 영향을 설명할 수 있다.
3. 절주 방법을 실천할 수 있다.</td></tr>
</table>

<table>
<tr><th rowspan="8">지
도
과
정</th><th>수업
단계</th><th>지도내용</th><th>시간(분)</th><th>교수 – 학습과정</th><th>보조자료</th></tr>
<tr><th>도입</th><td>동기유발</td><td>5</td><td>• 인사, 교육순서 설명
• 술로 인한 망신 등 경험담 발표하기(1~2명)
• 술 마시는 이유</td><td>– 유인물
– 발표
– 질문(2~3명)</td></tr>
<tr><th rowspan="3">전개</th><td>음주피해 (video 시청)</td><td>10</td><td>• 비디오 내용에 대해 간단히 설명
• 비디오 시청</td><td>'술과의 전쟁' video 또는 파워포인트</td></tr>
<tr><td>술의 신체적, 사회적 영향</td><td>15</td><td>• 술이란? / 음주현상
• 알코올에 의한 건강장애
• 음주가 신체에 미치는 영향
• 사회적 패턴(가정파탄, 폭력 등)
• 범죄 / 음주운전 사고 / 생산성</td><td>파워포인트</td></tr>
<tr><td>술을 거절하는 방법</td><td>5</td><td>• 술을 거절하는 방법
• 술을 거절하는 말 연습</td><td>역할극</td></tr>
<tr><th rowspan="2">종결</th><td>정리</td><td>10</td><td>• 절주 계획표 작성
• 요약, 질의응답</td><td>파워포인트</td></tr>
<tr><td>평가</td><td>10</td><td>• 교육내용 평가</td><td>유인물</td></tr>
</table>

4 의료기관 보건교육

1) 의료기관 보건교육의 특성

의료기관 보건교육이란 법적 규정을 통해 재정의 할 수 있다. 즉 의료기관이란 의료법 제3조에 의거한 의료인이 공중 또는 특정 다수인을 위해 의료업을 하는 곳이고, 보건교육이란 국민건강증진법 제2조에 따른 개인 또는 집단으로 하여금 건강에 유익한 행위를 자발적으로 수행하도록 하는 교육이므로 의료업을 하는 곳에서 개인 혹은 집단을 대상으로 하는 건강관련 교육이라 할 수 있다. 또한 의료기관은 대상자가 질병치료 및 관리를 위한 의료시스템으로 진입하기 위해 찾아오므로 건강증진의 요구보다는 질병치료의 요구가 상대적으로 높은 곳이다. 그러므로 의료기관 내에서 보건교육은 주로 기존 질병의 유지관리를 위한 퇴원환자교육, 외래환자교육에 머물러 왔다. 여기에는 질병과 관련된 생활습관개선이 건강문제에 효과를 발휘하기까지 장시간이 요구되므로 의료기관이 추구하는 성과와는 부합되지 않았던 점도 작용하였다.

지금까지 우리 사회는 노령화된 인구구조, 이에 따른 질병구조패턴의 변화로 인해 보건의료서비스의 패러다임을 질병치료에서 질병예방으로 전환에 노력을 쏟아왔으나 최근 들어 의료비 지불에 대한 사회적 부담은 더욱 가중되어 가고 있다. 세계보건기구는 의료기관의 역할이 전통적인 치료중심기능에서 효율과 효과를 겸비한 저비용의 통합적인 건강증진, 보건교육, 질병예방, 재활서비스를 제공하는 건강증진병원으로 방향전환을 유도하고 있다(WHO, 2010). 이러한 건강증진에 기초한 병원에서의 건강증진활동은 병원, 환자, 직원, 지역사회 영역을 모두 포함하고 있으며, 특히 환자의 영역에서는 모든 환자의 건강위험요인, 건강증진 요구도를 진단하고, 환자에게 건강정보를 제공하며 자가건강관리방법을 교육한다(보건교육 건강증진연구회, 2021).

최근 국가도 과거 치료중심의 의료공급체계를 예방 및 건강증진을 위한 포괄적 서비스로 전환을 위한 새로운 제도가 필요함을 강조하고 있다. 이처럼 의료서비스 공급체계로서 의료기관의 역할 변화는 우리사회 뿐 아니라 글로벌 이슈로 될 만큼 중요하게 되었다.

2) 의료기관 보건교육의 현황

의료기관 보건교육사업 대상은 환자를 비롯한 보호자, 지역주민을 포함시키지만 실제

이뤄지는 대상은 환자중심에 머물고 있다(조우현 등, 2001; 유재희, 2008). 공공병원에서 보건교육사업은 건강증진서비스 내의 건강생활실천, 예방중심의 건강관리, 인구집단별 프로그램으로 시행되었고, 민간의료기관에서는 고혈압클리닉, 당뇨센터, 비만클리닉, 금연클리닉, 스트레스클리닉 등을 통한 사업과 건강검진센터 혹은 건강증진센터에서 시행하는 검진결과에 따른 사후 관리프로그램 등이 운영되고 있다(그림 9-1, 표 9-4).

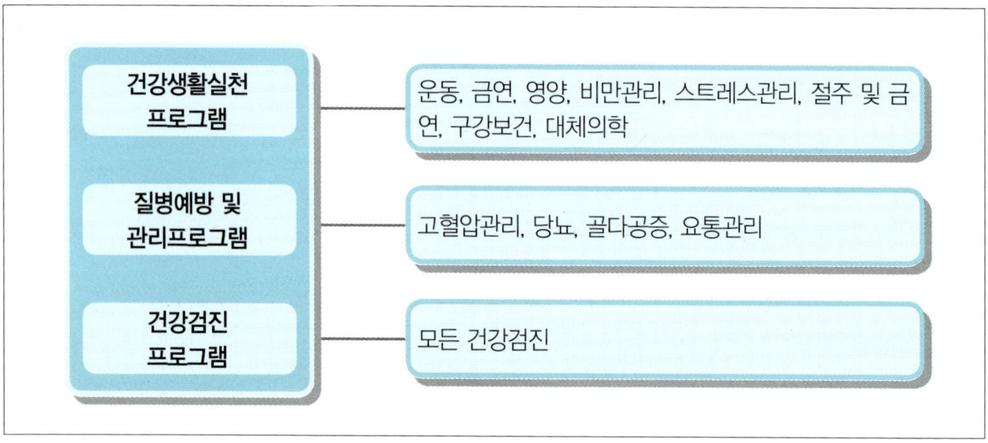

그림 9-1 우리나라 의료기관 건강증진 활동(조우현 등, 2001)

표 9-4 의료기관 중심의 건강증진 프로그램 사례

프로그램	내 용
금연 클리닉	2시간씩 5일간 교육하는 통원프로그램과 4~5일 병원에 입원하여 교육, 건강강의, 금연 영화, 금연법, 체조, 사후관리, 조별토의 및 상담, 역할연극 등을 실행
운동 클리닉	운동의 종목, 강도, 횟수, 지속시간별 프로그램을 제공 운동클리닉 종합문진 및 체형분석, 체지방 및 체형분석, 기본 스포츠의학 검사, 정밀 스포츠의학 검사, 선택검사로 구성
영양 클리닉	개인영양지도, 그룹영양지도, 영양지원관리, 영양상태평가로 당뇨, 순환기계, 신장질환, 소화기계질환, 신경계질환, 혈액종양 내과, 위절제질환, 경관영양, 경정맥영양, 비뇨기계질환, 비만 등을 대상
알코올중독 클리닉	알코올로 인해 생기는 다양한 질환에 대해 약물치료, 인지치료 및 정기적인 교육, 진찰, 검사, 금단증상치료, 합병증치료, 내과적 치료, 알코올 및 해독치료 등
비만관리 클리닉	각종 검사를 통해 비만의 진단과 원인을 정확히 파악하여 영양상담과 운동처방, 인지행동치료를 병행하여 개인에게 적합한 프로그램을 제공

자료원 : 유재희 등, 2008

3) 의료기관 보건교육서비스

의료기관의 보건교육은 의료기관 중심의 건강증진과 불가분의 관계에 있다. 1990년대 중반부터 유럽에서는 의료기관의 기능 재설정을 통해 의료기관이 지역사회의 중요한 건강증진 자원으로 인식하였고 이것은 의료기관이 속해 있는 지역사회의 건강향상을 위해 지역주민으로 하여금 건강한 생활습관을 갖게 하는 변화의 주체로서 기능을 의미한다. 그러므로 의료기관 건강증진이란 포괄적 의료서비스의 제공은 물론이고 환자, 의료기관 구성원 등을 포함한 지역사회 전체 건강증진을 위한 사회여건을 조성하는데 의료기관이 주도적인 역할을 하는 것이라 규정하였다(WHO, 건강증진용어집, 1998). 세계보건기구(WHO)는 1986년 WHO 오타와 헌장(Ottawa Charter for Health Promotion)의 '보건의료 서비스의 재편성(Reorienting Health Services)' 원칙에 기반을 두고 건강증진병원(Health Promoting Hospital, HPH)을 기존의 치료 중심 병원에서 벗어나, 환자, 병원 직원, 지역사회의 건강을 적극적으로 증진하는 병원으로 정의하였고, 건강예방, 건강문해력 향상, 환경적 지속 가능성 등을 포함한 포괄적인 건강증진을 목표로 하고 있다(WHO Health Promoting Hospitals (HPH) Network, 2024). 이와 같은 점을 고려할 때 의료기관의 보건교육이란 대상자의 질병회복 · 예방 및 건강증진을 위한 개념일 뿐 아니라 건강한 생활환경 조성을 위한 의료기관 및 지역의 노력이 함께 필요한 개념으로 볼 수 있다.

의료기관 보건교육의 목적에 대해 법적 근거(국민건강증진법 제2조)를 가지고 유추하면 건강에 유익한 행위를 자발적으로 수행하는 것이다. 즉 이미 발생한 질병에서 회복과 심화되는 것을 막고, 질병으로 인한 손상이나 장애를 최소화하기 위해 질병관리나 건강생활습관을 구체화하여 생활 속에서 실천하는 건강관리 역량을 개발하는데 있다.

따라서 의료기관 보건교육의 대상은 종래의 환자 및 보호자는 물론이거니와 그들과 관계가 있는 조직환경으로서 의료기관 종사자, 병원조직, 사회환경으로서 지역주민까지 확대되어야 한다.

현재 의료기관에서 시행 가능한 보건교육업무는 의료법 제3조에 따른 의료기관에서 국민건강증진법 시행령 제17조의 보건교육내용을 시행하는 업무로 되어 있다. 이러한 점을 근거로 의료기관에서 보건교육사업은 의료행위를 제외한 금연 · 절주 등 건강생활의 실천, 만성퇴행성질환 등 질병의 예방, 영양 및 식생활, 구강건강, 공중위생, 체육활동 등의 보건교육의 내용 중에서 질병예방 및 건강생활실천, 건강한 병원조직문화 조성을 주요 수행방안으로 활용가능하다(김영복, 2010). 또한 국가는 건강검진을 통해 건강을 위협하는 요인이나 질병을 의심할 수 있는 요인 등이 발견된 경우 상담 또는 전문기관의 의뢰 등 사후관리체계를 제공하도록 법적 조치를 마련하고 있으므로 이 역시 의료기관이 할 수 있는 보건교육내용에 부합된다(표 9-5).

표 9-5 의료기관에서의 보건교육

대상	접근전략	프로그램
환자 및 보호자	질병예방	비만예방 요통예방 고혈압예방 당뇨예방 골다공증예방 우울증예방 감염예방
의료기관종사자, 지역주민	건강생활실천	금연 절주 신체활동 식생활개선 구강건강 약물남용 수면관리 스트레스관리 사고예방 임신과 육아 병원위생
	건강위험요인선별	국가건강검진사후관리프로그램 • 영유아검진 • 일반건강검진 • 생애전환기검진 • 암검진
병원조직	건강한 병원조직문화 형성	건강증진병원으로 이미지개선 및 홍보 병원의 건강증진문화조성 : 금연구역설정 조직구성원 간 협력체계구축

자료원 : 김영복(2010). 일부발췌 및 저자수정

일반적으로 의료인은 의료업무 중 환자의 질병치료과정에서 암묵적이며 비체계적으로 질병관련 내용의 정보를 제공해 왔다. 나아가 의료인이 의료기관 내에서 효과적으로 보건교육의 기회를 활용하는데 있어서는 여러 가지 어려움이 있을 수 있다. 그러한 어려움에는 첫째, 보건교육의 중요성에 대한 인식부족이다. 이는 의료기관 내 의료인들은 교육적 훈련보다는 의학적 치료에 대한 훈련을 많이 받아온 점을 통해 이해할 수 있다. 치료적 문제를 더 우선적으로 인식하는 경향을 가지고 있기 때문에 건강증진이나 보건교육에 대한 교육자로서의 역할에 소극적 자세로 임하기 쉽다.

둘째, 교육적 태도에 문제가 있다. 환자를 교육시키기 위해서는 교육자가 먼저 변화되어야 한다. 이것은 교육자의 교육적 태도 형성을 의미한다. 매일 운동을 하는 의료인은 환자의 운동습관에 관심을 가지게 되며, 환자를 변화시키는 데 적극적일 것이다. 그러나 의료인 스스로가 운동에 관심이 없거나 하지 않는다면, 환자를 대할 때도 운동에 대한 교육에 소극적이게 된다. 따라서 환자들의 교육적 행위변화를 위해서는 의료인 스스로의 건강습관에 대한 인식 및 태도 변화가 선행되어야 한다.

셋째, 보건교육자로서 교육전략이 부족하다. 보건교육을 효과적으로 성공하기 위해서는 반드시 다양한 교육적 전략이 수반되어야 한다. 특히 환자들은 건강한 사람들보다 집중력이 떨어지고 관심부분이 한정적이 되기 쉬우므로 상황에 따른 보건교육 전략이 뒷받침되지 못한다면 성공확률은 낮아지게 된다. 다양한 교수–학습방법에 대한 훈련을 통해 효과적인 교육전략을 활용하는 능력이 요구된다.

넷째, 보건교육수행에의 환경적 제약이 있다. 의료인들은 빠듯한 근무 스케줄과 제한된 활동 공간, 행정적 지지의 제한 등으로 인해 의료기관내에서 보건교육자로 활동할 기회가 제한적이다. 하지만 의료기관 내에서 보건의료인은 건강문제에 대한 의과학적 지식을 기반으로 한 교육적 역량개발이 용이하므로 보건교육자로서의 역할을 수행하기에 가장 적합하다. 따라서 보건의료인이 의료기관 내에서 보건교육 전문가로 활발하게 활동하기 위해 스스로 전문가적인 준비를 하고 조직 환경적인 지지가 뒷받침 된다면 환자들의 질병완화와 건강증진에 긍정적인 영향을 미치게 될 것이다.

4) 의료기관 보건교육 계획서

보건교육계획안 예시

당뇨교실 교육 계획안

주　　제 : 당뇨병 관리

교육대상 : 당뇨병 진단을 받은 본원 외래 방문환자

교육장소 : 본원 당뇨 교육실

교육일시 : ○○○○년 ○○월 중 매주 월요일 오후 2시

일반적 학습목표 : 당뇨병에 관한 올바른 지식을 갖고, 자신에 맞는 적절한 관리법을 일상생활에서 실천할 수 있다.

구분	구체적 학습목표	학습내용	교육 방법	소요 시간	교육 매체	평가 방법
1주	당뇨병의 특성 및 자신의 당뇨 유형을 말할 수 있다.	• 당뇨병의 특성 • 당뇨병으로 인한 문제 • 당뇨병 전문가 소개	강의, 토의	1시간	유인물, 파워포인트	질문
2주	혈당을 정확하게 측정할 수 있다.	• 혈당측정 목적 • 혈당측정 방법 – 테입측정법, 미터기측정법, 혈액채취방법, 테입관리, 측정간격, 측정시기, 기록방법	강의, 시범	1시간	유인물, 혈당측정기, 소독솜, 란셋	재시범
3주	자신에게 맞는 혈당조절 방법을 실천할 수 있다.	• 약물요법 – 경구용 혈당강하제 – 인슐린 주사 • 식이요법 – 당뇨식이, 열량별 식단구성 예 – 술과 당뇨 • 운동요법	강의, 토의, 시범	2시간	유인물, 주사모형, 약물, 식품모형, 괘도	약물사용 기록지 기록, 재시범, 식단표 작성
4주	합병증의 종류 및 예방법을 설명할 수 있다.	• 당뇨병의 급성 합병증 예방법 – 저혈당증, 케톤산증, 고삼투성 비케톤산증 혼수 • 당뇨병의 만성 합병증 예방 – 눈, 심장, 신장, 발 • 발간호의 중요성 및 관리방법	강의, 토의	1시간	유인물, 파워포인트, 발모형	질문지

참고문헌

강영미 등(2020). 보건교육학. 현문사

강윤주 외(2022). 보건교육학 개론

강정희, 김미란, 박미정(2003). 「개별화 학습과 자기주도 학습 효과 연구」, 교육과학연구, 25(2), 123-145.

강현석, 주동범(2012). 현대 교육과정과 교육평가. 학지사.

건강영향평가지식포털(2019). http://hia.kihasa.re.kr/web/introduction/cause.do

고용노동부(2018). 2018 고용노동통계연감.

고용노동부(2019). 2018년 산업재해발생현황.

고은상, 이양원, 이창우(2012). 영상처리를 이용한 상업용 전자칠판의 인터페이스 구현, 한국산업정보학회논문지, 17(6), 19-24.

교육부(2022). 교육부 고시 제2022-33호 [별책 18], [별책 19]

국가법령정보센터 https://www.law.go.kr/LSW//main.html

국가지표체계(2024). https://www.index.go.kr/unify/idx-info.do?idxCd=5040&utm_source=chatgpt.com

국가통계포털(2024). https://kosis.kr/search/search.do

권연정(2016). 유아교사를 위한 액션러닝 기반 미디어교육 프로그램 개발 및 효과. 이화여자대학교 대학원 박사학위논문.

김대현, 김석우(2012). 교육과정 및 교육평가(제4판). 학지사.

김명(2007). 보건교육방법 및 자료 개발. 계축문화사

김명, 고승덕, 김혜경(2007). 학교보건교육의 이해와 적용. 동문사.

김보경(2024). 2판 미래교육을 준비하는 교육방법 및 교육공학. 학지사

김석우(2015). 교육평가의 이해(제2판). 학지사.

김영수 외(2020). MOOC 기반의 보건교육 프로그램 효과 연구. 한국사이버교육학회지, 40(2), 33-47.

김춘미 외(2022). 지역사회보건간호학 제 3판. 수문사. p.18

김혜경(2016). “하브루타 학습법의 교육적 적용과 효과.” 교육과학연구, 47(2), 23-45.

김혜란(2006). “학습자 사이버커뮤니케이션 행동특성과 u-러닝 시범학교운영 분석에 기반한 유비쿼터스 교육환경 구축을 위한 제언.” 충북대학교 석사학위논문.

남은우, 김혜경(2005). 일본의 건강교육사 제도. 보건교육·건강증진학회지, 22(4), 257-273.

노동부(2009). 2008년 산업재해분석.

류지헌, 김민정, 임태형(2024). 수업역량 강화를 위한 교육방법 및 교육공학. 학지사

박노례(2012). 보건교육. 수문사.

박성익, 임철일, 이재경, 최정임(2016). 교육방법의 교육공학적 이해(제5판). 교육과학사.

박윤형(2016). 제9차 건강증진 국제회의와 상하이 선언. 보건행정학회지, 26(4), 243-245.

박인혜, 강경숙, 김봉임, 김은미, 류현숙, 심문숙 외(2011). 보건교육. 정문각.

박진호(2010). 주요 건강결정요인과 건강도시사업 분석평가에 관한 연구. 경상대학교 대학원 석사학위논문.

백영균, 김정겸, 변호승, 왕경수, 윤미현, 최명숙(2024). 5판 인공지능시대의 교육방법 및 교육공학. 학지사

법제처 http://www.moleg.go.kr

변영계, 김영환, 손 미(2003). 교육방법 및 교육공학. 학지사.

보건간호사회 http://www.kphn.org

보건교사회(한국학교보건교육연구회)(2024). 2024년 보건교육자료개발.

보건교육 건강증진연구회(2021), 건강증진을 위한 보건교육학, 현문사

보건복지부 http://www.mohw.go.kr

보건복지부(2002). 국민건강증진종합계획(Health Plan 2010)

보건복지부(2005). 새 국민건강증진종합계획(New Health Plan 2010)

보건복지부(2011). 제3차 국민건강증진종합계획(2011-2020) 보고서.

보건복지부, 한국건강증진개발원(2015). 제4차 국민건강증진종합계획(2016-2020).

봉현철, 유평준(2001). “액션러닝(Action Learning)의 기본구조와 핵심구성요소.” 산업교육연구, 8, 59-78.

서울특별시교육청(체육건강예술교육과)(2024). 2024 보건교육 및 학생건강증진 계획.

서정희 외(2005). “미래교육을 위한 U-러닝 교수·학습 모델 개발.” KERIS 연구보고서.

설양환, 권혁일, 박인우, 손미, 송상호, 이미자 외 역(2006). 교육공학과 교수매체(8판). 아카데미프레스.

성태제(2019). 교육평가의 기초. 제3판. 학지사.

세계보건기구 http://www.who.int/en, World Health Statistics 2004, 2009, 2014~2018.

세계보건기구 http://www.who.int/healthpromotion/en/

손미(2007). “유비쿼터스 학습 환경에서 체험학습의 가능성과 실현 조건 탐색.” 교과교육연구, 11(1), 143-172.

송상호, JM켈러(2014). 매력적인 수업 설계. 교육과학사.

신명희, 강소연, 김은경, 김정민, 노원경, 서은희 외(2018). 교육심리학(제4판). 학지사.

안옥희, 김미정, 김하강, 도은영, 박안숙, 송명희 외(2018). 보건교육학. 메디컬사이언스.

오유미(2007). 국민건강증진을 위한 보건교육 현황 및 발전방안. 한국보건교육건강증진학회 학술대회 발표논문집, 259-261.

이경희, 권수자, 김남희, 권영재, 김신곤, 김윤희 외(2017). 보건교육학. 수문사.

이명숙, 박경옥(2021). 웹기반 건강교육의 발전 방향. 한국보건학회지, 45(1), 88-102.

이무열(2021). 3판 보건교육학. 계축문화사

이영란, 제갈정, 문원희, 이소영(2017). 보건교육학. 수문사.

이윤희(2012). 스마트폰을 활용한 구강보건교육 활성화. 한양대학교 석사학위논문.

이주열, 김창보(2000). 지역사회 건강증진사업의 활성화 방안. 건강증진학회지, 2(1), 3-12.

이지헌, 손현종, 이두휴, 손승남, 이정화, 김희봉 외(2018). 교육학개론. 학지사.

이창미(2017). 하브루타 교육을 적용한 가창교육방법연구. 공주대학교 교육대학원 석사학위 논문.

이형우(2018). 캡스톤디자인: 현장기반 문제해결 워크북. 시그마프레스.

최선하 외(2021). 21C 지역사회보건간호학. 신광출판사. p.32,361-363.

최인희 외(2023). 보건교육학. 제2판. 정문각.

최인희, 류현숙, 임미영, 권문희, 박현정 등(2023). 보건교육학. 정문각.

최태식(2012). 교육학개론. 학이당.

통계청(2018). 2017년 기준 전국사업체조사 보고서.

통계청(2018). 2017년 사망원인 통계.

통계청(2024). 2023년 전국사업체 조사

한국건강관리협회(2019). 제7회 건강생활실천 UCC 공모전, http://www.ucckahp.com/board/notice/view/wr_id/3209

한국건강증진개발원 http://khepi.or.kt

한국건강증진개발원(2015). 보건교육사 역할. 리플렛

한국건강증진개발원(2019). 보건교육사 자격소개: 진로 https://www.khealth.or.kr/board?menuId=MENU00462&siteId=null

한국건강증진개발원(2022). 제5차 국민건강증진종합계획(Health Plan 2030, 2021~2030) 개정판.

한국건강증진개발원(2023). 제5차 국민건강증진종합계획(2021-2030): 2023년 대표지표 분석보고서.

한국건강증진개발원(2024), 보건교육사 자격제도 관리 및 활성화, https://khepi.or.kr/
한국교육학술정보원(KERIS). (2016). 플립드 러닝 활용 가이드라인.
한국보건교육건강증진학회(2018). 보건교육 급수 체계 국가시험 평가의 타당성 및 국가시험 제도 개선방안에 관한 공청회 자료집.
한국전문대학교육협의회(2018). 플립드러닝 교수법(2차). 2018년도 전문대학 교직원 연수 자료집.
한국전문대학교육협의회(2018). 현장 연계형 캡스톤 디자인 교수법과정(3차). 2018년도 전문대학 교직원 연수 자료집.
함옥경 등(2023). 5판 보건교육학. 현문사
허승희, 이영만, 김정섭(2018). 교육심리학. 학지사.
환경영향평가정보지원시스템 https://www.eiass.go.kr/hia/intro/hiaDeterminants.do
황정규, 서민원, 최종근, 김민성, 양명희, 김재철 외(2016). 교육평가의 이해(제2판). 학지사.
Andrews, F. M. & Withey, S. B.(1976). Social Indicators of well-being: Americans' perception of life quality. New York: Plenum Press.
Bloom, B. S.(1956). Taxonomy of educational objectives. NY: McKay.
Bradshaw, J. R.(1972). The taxonomy of social need, in Mcalchlan, G.(ed), Problems and progress in medical care. Oxford: Oxford University Press.
Breslow, L., Enstrom, J. E.(1980). Persistence of health habits and their relationship to mortality. Preventive Medicine, 9(4), 469-483.
Dahlgren G and Whitehead M.(2021) 'The Dahlgren-Whitehead model of health determinants: 30 years on and still chasing rainbows- external site opens in new window', Public Health, 199:(20-24), doi:10.1016/j.puhe.2021.08.009.
Dale E.(1969). Audio-Visual Methods in Teaching. NY: Holt, Rinehart & Winston.
e-나라지표(2024). https://www.index.go.kr/unity/potal/main/EachDtlPageDetail.do?idx_cd=1012
Fallowfield, L.(1990). Human horizons series. The quality of life: The missing measurement in health care. London, England: Souvenir Press.
Freshman, R. P.(1979). Community Health Nursing. Duxbury Press.
Glanz, K., Rimer, B. K., & Viswanath, K(2008). Health behavior and health education(4th ed). San Francisco: Jossey-Bass.
Gochman, D. S.(1997). Health behavior research: definition and diversity. Plenum Press.
Green, L. W. & Kreuter M. W.(1991). Health Promotion Planning: An Educational and Environmental Approach(2nd Ed.). Mayfield Publishing Company, Palo Alto, C. A..

Green, L. W., Kreuter, M. W., Deeds, S. G. & Patridge, K. B.(1980). Health Education Planning: A Diagnostic Approach. Mountain View Calif. : Mayfield. Hoyer.

Jennie Naidoo & Jane Wills.(2019). 건강증진이론과 실제(4th ed). 지역보건연구회 역. 계축문화사.

Joint Committee on Health Education and Promotion Terminology.(2021). 2020 Health Education and Promotion Terminology Report. CNHEO. http://www.cnheo.org/2020- joint-committee-on-health-education-terminology.html

Joint Committee on Terminology.(2001). Report of the 2000 Joint Committee on Health Education and Promotion Terminology. American Journal of Health Education, 32(2), 89-103.

Kemp, J. E. & Smellie, D. C.(1989). Planning, Producing, and Using Instructional Media. New York: Harper & Raw Publisher.

Kim, S., Kim, M., & Won, C.W. (2018). Validation of the Korean Version of the SARC-F Questionnaire to Assess Sarcopenia: Korean Frailty and Aging Cohort Study. J Am Med Dir Assoc, 19(1), 40-45.e1.

Kim, S., Kim, M., Jung, H.W., & Won, C.W. (2020). Development of a Frailty Phenotype Questionnaire for Use in Screening Community-Dwelling Older Adults. J Am Med Dir Assoc, 21(5), 660-664.

Lalonde, M. A.(1974). A New Perspective on the health of Canadians. A working document. Ottawa: Minister of Supply and Service, Canada.

Simmonds, S. K.(1976). Health Education Manpower in United states. Health Education Monographs, 3, 210.

Smith, J. A.(1981). The ideal of health: A Philosophical inquiry. Advanced in Nursing Science, 343-350.

WHO Health Promoting Hospitals (HPH) Network(2024), https://www.hphnet.org

World Health Organization (WHO). (2020). Communicating health messages through mass media: Strategies and Best Practices.

World Health Organization(1946). World Health Organization Constitution, WHO.

World Health Organization(1986). The Ottawa charter for health promotion, WHO.

World Health Organization(2021). The Geneva Charter for Well-being. https://www.who.int/publications/m/item/the-geneva-charter-for-well-being

찾아보기

A

B

C

D

E

F

G

H

I

J

K

L

M

N

O

P

Q

R

S

T

U

V

W

❖ 공저자 소개

- **유 인 영**(전주대학교 간호학과)
- **김 미 혜**(신성대학교 간호학과)
- **이 선 혜**(경상국립대학교 간호학과)
- **이 영 미**(맑은수병원)
- **이 은 영**(가톨릭꽃동네대학교 간호학과)
- **전 미 영**(건국대학교 간호학과)
- **조 정 민**(성신여자대학교 간호학과)
- **최 선 하**(강릉원주대학교 간호학과)
- **황 승 숙**(경인여자대학교 간호학과)

신개념 보건교육학〈제6판〉 값 24,000원

2002년 8월 20일 제1판1쇄 발행
2011년 1월 5일 제3판1쇄 발행
2014년 2월 20일 제4판1쇄 발행
2019년 8월 26일 제5판1쇄 발행
2025년 3월 5일 제6판1쇄 발행

공 저 : 유인영 · 김미혜 · 이선혜
이영미 · 이은영 · 전미영
조정민 · 최선하 · 황승숙
발 행 인 : 주 영 일
발 행 처 : **계 축 문 화 사**

서울특별시 종로구 통일로12길 16-17
우편번호 110-091
TEL : 735-2257 · 738-9746
FAX : 723-9025
E-mail : gyechuk@hanmail.net
홈페이지 : http://gyechuk.co.kr
1973. 10. 31 등록번호 제300-1973-8호
ISBN 978-89-5629-805-4 93510